人工智能
在外科临床中的应用

主　编｜郑　杰　郑树森

副主编｜李启勇　蒋国平　陈新华

人民卫生出版社
·北京·

图书在版编目（CIP）数据

人工智能在外科临床中的应用 / 郑杰，郑树森主编
. 一北京：人民卫生出版社，2021.7
ISBN 978-7-117-31766-5

Ⅰ.①人… Ⅱ.①郑…②郑… Ⅲ.①人工智能 – 应
用 – 外科学 – 研究 Ⅳ.①R6-39

中国版本图书馆 CIP 数据核字（2021）第 126621 号

人工智能在外科临床中的应用
Rengong Zhineng Zai Waike Linchuang Zhong de Yingyong

主　　编　郑　杰　郑树森
出版发行　人民卫生出版社（中继线 010-59780011）
地　　址　北京市朝阳区潘家园南里 19 号
邮　　编　100021
印　　刷　人卫印务（北京）有限公司
经　　销　新华书店
开　　本　889×1194　1/16　　印张：14
字　　数　404 千字
版　　次　2021 年 7 月第 1 版
印　　次　2021 年 9 月第 1 次印刷
标准书号　ISBN 978-7-117-31766-5
定　　价　159.00 元

E – mail　pmph @ pmph.com
购书热线　010-59787592　010-59787584　010-65264830
打击盗版举报电话:010-59787491　　E-mail:WQ @ pmph.com
质量问题联系电话:010-59787234　　E-mail:zhiliang @ pmph.com

编　者（按姓氏笔画排序）

丁松明　树兰（杭州）医院

丁晨良　之江实验室

王　硕　树兰（杭州）医院

王吉鸣　浙江大学医学院附属第一医院

王迎雪　中国电子科技集团公司电子科学研究院

王知非　浙江省人民医院

孔德兴　浙江大学数学科学学院

田斯琦　浙江省立同德医院

冯志仙　树兰（杭州）医院

冯靖祎　浙江大学医学院附属第一医院

宁顺江　杭州云童智能科技有限公司

吕颖莹　浙江大学医学院附属第一医院

朱统寅　浙江大学医学院附属第一医院

庄　莉　树兰（杭州）医院

刘军伟　浙江省人民医院

刘相艳　树兰（杭州）医院

许丹霞　浙江大学医学院附属第一医院

孙　静　浙江大学医学院附属第一医院

孙军辉　浙江大学医学院附属第一医院

严国锋　之江实验室

严森祥　浙江大学医学院附属第一医院

李小倩　之江实验室

李永达　浙江大学医学院附属第一医院

李启勇　树兰（杭州）医院

杨　喆　树兰（杭州）医院

吴李鸣　浙江大学医学院附属第一医院

吴葆华　浙江大学医学院附属第一医院

应　鹏　树兰（杭州）医院

应时辉　上海大学理学院

宋玉军　北京科技大学数理学院

张　武　树兰（杭州）医院

张　倩　浙江大学医学院附属第一医院

张鸿轩　之江实验室

陆远强　浙江大学医学院附属第一医院

陈烨奇　浙江省人民医院

陈勤琴　爱立信（中国）通信有限公司

陈新华　浙江大学医学院附属第一医院

陈新梅　山东中医药大学药学院

罗卫庆　树兰（杭州）医院

周　琳　浙江大学医学院附属第一医院

郑　军　中国医药教育协会医疗装备发展促进
　　　　工作委员会

郑　杰　树兰（杭州）医院

郑树森　树兰（杭州）医院

赵　娴　树兰（杭州）医院

赵齐羽　浙江大学医学院附属第一医院

费哲遥　之江实验室

姚国荣　浙江大学医学院附属第一医院

徐　佳　浙江大学医学院附属第一医院

郭丹婧　浙江大学医学院附属第一医院

章纪叶　浙江省人民医院

章侬侬　之江实验室

彭亚新　上海大学理学院

董　浩　之江实验室

董芳芳　浙江工商大学统计与数学学院

蒋天安　浙江大学医学院附属第一医院

蒋国平　树兰（杭州）医院

蒋建文　浙江大学医学院附属第一医院

童　鹰　浙江大学医学院附属第一医院

谢海永　网络文化内容认知与检测文化和旅游部
　　　　重点实验室

谢海洋　浙江大学医学院附属第一医院

谢琴芬　树兰（杭州）医院

鲍苏苏　华南师范大学计算机学院

熊　伟　浙江大学医学院附属第一医院

潘　瑾　浙江大学医学院附属第一医院

| 前 言

医学人工智能是人工智能的一个重要发展方向和应用领域,主要涉及人工智能在医学诊疗中的应用及其辅助医学相关问题的研究。我从事肝移植和精准外科工作多年,受中国工程院委托,完成"人工智能的医学应用"咨询课题,调研医学人工智能的发展现状,为国家制定发展战略提供重要依据;作为咨询课题的一个重要结题内容,将人工智能在外科临床中的应用进行推广和普及,激励更多医学同道加入科技创新的队伍中来,携手推进人工智能在医学领域的深度应用和发展,为健康中国打造硬核实力。

中国临床医生需要人工智能。中国有 14 亿人口,却只有 450 万医生,其中有 200 万基层医生。中国大医院的一线医生一周工作达 50~80 小时,过劳所造成的直接问题就是一线医生没有时间学习充电,进而形成恶性循环。中国医疗卫生资源整体不足,人均水平低下,并且城乡、区域差别大,医疗资源使用效率低下和浪费并存,限制了中国整体医疗水平的发展和提升。对于一线临床医生而言,迫切需要从低效的工作中解脱出来,提升专业技能和加强与各专业学科之间的合作,以提高基层诊疗服务水平,获取患者的信赖。因此,利用人工智能技术辅助临床决策和提供手术支持,加强患者智能监控和指导,实现患者自动化的护理和术后随访管理等有助于解决目前临床医疗存在的痛点问题。

与外科相比,人工智能是一门年轻的学科,从 1956 年达特茅斯会议正式提出人工智能(AI)名称至今不过 65 年;从 1950 年阿兰·图灵提出判断机器是否能够思考的图灵测试至今也不过 70 年时间。AI 的 70 年发展史汇集了来自数学、计算机科学、逻辑学、哲学、神经科学、语言学等不同领域学者的努力,是典型的交叉学科。通过电子工程、电气自动化等专业实现,同时与神经科学、社会学、语言学及哲学等专业融合。学习任何专业的同学,如果有兴趣有能力,都可以投身于人工智能专业领域。我尤其鼓励年轻的外科医生重视这个学科,因为人工智能的时代已经来临,外科医生站在这个技术风口的最前沿,需要积极应对。2019 年我国设立首批人工智能专业,临床医生在该专业的知识和人才储备上存在短板和缺口。因此,本书的出版就是为了提升医学生对医学人工智能这一专科方向的高度重视。在编写上,从外科临床医生的视角出发,立足于临床实际需求,以与医工信结合的主动学习模式,探索新一代人工智能在临床医学应用中的最新技术背景。从数据和算法两方面梳理了医学生需要重点掌握的基础知识架构；列举了人工智能在医学临床的各种应用场景；并从医疗人工智能责任认定、法律法规和伦理安全等方面分析了外科医生可能面临的问题与挑战。本书尤其适合临床医生、医疗器械工程师、医工信结合研究开发人员和医学研究生阅读，有助于外科医生从精准外科整体发展的高度出发，跟上快速发展的医学人工智能浪潮。

郑树森

2021 年 4 月 18 日于杭州

| 目　录

第一节　人工智能医疗发展史

一、人工智能发展历史

从机器出现的那一刻起，人类就想象着在未来的某一天出现类人机器，它们能够像人一样思考，能够模仿人类行动，人工智能（artificial intelligence，AI）的出现，就是人类朝着这一梦想前进的基石。图1-1-1展示了人工智能的发展历史。

美国斯坦福大学人工智能研究中心的尼尔逊（Nils J.Nilsson）教授这样定义人工智能："人工智能是关于知识的学科——怎样表示知识、怎样获得知识并使用知识的科学。"另一位美国麻省理工学院的温斯特（Patrick Henry Winston）教授认为："人工智能就是研究如何使计算机去做过去只有人才能做的智能工作。"这些说法都说明了人工智能是一种工具，具有数据处理的优势，在此基础上，还能模拟实现人类的智能，完成一系列复杂的工作。

1. 基础奠定期（20世纪50年代初到70年代末）　人工智能技术起源于20世纪50年代以前对大脑的研究，当时对大脑的研究认识已比较深入，科学家们便提出可以通过模拟大脑的运行模式，创造出智能机器。

1949年加拿大心理学家赫布（Donald Olding Hebb，神经心理学与神经网络之父）出版了《行为的组织》一书，提出了著名的"赫布理论"，开启了人工智能的重要领域——神经网络（neural network）领域（连接主义学派）。赫布理论提出：神经元之间的重复刺激，加强了部分神经元之间的联系，增加了传递效能。如同著名的条件反射实验

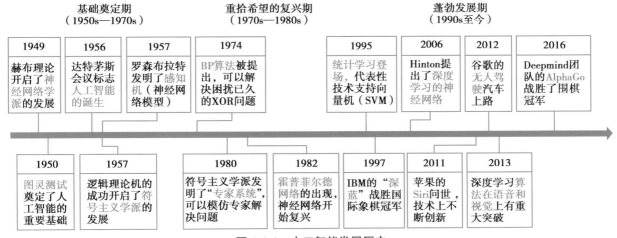

图 1-1-1　人工智能发展历史

1

中,科研人员在每次给狗喂食前进行摇铃,重复多次以后,狗在听到铃声时就会不停流口水。从神经元的角度观察刺激的反应,摇铃会激发一部分神经元,同时进食又会激发另一部分神经元,通过反复操作,增强这两部分之间的联系;反之,如果两个动作一直都无法同时激发它们的神经元部分,则它们之间的联系就会减弱。不同部分神经元之间增强与减弱的过程,就是一种学习过程。

1950 年,英国密码学家图灵(Alan Mathison Turing)设计了"图灵测试",用来测试机器是否具有与人类似的智能,奠定了人工智能的重要科学基础。1952 年,科学家塞缪尔(Arthur Samuel)设计了一个跳棋程序,是人工智能早期运用的成功例子之一。该程序随着工作的时间增加,智能程度越来越高,甚至在 4 年后击败了当时康涅狄格州的跳棋冠军。1956 年,计算机专家麦卡锡(John McCarthy)在达特茅斯学院举办的一次会议上提出了"人工智能",被认为是人工智能正式诞生的标志。从此,人工智能迎来一个新时代。

1957 年,纽威尔(Allen Newell)和西蒙(Herbert A.Simon)等人设计一个名为"逻辑理论机"的数学定理证明系统,成功证明了《数学原理》一书中的 38 个定理。逻辑理论机的成功,奠定了人工智能研究领域另一个重要学派——符号主义学派的基础。该学派认为可以用计算机的符号操作来模拟人的认知过程,类似于人的左脑抽象思维过程。同年,康奈尔大学的实验心理学家罗森布拉特(Frank Rosenblatt)提出了"感知机(perceptron)"的神经网络模型,实现了一些简单的视觉处理,比赫布理论实用,在当时引起了轰动。然而 1969 年明斯基(Marvin Lee Minsky)又提出了著名的 XOR(异或)问题,证明神经网络无法解决异或这个基本逻辑问题。面对这一难题,神经网络的发展受到了重创。与此同时,其他的一些人工智能方法也在慢慢发展,不过当时的技术还未达到投入实际应用的要求。

2. 重拾希望的复兴期(20 世纪 70 年代末到 80 年代中叶) 经过了短暂的停滞后,费根鲍姆(Edward Albert Feigenbaum)提出知识在人类解决问题过程中扮演了非常重要的角色,因此需要将知识引入到人工智能系统中。随后,在众多科学家们

的努力下,"专家系统(expert system)"诞生了,它能够利用计算机化的知识进行推理,从而模仿人类专家,通过知识的索引来解决问题。1980 年,首次出现商用的专家系统——XCON,之后各种专家系统陆续出现。但由于当时计算机性能与其他技术手段的限制,专家系统逐渐衰弱,而神经网络再一次兴起。其实早在 1974 年,哈佛的沃伯斯(Paul Werbos)就提出了神经网络反向传播算法(back-propagation algorithm),可以解决 XOR 问题,但当时并未引起重视。1982 年,加州理工大学的霍普菲尔德(John Joseph Hopfield)教授提出了著名的霍普菲尔德网络理论,可以解决当时众多模式识别的问题。此后,神经网络开始真正复兴。1986 年,昆兰(Ross Quinlan)也提出了著名的决策树算法,这是待测对象属性与对象值之间的一种映射关系,可以用于数据分析预测。

3. 人工智能的蓬勃发展时期(20 世纪 90 年代初至今) 随着 90 年代互联网的普及、计算机硬件性能的提升、新算法的不断涌现,人工智能迎来了爆发期。1995 年,万普尼克(Vladimir Naumovich Vapnik)和科尔特斯(Corinna Cortes)提出了人工智能中重要的支持向量机(support vector machine)算法,解决了之前神经网络模型不能有效处理的任务。1997 年,IBM(国际商用机器公司)的"深蓝"战胜了国际象棋冠军,造成了极大的轰动。

2006 年,神经网络研究领域领军者辛顿(Geoffrey Hinton)发表了深度学习(deep learning)算法,开启了深度学习的研究热潮。深度学习发展于神经网络模型,特点是使用了多层网络,能够学习抽象概念。深度学习为人工智能带来了空前发展,使人工智能技术被广泛地应用在语言识别、视觉识别、对象检测等领域。

2011 年,苹果公司的 Siri 问世,标志着人工智能在语音识别上的巨大突破。2012 年,谷歌的无人驾驶汽车上路,一度引发人工智能热潮。2016 年,谷歌的 AlphaGo 机器人战胜了韩国棋手李世石,再度引发人工智能的热潮。

目前人工智能的发展可以分为三大学派:符号学派、连接学派和行为学派。符号学派(传统学派)认为可以用计算机的符号操作来模拟人的认知过程,在解决推理、规划等问题中具有优势;连接学

派（神经网络）认为智能来源于神经元的集体活动，在解决模式识别、聚类等问题中具有优势；行为学派认为智能来源于生物体与环境的交互过程，在解决适应性、学习、快速反应等问题中具有优势。

人工智能技术虽然发展的时间不长，也经历了各种曲折，但在众多科学家的共同努力下有了今天的空前繁荣，大幅改善了人类的生产与生活。

二、人工智能医疗发展历史

最近几年人工智能技术在医学领域的影响日益增大，甚至引发了未来人工智能是否会替代医生的讨论。绝大多数专家认为在可见的未来，人工智能并不会替代医生的工作，但人工智能会作为一种高效的辅助手段来帮助医生治疗疾病。人工智能的优势在于可以快速处理大量数据，迅速获取其中的重要信息，在医学影像识别、电子病历、自然语言处理上，这些优势表现得尤为突出。

人工智能可以用算法高效地从大量医学数据中找到特征，然后用所学得的知识来协助医疗。它也可以基于反馈机制，利用其学习与自我纠错能力来提高判断的准确性。人工智能能够协助医生获取最新的研究成果、教材和临床实际经验，提供更高效的医疗服务。人工智能还可以帮助医生减少诊断或治疗过程中的错误，可以从大量的病例数据中获取有效信息协助医生对患者实时进行健康风险预测。

1. 国外人工智能医疗发展历史 图 1-1-2 展示了人工智能发展历史。20 世纪 70 年代，人工智能技术开始被应用于医疗领域。1972 年，英国利兹大学开发了急性腹痛诊断系统（APPHelp）。该系统基于贝叶斯理论，能够根据病人的症状计算产生剧烈腹痛的可能原因。随着诊断数据日益增多，到了 1974 年，该系统的诊断准确率已经超过了当时资深的医生。尽管 APPHelp 工作费时较长，大约需要一个晚上的时间，但在 20 世纪 70 年代计算机硬件条件下，该系统的出现仍具有突破性的意义。

1974 年，匹兹堡大学研发了内科复杂疾病的辅助诊断系统（INTERNIST-I）。1976 年，斯坦福大学研发了细菌感染的诊断及抗生素治疗系统（MYCIN），是世界上第一个功能比较全面且应用于医疗的专家系统。相比于 AAPHelp，MYCIN 的单次诊断时间缩短到了约 30 分钟。然而它却从未在临床上实际应用过，不是因为其性能不足，而是由于无法解决伦理与法律问题。哈佛医学院开发的 DXplain 和 QMR 系统，MIT 开发的 PIP 和 ABEL 系统，斯坦福大学开发的 ONCOCIN 系统等，也大幅推动了人工智能在医疗领域的应用。

20 世纪 90 年代，计算机辅助诊断系统（computer aided diagnostic system，CAD system）问世，它是比较成熟的医学图像辅助应用，通过对病人的医学影像及病情资料进行识别与对比，辅助医生做出更准确地判断。CAD 技术的出现首次将人工智能技

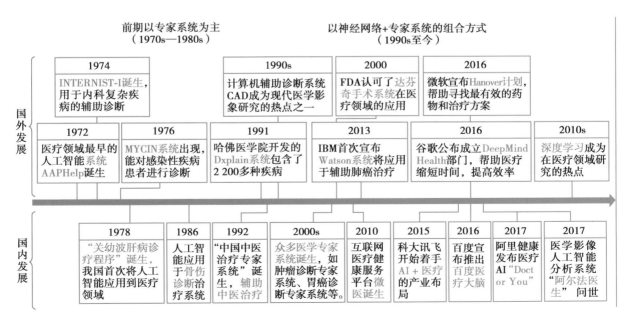

图 1-1-2 人工智能医疗发展历史

术推广到了医学影像识别中,不再局限于之前的专家系统。CAD 技术呈现一片繁荣景象,然而,它的实际应用效果却没有那么理想,由于计算机能力的限制,大多数 CAD 技术耗时较长,难以进行推广应用。

21 世纪以前,由于计算机的计算能力不足,海量数据的获取能力不足,算法的性能不足,人工智能技术在医疗领域的实际应用受限。进入 21 世纪以后,随着互联网技术、大数据技术的快速发展与计算机性能的快速提升,人工智能已经产生质变,人工智能技术在医学领域的应用呈现快速发展态势。

到了 2000 年,达芬奇手术系统成为世界上首个可以辅助腹腔手术的机器人系统,可以实施复杂的微创外科手术。随后,医疗领域中不断出现新型手术辅助机器人系统,如法国 Medtech 公司的神经外科定性机器人 ROSA、美国 Curexo 公司的关节机器人、美国 Mako 公司的关节机器人等。

2013 年 2 月,IBM 宣布其研发的沃森(Watson)系统问世,其内部的数据库拥有超过 300 种医学期刊、250 种肿瘤专著和 1500 万论文研究的海量数据,可用于癌症辅助治疗。Watson 系统可以通过了解病人的病史及当下出现的病症,根据其内部的数据库在 10 秒内就给出专业的推荐治疗方案。发展至今,Watson 系统已将其提供的智能解决方案推广到医疗影像检测、慢性病检测治疗、体外检测等多个领域。目前癌症治疗领域排名靠前的医院均采用了 Watson 系统,中国的医院也正式引进了该系统。

2016 年,谷歌成立 DeepMind Health 部门,与英国国家健康体系合作,辅助他们在治疗中进行决策。同年,微软也宣布了 Hanover 计划,帮助寻找高效的药物开发与治疗方案,并且与俄勒冈卫生科学大学癌症研究所合作,利用人工智能技术的帮助,进行药物研发和个性化治疗。

2. 国内人工智能医疗发展历史　20 世纪 80 年代初,我国科学家们也开始将人工智能技术应用在医疗领域,虽然起步落后,但是发展迅速。1978 年,北京中医医院关幼波教授与计算机科学领域的专家合作开发了"关幼波肝病诊疗程序",第一次将医学专家系统应用到我国传统中医领域。1986

年,我国骨科学专家林子顺、福建中医学院与福建省计算中心共同开发了"林如高骨伤计算机诊疗系统"。1992 年,中国中医研究院和中国科学院软件研究所共同研制了"中国中医治疗专家系统"。

进入 21 世纪以后,随着整体科研水平的提升,我国人工智能在医疗领域的发展也更加迅速。国内各个科研团队开发了众多医学专家系统,如中医专家系统、无创心血管功能检测系统、十二指肠溃疡诊断专家系统、胃癌诊断专家系统等。2010 年,国内智能语音领域内的专家廖杰远及其团队创建了互联网医疗健康服务平台——微医,通过人工智能技术和互联网的结合,为用户提供在线咨询、预约挂号等多种健康医疗服务。随后于 2017 年发布了"睿医智能医生"和"华佗智能医生"等人工智能诊断应用,前者在宫颈癌筛查中的准确率、敏感度都超过了临床医生,并且在糖尿病视网膜病变检测中敏感度达 95%,甚至超过了谷歌公司的产品。后者已经应用于 400 多家中医馆、累计辅助开方量超过 160 万张。

2015 年,科大讯飞公司依靠其语音识别技术优势,研发了"智医助理""语音电子病历""影像辅助诊断"三个系统和人工智能辅助诊疗平台。2016 年,百度推出"百度医疗大脑",百度医疗大脑能够利用人工智能采集大量文献和医疗数据,辅助给出整理的最终建议。发展 2 年后,百度发布了"'爱助医'基层医疗解决方案""AI 眼底筛查一体机""临床辅助决策支持系统"三个产品。2017 年,阿里健康也发布人工智能产品"Doctor You",率先应用于 CT(计算机断层成像)肺结节辅助检测,诊断时间不到人工诊断的五分之一,诊断准确率达到了 90% 以上。

2017 年 8 月,浙江大学、上海交通大学联合科研团队研发了医学影像分析系统"阿尔法医生"。该人工智能系统仅花费 23 秒就完成了 300 张磁共振影像图的直肠癌识别,准确率高达 95.22%。而 3 名影像科医生组成的团队,花费了 5 分钟的时间,完成了 149 张图的识别,准确率为 93%,略低于"阿尔法医生"。

人工智能可以应用在医疗中的众多领域,以下列举最成熟的几个领域介绍人工智能的优势。

(1)辅助诊断领域:辅助诊断领域是人工智能

应用最为成熟的领域,人工智能技术在此领域中具有如下优势。①判断更加准确,医学影像图中的信息量非常多,医生处理大量数据过程中往往会由于疲劳、粗心等原因忽略一些细节,造成判断失误,但是人工智能技术依托计算机的高效处理能力,不会因为处理量增加而疲劳出错;②判断更加迅速,医生在短时间内往往难以发现细微病变特征,而人工智能技术可以利用其强大的计算能力,花费极短时间进行大量的数据学习与分析,迅速发现潜在的病变信息;③可以 24 小时不间断处理,人类在处理医学图片时会随着工作量增加而感到疲惫,进而产生错误,所以无法进行长时间的处理,导致工作效率降低,但人工智能一直不间断工作,并且其准确率不会受到工作时间的影响;④处理的图像类型更加丰富,专科医生往往只能识别某一类病情的图像,而人工智能系统可以不受疾病类型的限制。

(2)辅助治疗领域:在辅助治疗领域,人工智能具有若干优势。①治疗更具针对性,人工智能技术可以根据病人的个人病史、家族病史等信息,结合病人目前的病症,提供更精准的治疗方案;②可以实现远程治疗,在互联网的辅助下,医院之间可以共享图片分析技术,突破小型医院医疗设施不够完善、医务人员过少的限制;③手术更准确、安全和高效,如在达芬奇手术机器人的帮助下,可以实现创伤更小、定位更准、操作精度更高的外科手术,大幅提升手术成功率。

(3)群体健康管理领域:在群体健康管理领域,人工智能具有若干优势。①降低疾病风险,人工智能技术可以利用互联网与传感器等获取人类的饮食、心理、社交、身体健康指数、睡眠等多方面信息,综合性的对人类身体素质进行评估,预测疾病发生风险,提供更为科学的防范方案;②可以更高效地辅助康复医疗,利用智能化穿戴设备获取患者各方面的信息,基于这些数据与以往的学习结果,有针对性地为患者提出更加合理化的恢复方案,让患者能快速康复。

(4)疾病预测领域:疾病预防从宏观和微观层面可以分为公共卫生防控与个人疾病筛选。宏观层面如突发的传染病疫情,不仅会危害人民的生命财产安全,还极易造成社会动荡,引发一系列社会问题。微观层面,如随着环境污染严重与人口老龄化的进程加快,心脑血管疾病、恶性肿瘤等发病率逐渐上升。人工智能的应用将一定程度上帮助疾病预测,缓解此类情况,相对于传统的办法,其具有如下优势:①可以快速确定传染病等疫情的发展情况,基于互联网与大数据技术,人工智能技术可以快速建立模型,预测疫情发展态势,提高对传染病预警的及时性和准确性。2018 年,谷歌公司开发了"谷歌流感趋势"软件,利用大数据预测了美国流感病例百分比的变化趋势,在学术界掀起了研究热潮。②更准确地判断疾病风险,人工智能可以分析个人的健康档案数据,结合生活作息、进食信息,根据医学检测的数据,综合判断疾病风险。

第二节　人工智能理论与技术

一、自然语言处理技术

1. 语音生成与识别　语言是人类最重要的交际工具,是人类进行沟通的主要媒介,而语音是语言的声学表现,让机器可以听懂人的语言并通过语音与人类进行交流是人工智能的一大研究方向,是人类实现人工智能的关键技术之一。这一研究主要涉及两种技术:语音识别和语音合成。近几年随着研究的发展,这两项技术在软件和硬件上都取得了很多突破性的进展,智能语音设备已在日常生活中扮演各种成熟的角色。计算机智能语音技术开始向专业领域发展,其中医疗健康领域是一个重要方向。

随着电子病历技术的发展和逐渐普及,智能语音技术在其中起到了非常关键的作用,如基于语音识别的智能语音录入技术可以帮助医生更加高效书写电子病历,有效解放医生的双手;具有智能语音对话功能的导诊机器人可以将患者的症状描述与后台的诊疗数据库进行对比,为用户提供专业级的医疗咨询、导诊、医学回访等服务,大大减轻了医生的工作压力,提升了医生的工作效率。未来,基于智能语音技术的医疗机器人必将渗透到医疗健康领域的方方面面,成为医生的得力助手。

(1)语音识别

1)语音识别概述:想让机器与人类之间进行"对话",首先要让机器"听懂"人类在说什么,这就是语音识别技术,它可以看作是计算机的听觉系统。声音是以波的形式存在于介质中,这种波在计算机中是以一种离散的时序数据被保存。语音识别的目的就是将这样一段记录着各时间点声音强度的序列(图1-2-1)转换成一段文本序列或指令。为了让机器能够"听懂"人话,科学家们做了很多努力,涉及很多学科的融合,包括人工智能、声学、语言学、信号处理、仿生学等多个领域。

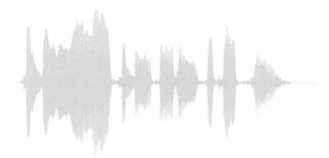

图 1-2-1 计算机中存储的声波信号

人类对语音识别的研究开始于计算机发明之前,最早的语音识别器是 20 世纪 20 年代生产的一款玩具狗,叫"Radio Rex",当人们对着它呼喊"Radio Rex",这只玩具狗就能从底座上跳起来。到了 20 世纪 50 年代,基于计算机技术的语音识别研究已经可以实现对一些音节和简单孤立词的识别。AT&T 贝尔实验室开发的 Audrey 系统通过跟踪共振峰的方式,能够识别 10 个英文数字,准确率达到了 98%,这是第一个基于电子计算机的语音识别系统。20 世纪 60 年代,线性预测编码(linear predictive coding,LPC)和动态时间规划(dynamic time warping,DTW)等方法出现,使得人们能够更好地处理不定长度的信号系列。到 70 年代末期,语音识别对孤立词的识别能力已经达到实用要求。20 世纪 80 年代,基于隐马尔可夫模型(hidden Markov model,HMM)的声学建模和基于 n 元模型

(n-gram)的语言模型,人类对语音识别的研究由模板匹配转向了统计方法,并在其后的很长一段时间主导着语音识别技术的发展。至此,语音识别系统开始向大词汇量、非特定人、连续语音进行挑战。之后,语音识别系统开始快速走向实用化,并开始与其他领域结合。同时,说话人自适应、听觉模型、语言模型等方面的研究也越来越受到人们的关注。到了 21 世纪初,深度学习技术在语音识别中发挥重要作用,使语音识别的研究获得了突破性进展,通用语音的识别结果正确率从原来的 85% 迅速提高到 96%,这个识别率已经高于人耳。至此,语音识别技术开始走向大规模商业化阶段,并且迅速进入人类生活和生产的方方面面。

2)语音识别基本原理:一个完整的语音识别系统通常包括信号处理与特征提取、声学模型、语言模型和解码搜索四个模块,如图 1-2-2 所示。

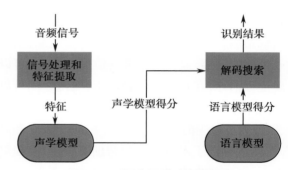

图 1-2-2 语音识别系统流程图

3)语音信号处理和特征提取:在采集声音的过程中,由于环境和硬件设备等因素的影响,很难获取一段高保真、无噪声的语音。所以通常情况下,一个语音识别系统首先要做的是对输入的语音信号进行预处理。

信号预处理工作主要包含静音切除和音频的分帧。静音切除也叫话音激活检测(voice activity detection,VAD),其原理是将音频信号中的长时间静音片段进行提取、识别和消除,并将截取出的有效的语音片段进行后续处理,从而降低静音片段带来的干扰。音频的分帧是把声音分割成小段,每一段称之为一帧。一般来说,经过分帧后,相邻两帧之间是有重合的,如图 1-2-3 所示。单帧的长度为 25ms、相邻两帧之间有 15ms 的重合,称为帧长 25ms、帧移 10ms 的分帧。

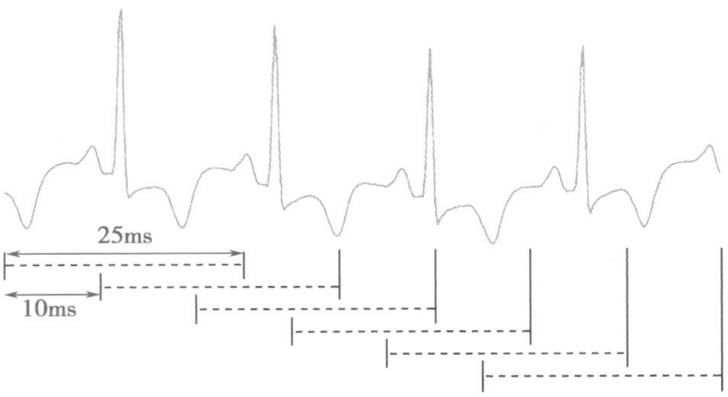

图 1-2-3　音频的分帧

信号处理完之后就是语言信号的特征提取工作,即把音频信号转换成一个个的特征向量,每个特征向量都是用来量化某个特定的声学特征。从音频信号中提取出特征向量的过程就是语音特征提取。在传统语音识别中,人们在对语音信号进行特征提取时通常使用梅尔频率倒谱系数(Mel-frequency cepstral coefficients, MFCCs)特征。MFCCs 特征可以理解为是对人耳生理特征的一种量化表示。它把每一帧音频变成一个向量,如果我们假设该向量为 S 维,音频的总帧数为 T,那么整个音频信号经过转换后就变成了一个 S 行、T 列的矩阵,我们称之为语音特征向量序列或者观察序列(如图 1-2-4 所示)每一帧都用一个 12 维的向量表示,色块的颜色深浅表示向量值的大小。

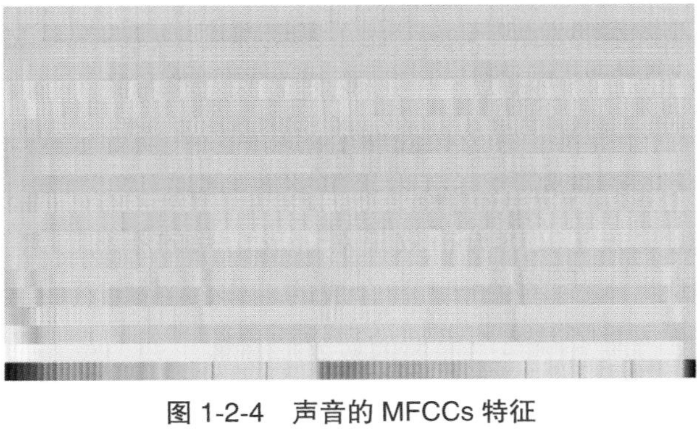

图 1-2-4　声音的 MFCCs 特征

在传统的语音识别中,MFCCs 起到了非常重要的作用。但随着深度学习技术的介入和发展,人们开始探索通过深度神经网络模型直接学习一个滤波器来取代 MFCCs 滤波器组,这个技术在很多场景中已经趋于成熟。

4)声学模型:在经过语音特征提取之后,需要一个模型将这些提取出来的特征和已有的声学符号(音素)进行匹配。这种模型称之为声学模型。

在传统的语音识别系统中,声学模型通过统计建模的方式,把输入的语音特征向量序列 $X=(x_1, x_2, \cdots, x_T)$ 转化成词序列 $W=(w_1, w_2, \cdots, w_N)$ 并输出,其中,最为著名的就是基于隐马尔可夫模型(HMM)的声学模型。在机器学习兴起之前,基于 HMM 的声学模型在语音识别中起了非常重要的作用,并在很长一段时间里成为语音识别的主流。HMM 可以模拟人说话的过程,可视作一个双重随机过程:一是利用有限状态数的马尔可夫链模拟语音信号统计特性的隐式随机过程,二是与马尔可夫链各状态相关联的观测序列的随机过程。

然而传统声学模型在音频信号的特征提取效率比较低,促进科学家们探索别的解决途径,于是深度神经网络(deep neural network, DNN)出现了。将 DNN 网络应用于语音识别模型中发现了新问题,那就是音频信号是一个不定长度的时序信号,而 DNN 模型需要输入的数据大小却是固定的。为了解决这个问题,在深度学习开始应用于语音识别的早期,人们开发出了一些将 HMM 模型与 DNN 模型结合起来的混合模型;随后,又将广泛应用于计算机视觉的卷积神经网络(convolutional neural network, CNN)也运用到声学模型的构建中,这些改进都在后续的研究中得到论证并取得相当不错的效果。

在人类的语言中,一个词的发音往往要结合上下文的语境,很多时候还会出现协同发音(coarticulation)现象,这就要求语音识别必须做到能够对上下文进行分析判断。而在深度神经网络中,循环神经网络(RNN),特别是长短时记忆网络(long short-term memory, LSTM)在处理时序数据时有强大的长时建模能力,因此,基于 RNN-LSTM 框架的语音识别模型应运而生,该模型完美地匹配了这些功能。长期的研究和实践证明,深度神经网络在语音识别中具有独特的优势,在很多领域的应用中已经成为研究的主流。

当然,在目前的语音识别技术中,每种模型都有自己独有的优势,例如,HMM 擅长处理可变长度的输入,CNN 适合处理可变声道,RNN 适合提取上下文语境。因此,将各个模型通过某种方式结合在一起的混合模型是目前声学建模的主要方法,它不仅可以结合各种模型的优点,还能解决特定场景下的问题。

（2）语音合成

1）语音合成概述：如果说语音识别是为了让计算机听懂人类的语言，那么语音合成（voice synthesis）则是让计算机能够像人一样说话，它是将任意文本转换成语音的技术。实际上，人类对语音合成的研究要远远早于对语音识别的研究。

早在18到19世纪，科学家就开始研究利用机械装置来模拟人的发声，他们通过设计精巧的气囊和风箱合成出一些原音和单音。20世纪初，贝尔实验室开始了对电子语音合成技术的研究，人们使用电子器件来模拟声音的谐振，并制作出第一个电子语音合成器VODER，开启了近代语音合成技术的道路。之后，语音合成又经历了共振峰合成器阶段、单元挑选合成器阶段以及基于HMM的参数合成阶段，直到近几年，随着深度学习技术的迅速发展，深度神经网络模型开始被广泛应用于语音合成领域，并逐渐取代了传统技术。

随着研究的不断推进，当前语音合成技术在多数场景下发音水平已经接近真人发音，还可实现声音的个性化定制、方言发音等，满足不同应用场景的个性化需求（如各种导航软件的语音包）。现阶段，研究人员关注的重点是如何让合成的语音听起来更加自然和带有情感等问题。

2）波形拼接语音合成法：波形拼接语音合成是根据所要合成的句子从已有的语音语料库中选择匹配的声音波形片段，并对这些片段进行编辑、数据平滑处理，最后拼接成为完整的一句话。对于一个波形拼接语音合成系统，要完成一套定制化的通用语音语料库的制作，往往需要对录音人进行长达几十个小时的专业录音采集。受此限制，该方法通常只能合成特定语言场景下的有限词汇的语音段，自动报时、交通报站、早期的车载导航等播报系统的语音合成都是采用这种方式。

3）参数语音合成法：参数语音合成，又称为分析语音合成，其原理是通过分析计算在声音中提取出各种声学参数，并对其进行处理来合成语音。该方法和波形拼接法一样，也需要提前录制语音语料库，并从这些语音中提取出相关的声学参数，然后将这些语音与对应的声学参数组合成一个完整的音库。不同的是，该方法加入了一个韵律模型，用来从文本中提取韵律参数，这使得参数语音合成法相较于波形拼接合成法显得更成熟和专业。

当合成语音的时候，参数语音合成法根据所要合成的文本，从音库中选择合适的声学参数，配合韵律参数，并通过一些特定的算法合成语音。该领域比较成熟的方法是统计参数语音合成方法，"统计"是指这些声学参数由统计模型生成。目前使用最多的统计模型是隐马尔可夫模型。

和上面提到的波形拼接语音合成不同的是，参数语音合成通常只需要10小时左右的记录和采集就可以完成定制语音包的制作。同时，参数语音合成更能适应不同的韵律特征，这让该方法一度成为语音合成领域的主流技术。然而，该方法由于环节过多，参数和算法复杂，在"加工"过程中容易造成信息损失，导致合成的语音音质欠佳，直观的感受就是合成的语音听上去很僵硬，听众轻易就能判断出这种声音是"加工"出来的。

4）端到端语音合成法：为了解决上述两种语音合成法的弊端，研究人员们逐渐将目光放到了机器学习领域，人们用深度神经网络来建立文本特征和声学特征之间的模型，并取得了极好的效果。深度信念网（deep belief net，DBN）和长短时记忆网络是最早被成功应用于语音合成的两个模型。之后，卷积神经网络也逐渐加入语音合成的行列中。随着技术的发展，又演变出了基于深度学习的端到端的语音合成模型。近几年，随着深度学习的快速发展，一些基于深度神经网络的端到端的语音合成技术逐渐成熟，这样既省去了繁缛的特征提取工程，也免去了文本分析效果对合成结果的不利因素。因此，随后的关于语音合成的工作，大都自然而然地转向了端到端模型的研究。目前市面上常见的手机导航软件便是加载了这种端到端语音合成技术，软件公司邀请特定的人（通常是明星）录取少量关键信息组成语音库，交给机器学习后就会生成完整的语音包供使用者下载，几乎可以达到以假乱真的效果。

2. 文本理解与生成 自然语言是人类社会独有的智慧结晶。在日常生活中，几乎所有的人类活动都存在着自然语言理解和生成的过程。然而掌握语言系统对于计算机来说却并非易事。即使是拥有精密大脑系统的人类，学会一门语言仍需要多年的训练与实践。自然语言处理（natural language processing，NLP）应运而生，旨在研究能实现人与计算机自然交互、有效通信的各种理论和方法，让计算机读懂人类语言并能通过人类语言给予反馈。

智慧医疗近年来成为一大研究热点，这与自然语言处理的发展有密不可分的关系。国内众多医院目前已经累积了庞大的医疗数据，然而由于医疗数据结构化不足，不同医疗机构之间存在数据壁垒，医疗大数据始终没有得到充分的挖掘和利用。为了减轻医疗人员的工作负担，更高效准确地为病人提供诊断服务，研究人员尝试通过 NLP 辅助完成医学领域的知识提炼过程，挖掘其中有用的诊疗信息，并统一规范以方便医疗人员及医疗机构之间共享成果。

自然语言处理主要包括语音识别、文本理解、文本生成等方向。其中，语音识别技术在研究目标和方法上和自然语言处理有较大差异，近年来逐渐单列成一个研究领域。本章节将介绍文本理解与生成的发展情况，并重点介绍基于深度学习的相关算法。

（1）文本理解与生成概述：从 19 世纪 30 年代开始，自然语言处理领域就开始使用人工制定的特殊规则对人类语言进行处理。在 19 世纪 80 年代，数据驱动的统计概率方法以及机器学习方法开始受到重视。在深度学习被广泛认可和应用之前，解决 NLP 问题的机器学习方法主要包括支持向量机（SVM）和逻辑回归。

如果把深度学习架构比作一架火箭，那么数据就是火箭的燃料。随着社会信息化进程的快速发展，人类活动在互联网上产生了大量的数据。同时，业界对于海量数据收集能力也在不断提高。有了充分的燃料，火箭才具备上升的动力。深度学习架构在数据充足的前提下，逐渐展露出优势，在各个领域都有突出的表现。随着硬件技术的进步，计算机的计算与并行能力逐步提升，如今已经达到了人们运用深度学习处理实际问题的标准。算法速度的提升无疑在很大程度上刺激了 NLP 在市场上的应用，比如机器翻译、对话系统等。

国内近年来开始重视人工智能在各行各业的落地应用，政府相继出台了支持社会信息化、智能化，扶持人工智能初创企业的相关政策。大量 AI 独角兽企业嗅到商机，其中包括如今在自然语言处理技术方面独树一帜的科大讯飞。腾讯、阿里巴巴、百度也都在智能对话系统上有所部署。在医疗领域，医疗系统智能化显示出必不可挡的趋势，在未来几年内可能会迎来蓬勃发展的小高潮。其中文本理解与生成技术可以在医学文本挖掘、医学决策系统、医学信息提取与分析等方面发挥具体作用。

生物医学文本挖掘可以辅助医疗人员从数量庞大的生物医学文本数据中抽取出实体（比如基因、蛋白质、药物、疾病）以及各实体之间的关系，从而建立起一个完整的生物知识网络，并应用到生物体关系的预测、新药的研制等方面。2020 年，武汉发生新型冠状病毒疫情，席卷中国各地。面对突如其来的新型病毒，人工智能在新药筛选的研究工作中也占了一席之地。据《柳叶刀》2020 年 2 月份最新研究表明，利用人工智能筛选出的某上市药物可能对新型冠状病毒感染有效。可见随着人工智能的成熟，未来医疗行业将更多地借助其加速新药研制和疾病诊断。

医疗决策系统是一种较好的辅助手段，可以指导医务人员的诊疗判断，降低其出错率并提高其工作效率。医疗决策系统的建立一般分为以下三个步骤。

1）知识库的建立：医学领域有其特殊性，不能使用通用的知识库。因此需要专门针对医学专业词汇、词语常用组合及常见的语句进行建模，建立专用于医学语言处理的知识库。

2）语言处理：中文相对于英文更加复杂，尤其是在预处理方面，需要考虑更多的情况。一般需要经过分词、分句、语义分析、文本摘要等过程。

3）医疗决策支持系统的生成：在以上两个步骤的基础上，通过输入的病理描述推理病情，并对病情走向做出判断，帮助医务人员分析病情。

信息抽取是指从文本中抽取出信息，并以结构化的形式储存在库中，以便用户对信息查询使用。人类对信息摄入十分有限，无法掌握海量的医学文献知识。但是借助于信息抽取系统，就可以快速掌握特定的医学信息，比如对某些疑难杂症的治疗方法，从而探索出新的有价值的治疗手段。信息抽取技术在电子病历中也发挥了重要的作用。哥伦比亚大学的 Carol Friedman 等人设计的 MEDLEE 系统有效地将病历报告从文本转换成格式化数据,是一个很成功的医学信息抽取系统。

(2)智能文本理解与生成算法:最近几年,基于神经网络的模型算法在多种 NLP 任务上都达到了优秀的性能。在 2011 年,Collobert 等人的论文首次提出并证明了简单的深度学习框架能够在多种 NLP 任务上超越传统方法。自此,NLP 逐渐成为人工智能领域的一个研究热点。

在 2018 年,谷歌发表了一篇基于转换器的双向编码表征(bidirectional encoder representations from transformers,BERT)语言模型论文,是深度学习在自然语言领域的一个重大突破。虽然基于长短期记忆网络的模型已经具有强大的性能。但由于它的单向性,计算机仍然不能最大程度地学习到文本中的信息。BERT 提出了一种深度双向变换器模型,不仅解决了单向模型的问题,而且刷新了 11 种 NLP 任务的指标,在业界引起了巨大的轰动。

以下梳理了 NLP 领域发展史上重要的模型算法,并着重介绍近年来 NLP 领域几个典型的深度学习模型算法。

1)传统语言模型:在一段文本中,通过前一个单词预测下一个单词的任务是语言模型主要解决的问题。语言模型的历史由来已久,经典的方法是基于 n 元模型(n-gram model)——利用前 n 个单词预测下一个单词。简言之,语言模型就是计算一个句子的概率,这个概率代表这个句子的合理度。

用以下两个句子为例:

句 1:"今天我超市买菜,碰到了一个朋友。"Prob=0.7。

句 2:"爱因斯坦喝水没有人来到这里。"Prob=0.2。

句子 1 相对较为通顺,因此得到了相对高的概率值。句子 2 不通顺,因此得到了较低的概率值。句子的概率值通过词序列出现的概率计算,采用链式法则,即第 n 个词出现的概率取决于前 $n-1$ 个词。为了简化,通常会采用 k 阶马尔可夫假设(Markov assumption),即当前词出现的概率取决于前 k 个词。

在神经语言模型出来之前,人们一直采用的是传统语言模型。假设 $\#(w_i,\cdots,w_j)$ 表示词序列 $w_i,\cdots,w_j$ 在语料中出现的次数。对多个词的概率相乘,就得到了句子的概率。然而传统的基于极大似然估计的语言模型缺少对上下文的泛化能力。比如,语料库中如果出现白衬衫、黑衬衫,而没有出现过蓝衬衫,该语言模型对蓝衬衫的概率估计就会偏低。但是也正因为它的"死板",在特定的语料库中反而比灵活的模型达到更好的准确度。比如语料库中出现了白马、黑马,那么出现蓝马的概率也会偏低,这反而是我们希望看到的结果。

2)神经语言网络:为了解决传统语言模型的问题,研究人员提出基于神经网络的语言模型。Bengio 等人于 2001 年提出"前馈神经语言网络(feedforward neural language network)"。随着词嵌入的出现,循环神经网络和长短时记忆网络(LSTM)逐渐取代了前馈神经语言网络。尽管语言模型的核心思想很简单,却为之后各种模型的产生奠定了基础。

3)词嵌入:大部分监督机器学习模型,都可以归结为此公式:$f(x) \rightarrow y$。

假设有一对 (x,y) 的样本,x 为一个句子中一个词,y 为 x 附近的 k 个词。通过语言模型 f,判断 (x,y) 这个样本是否符合自然语言的规则,更通俗点说就是:词语 x 和词语 y 放在一起,是不是一句能为人所理解的句子。word2vec 是词嵌入模型的经典之作,它的最终目的不是要训练一个完美准确的语言模型 f,而是获得模型训练完后的副产物模型参数,即神经网络的权重。通过模型参数,输入的 x 可以输出向量化的数据表示,这个数据表示便叫作词向量。连续词袋模型(continuous bag-of-words,Cbow)和跳字模型(Skip-Gram)是两种不同的解决方式。它们一个是根据周围的词语预测中心词语,另一个则是根据中心词语预测周围词语,如图 1-2-5 所示。

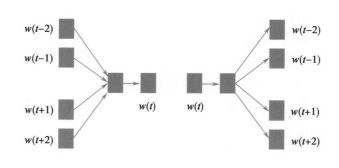

图 1-2-5　Cbow 和 Skip-Gram 架构

由于神经网络只能接受数值化的输入,因此需要对单词进行数字化表示。可以基于训练数据构建一个词汇表,再对词汇表中的单词进行独热编码(one-hot encoding)。这样每一个单词都能对应一个数值化的向量。

通常的做法是,从训练数据中找出出现频率超过比如 5 次的单词,将这些单词组成一个词汇表。假设一共抽取了 10 000 个不重复的单词,可以对这个词汇表中的单词进行 one-hot 编码。每个单词都是一个 10 000 维的向量,向量每个维度的值只有 0 或者 1。假如单词 apple 在词汇表中的出现位置为第 3 个,那么 apple 的向量就可以表示为在其第三维度取值为 1,其他维都为 0 的 10 000 维的向量(apple = [0,0,1,0,0,……,0])。模型的输出同样是一个 10 000 维度的向量,每一个维度都是一个 0 到 1 的概率值,每一个概率代表着当前词是输入样本中输出字(output word)的概率大小。

以 Skip-Gram 模型为例,假如有一个句子 "The present is talking in the public"。

首先选取第一个词 "The" 作为输入词。有了输入词以后,再定义一个叫作 skip_window 的参数,它代表着从当前输入词的两侧选取词的数量。假设 skip_window 参数设为 1,那么就得到了(the, present)这对词。接着选取单词 "present",就得到了(present,the)(present,is)两对词。以此类推,得到整个句子的词对。

那么神经网络参数如何训练呢?以 talking 为例,将形成 2 组训练数据(talking,is)和(talking, in)。talking 的 one-hot 编码向量输入神经网络后,得到的 output 也是一个 10 000 维的向量。这个 output 通过 softmax 函数转换成了 10 000 个概率值,这 10 000 个概率值的总和为 1。以(talking,is)为例,将这个 output 和 is 的 one-hot 编码向量求交叉熵,即损失值。最终的目标是最小化损失函数。通过反向传播(back propagation),使用随机梯度下降法(SGD)进行模型权重的优化,最终得到优化过的模型。Cbow 模型与 Skip-Gram 模型类似,只是训练数据的提取方式有所区别。

词嵌入在自然语言处理领域最大的贡献,并不是训练出的语言模型,而是训练出的词嵌入矩阵。研究发现,用预训练的词嵌入用来初始化模型,可以提高许多下游任务的性能。

4)长短期记忆网络:2013 年,自然语言处理领域正式步入神经网络时代。在处理动态输入序列时,自然而然会想到使用循环神经网络模型。但自从长短时记忆网络(LSTM)出现后,循环神经网络模型很快就被替换掉了。在 RNN 中,随着网络深度的增加,模型会因为梯度消失和梯度爆炸逐渐忘记前期的数据。而 LSTM 模型能更好地解决这个问题。

5)序列到序列模型:序列到序列模型最典型的应用,就是机器翻译。机器翻译目前已经达到了商用标准,多家公司都推出过相关的软件。其中谷歌翻译在业界享有较高的声誉,归功于其较早地用神经机器翻译模型取代基于短语的整句机器翻译模型。2014 年,Sutskever 等人提出了序列到序列学习。在这个模型中,一个神经网络作为编码器,压缩输入的句子向量;另一个神经网络作为解码器,根据编码器的输出逐个预测出新的序列,并将前一个预测得到的输出符号作为预测下一个输出符号的输入。解码器与编码器可以选用异构的神经网络架构,具有相当的灵活性。模型如图 1-2-6 所示。

2016 年,谷歌宣布他们将用神经机器翻译模型取代基于短语的整句机器翻译模型。也就是说用 500 行神经网络模型代码达到的效果可以超过 50 万行基于短语的机器翻译代码。序列到序列(seq2seq)模型不仅提高了机器翻译的准确率,更是在很大程度上简化了代码的开发量。

6)注意力机制:序列到序列学习有一个缺点,

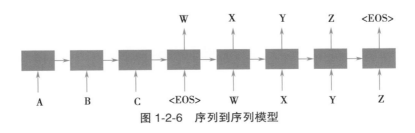

图 1-2-6 序列到序列模型

就是需要输入固定大小的向量,这会导致压缩过程中损失一部分信息。众所周知,一个由30个词组成的句子序列与一个由10个词组成的句子序列所携带的信息量是不同的,而注意力机制通过增加有效关键信息的权重,减少序列中的信息损失。如今,注意力机制已经被应用于情感分析、文本理解、图像理解等任务中。注意力机制还有一个附加作用,它可以通过注意力权重来检测出输入位置与特定的输出有关,从而窥探到模型内部的运作机制。

7)预训练的语言模型

语言模型的训练是无监督学习,因此可以使用海量的原始数据。2015年预训练的语言模型首次被提出,最近它被证明能在大量不同类型的任务中发挥作用。BERT是2018年10月的最新技术水平(state of the art)模型,对比之前的预训练模型,它使用了机器翻译模型(transformer),相对循环神经网络(RNN)更加高效,并且能捕捉到更长距离的依赖。

如图1-2-7所示,假如输入第一句"my dog is cute"和第二句"he likes playing"这两个句子。词的输入(token embeddings)部分是对每个单词进行词嵌入向量的转化,其中[sep]是两个句子间的分割符,前半句在句子的输入(segment embeddings)部分编码为A,后半句为B。为了感知词间的位置关系,模型通过词位置的输入(position embeddings)编码了各个词的位置信息。

尽管BERT性能惊人,但是模型需要大量计算力和冗长的训练时间。用33亿词量的数据集训练一个高性能的BERT Large模型,在8块P100上可能需要1年的时间。自然语言处理发展到现在,虽然在许多任务上达到了较好的性能,但是在应用领域上还是有许多不够成熟的地方。其最关键的原

因仍在于研究界与工业界存在的知识壁垒和数据壁垒。不过随着大数据共享时代的来临,可以预见自然语言处理在医疗领域的应用,必然会对智慧医疗的发展带来很大的推进作用。

二、多模态图像融合技术

(一)多模态图像融合

多模态图像融合概述:图像是人类认识世界、观察事物和获取信息的最直观渠道之一。图像融合技术能够定量和定性地提高图像特征的质量,使得多模态方法相对于单模态方法更加高效和准确。通过某一种特定的算法将不同传感器根据不同成像原理生成的图像进行融合,去除源图像间的冗余信息,并提取源图像间的互补信息,得到一幅信息更精确、丰富和全面的融合图像。

X射线的发现和CT图像的出现,促进了医学图像学的飞速发展,到20世纪80年代中期,不同模态、不同原理的医学图像陆续诞生,促进了图像融合技术在医学图像学上的应用和推广。多模态医学图像融合技术的发展有助于提高医务人员在短时间内做出公正、客观的决策的效率,可有效避免对患者病情的误判和误诊,对临床医学疾病诊断准确率的提高具有重要意义。

目前主流的医学图像主要有计算机断层扫描(computed tomography,CT)、磁共振成像(magnetic resonance imaging,MRI)、正电子发射体层摄影(positron emission tomography,PET)、单光子发射计算机体层摄影(singlephoton emission computed tomography,SPECT)、超声成像(ultrasonography),此外还有其他几种成像方法,如红外、荧光、X射线、微波和显微成像,以及一些复合型成像方法,如正电子发射计算机体层显像仪(PET/CT)、单一光子发射计算机体层摄影(SPECT/CT)等。

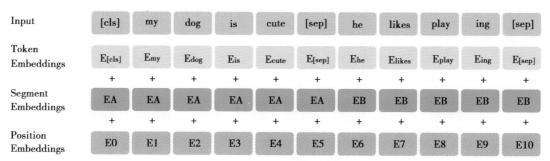

图 1-2-7　BERT 编码信息

多模态图像融合过程一般分为四个阶段:图像预处理、图像配准、图像融合以及融合结果评价,如图 1-2-8 所示。

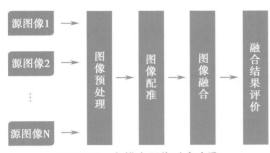

图 1-2-8 多模态图像融合步骤

1. 图像预处理 由于成像设备功能、性能的不同,以及环境的影响都可以对图像的质量造成一定的差异,常常伴有灰度分布不均匀、遮挡、图像集合位置扭曲等现象。图像预处理是关键一步,该阶段通过对源图像进行噪声过滤、边缘检测和几何校正等方法提高图像质量,为最终融合图像的结果奠定基础。

2. 图像配准 图像配准与图像融合密不可分,是图像融合的前提条件。实际的医学影像采集过程中,由于位置不同,导致源图像不可避免地出现平移、旋转、尺度伸缩等空间偏差,配准的过程就是消除这些差异,通常涉及对尺度变化、旋转和平移造成的可变性补偿等操作。图像配准可分为特征配准和区域配准。特征配准需先建立源图像的特征模型,通过对某种特征(点特征、线特征)的分析,实现对图像信息的分析。该方法运算效率高,且对图像的差异性有较大包容,适用于复杂情况。

基于区域的配准方法通常采用模板匹配,局限性较大,只适用于一些特定器官的图像配准。

3. 图像融合 图像融合指将多幅已达到精确配准的源图像,通过一定的融合算法,生成一幅新的图像。图像融合阶段保留每幅源图像的显著特征信息的同时,提取不同图像之间的互补信息,克服单一设备图像存在的局限性,为最终的医学诊断提供最确切的信息支撑。

4. 融合结果评价 融合结果的评价方式可分为主观评价和客观评价。主观评价指观察者肉眼观察后对图像融合的质量进行评估,根据主观感觉对融合图像质量进行评价,比如融合图像的边缘、轮廓是否清晰,对比度是否降低等。主观评价时,图像质量的好坏程度很大程度上取决于观察者的主观意识(心理状态、喜好和经验等),具有主观和片面性,一般用客观评价来辅助衡量。

下面介绍 7 种客观评价指标。

(1)熵(entropy,En):熵是衡量融合图像中有用信息的重要指标。

$$En = \sum_i^n p(i)\log_2 p(i) \qquad (式 1\text{-}2\text{-}1)$$

其中,n 为灰度级总数,融合图像的像素灰度分布为 $p=\{p(1),p(2),\cdots,p(i),\cdots,p(n)\}$,$p(i)$ 为灰度值等于 i 的像素数与图像总像素数之比。图像的熵值越高,表示图像所含的信息内容越丰富,融合效果越好。

(2)标准差(standard deviation,STD):标准差是衡量图像像素灰度值分布情况的重要指标,表示单个图像的对比度。大小为 $M \times N$ 的图像的像素灰度级 $I(i,j)$ 与平均值之间的偏差程度表示为:

$$STD = \sqrt{\sum_{i=1}^M \sum_{j=1}^N \frac{[I(i,j)-((1/(M\times N))\sum_{i=1}^M \sum_{j=1}^N I(i,j))]^2}{M\times N}} \qquad (式 1\text{-}2\text{-}2)$$

标准差越高表示图像的灰度分布越离散,空间细节量越大,图像对比度越高。

(3)空间频率(spatial frequency,SF):空间频率表示图像的清晰度。

$$SF = \sqrt{RF^2 + CF^2} \qquad (式 1\text{-}2\text{-}3)$$

其中,RF 和 CF 分别表示空间行频率和空间列频率,

$$RF = \sqrt{\frac{1}{M(N-1)}\sum_{i=1}^M \sum_{j=2}^N (I(i,j-1)-I(i,j))^2} \qquad (式 1\text{-}2\text{-}4)$$

$$CF = \sqrt{\frac{1}{(M-1)N}\sum_{i=2}^M \sum_{j=1}^N (I(i,j)-I(i-1,j))^2} \qquad (式 1\text{-}2\text{-}5)$$

其中,图像大小为 $M \times N$,$I(i,j)$ 表示图像的灰度级。空间频率越大,表示图像分辨率越高。

(4)结构相似性指数(structural similarity index,SSIM):结构相似性指数是量化图像质量退化的感知度量。

$$SSIM(F,I) = \frac{((2\mu_F\mu_I + C_1) \times (2\sigma_{FI} + C_2))}{((\mu_F^2 + \mu_I^2 + C_1) \times (\sigma_F^2 + \sigma_I^2 + C_2))} \qquad (式 1\text{-}2\text{-}6)$$

其中，F 为融合图像，I 为输入图像，μ_F 和 μ_I、σ_F 和 σ_I 分别表示图像 F 和 I 的平均亮度和方差，σ_{FI} 表示图像 F 和 I 的协方差，C_1 和 C_2 为常数。结构相似性指数的动态范围为 $[-1,1]$，且其值越大表示源图像和融合图像之间的相似性越高、关系越紧密。

（5）基于人类感知的度量（human perception-based metric，Q_{CB}）：基于人类感知的度量在人类视觉系统建模的基础上，尝试计算最大保留对比度和局部显著性，通过对全局质量图进行平均得到该度量。

$$Q_{CB}(i,j)=\lambda_A(i,j)Q_{AF}+\lambda_B(i,j)Q_{BF} \qquad (式\ 1\text{-}2\text{-}7)$$

其中，A 和 B 为源图像，λ_A 和 λ_B 分别表示 A 和 B 的显著性图，Q_{AF} 和 Q_{BF} 分别表示 A 和 B 的对比的信息保存值。

（6）互信息（mutual information，MI）：互信息是衡量源图像与融合图像之间相关程度的重要指标，也是衡量融合图像包含源图像信息量的重要度量方法，其值随着融合图像中的细节和纹理信息而增加。给定源图像 A 和 B 以及融合图像 F，互信息可表示为：

$$MI=I(A;F)+I(B;F) \qquad (式\ 1\text{-}2\text{-}8)$$

其中，

$$I(R;F)=\sum_{u=1}^{L}\sum_{v=1}^{L}h_{R,F}(u,v)\log_2\frac{h_{R,F}(u,v)}{h_R(u)h_F(v)}$$

$$(式\ 1\text{-}2\text{-}9)$$

R 为源图像 A 或 B，$h_{R,F}(\mu,\nu)$ 表示 R 和 F 的联合灰度直方图，$h_R(\mu)$ 和 $h_F(\nu)$ 分别表示 R 和 F 的归一化灰度直方图。融合图像的互信息值越高，表示融合图像从源图像中获取的信息越丰富，融合后的图像质量越好。

（7）图像质量指数（image quality index，IQI）：图像质量指数反映融合图像的质量，可表示为式 1-2-10。

$$IQI=\left(\frac{\sigma_{FR}}{\sigma_F\sigma_R}\right)\cdot\left(\frac{2\mu_F\mu_R}{\mu_F^2+\mu_R^2}\right)\cdot\left(\frac{2\sigma_F\sigma_R}{\sigma_F^2+\sigma_R^2}\right) \qquad (式\ 1\text{-}2\text{-}10)$$

其中，μ_F 和 μ_R、σ_F 和 σ_R 分别融合图像 F 和源图像 R 的均值和方差。由于融合过程中有两个源图像 A 和 B，因此最终 IQI 的值取源图像的平均值：

$$IQI=\frac{IQI(A,F)+IQI(B,F)}{2} \qquad (式\ 1\text{-}2\text{-}11)$$

图像质量指数 IQI 的动态范围为 $[-1,1]$，且其值越接近单位 IQI 表示融合效果越好。

此外还有很多评价图像融合质量的客观指标，比如：衡量融合图像的保留程度的加权边缘信息保留值、计算边缘检测值的索贝尔算子以及衡量融合图像和源图像相似程度的结构相似度等。

图像融合技术根据信息表征层次的不同，由低到高可分为像素级图像融合、特征级图像融合和决策级图像融合。像素级图像融合是最基础的融合技术，是其他图像融合方法的理论基础。由于像素级图像融合对配准精度要求高以及其在源图像边缘、纹理等细节处理上的优势，受到了广大医学图像融合学者的研究和探索。本文所述的融合算法属于像素级领域。

（二）多模态图像融合常用方法

多模态图像融合技术按融合方法的不同可以分为基于空间域和基于变换域的图像融合。基于空间域的融合方法算法简单、计算复杂度小、效率高、实时性好，但其细节表现力不足，难以分辨图像中的清晰区域和边界特征；基于变换域的图像融合算法计算复杂度高，但对于图像的细节保留度高，与人类视觉感知具有良好的一致性，图像的显著特征能更好地表达。在对图像精度要求高的医学领域，常使用基于变换域的图像融合方法。

由于融合图像的多样性，不可能设计出一种适用于所有图像融合任务的通用方法，但是大部分的图像融合方法可以归纳为三个主要阶段：图像变换、融合变换系数和逆变换。最经典的变换域融合方法是基于多尺度变换（multi-scale transform，MST）理论的图像融合方法，图像融合框架如图 1-2-9 所示。其基本原理是，使用多尺度分解方法获得输入图像的多尺度表示，并根据特定的融合规则对不同图像的多尺度表示进行融合，得到融合后的多尺度表示，最后对融合后的图像进行多尺度逆变换，得到融合后的图像。其核心问题是多尺度分解方法的选择，以及用于多尺度表示的融合策略的选择。

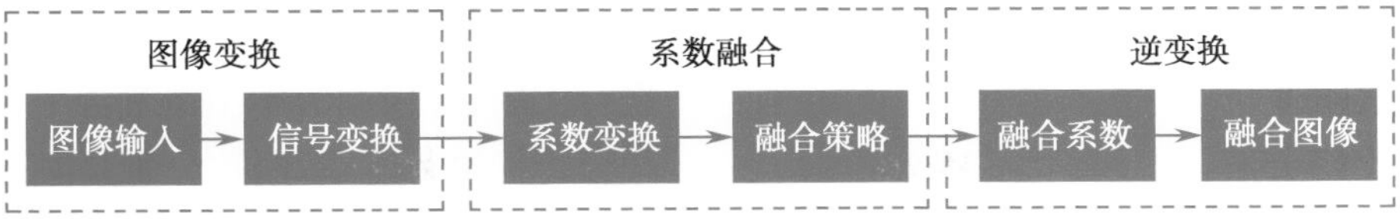

图像变换　　　　　系数融合　　　　　逆变换

图像输入 → 信号变换 → 系数变换 → 融合策略 → 融合系数 → 融合图像

图 1-2-9　基于多尺度变换的多模态图像融合框架

在多模态图像融合技术中,最常用的多尺度分解方法是金字塔分解和小波变换,如拉普拉斯金字塔(Laplacian pyramid,LP)、离散小波变换(discrete wavelet transform,DWT)和双树复小波变换(dual-tree complex wavelet transform,DTCWT),但小波变换方法的一个共同局限是不能很好地表示图像中的曲线和边缘。轮廓波和剪切波等多尺度几何分析工具的应用,可以准确地表示图像中的空间结构。轮廓波是一种能够捕捉图像固有几何结构的曲线变换,是处理二维信号的较好方法,但由于轮廓波在转换过程中包含下采样过程,故其不具备移位不变属性。基于非下采样轮廓波变换(non-subsampled contourlet transform,NSCT)的方法可以解决这个问题,但需要花费更多的时间。此外,轮廓波中使用的方向滤波器组是固定的,故不能很好地表示具有多个不同方向的复杂空间结构。与轮廓波相比,剪切波具有更高的计算效率,并且对剪切方向的数量和支撑的尺寸没有限制。

为了提高融合质量,选择有效的融合策略至关重要。融合策略中最关键的问题之一是计算权重图,权重图集成了来自不同源的像素活动信息。在大多数现有的融合方法中,该目标通过活跃度测量和权重分配两个步骤来实现。然而,由于噪声、误配准和源图像像素强度之间的差异等因素,常常导致活跃度测量和权重分配方法通常不是很稳健。为了提高融合性能,很多学者提出了很多复杂的系数分解方法和精细的权重分配策略。然而,设计一个能够综合考虑融合的所有关键问题的理想活跃度测量或权重分配策略实际上并非易事,且两个步骤单独设计,导致很多融合方法之间没有很强关联性,极大地限制了算法性能。

卷积神经网络(convolutional neural network,CNN)是深度学习的代表算法之一,可通过学习网络参数以最佳方式共同实现活跃度测量和权重分配,以克服现有融合方法所面临的上述困难,设计稳健的活跃度测量和权重分配策略。

（三）基于卷积神经网络的多模态图像融合算法

在图像分类问题中,CNN 是一个端到端框架体系结构,其中输入为源图像,输出为标签向量,表示每个类别的概率。在这两个端点之间,网络包含卷积层、池化层和全连接层。深度 CNN 由交替连接的卷积层和池化层以及全连接层组成。在图像融合系统中,卷积层和池化层通常被看作特征提取部分,存在于输出端的全连接层被看作分类部分。因此,利用 CNN 进行图像融合在理论上是可行的。具体来说,在基于 CNN 的多模态图像融合模型中,活跃度测量被称为特征提取任务,而权重分配问题类似于分类任务。

在 CNN 模型中,通过训练获得从源图像到权重图的直接映射,源图像同时进行特征提取和分类,学习的结果在一定程度上可以看成是最优解,比传统方法更具潜力。CNN 的主要优势还在于它的深层架构,可以在多个抽象层提取有识别力的特征,特别是在网格状拓扑中。CNN 权值共享策略可定位相似特征在图像中存在关联的位置,且降低了复杂度,用卷积代替乘法,减少了权重的数量。

在文献中,Liu 等人提出了一种专门用于医学图像融合的深度学习策略,采用金字塔多尺度变换方法,使融合过程更符合人类视觉感知。此外,采用基于局部相似性度量的融合策略,对源图像的分解系数进行自适应调整。融合算法采用 Siamese 结构生成从源图像到包含完整像素活动信息的权重图的直接映射。其中,源图像分别输入到 Siamese 卷积网络的两个有相同的体系结构和权值的分支,每个分支由三个卷积层和一个最大池化层组成,然后通过级联方式融合两分支的特征映射,最后再通过两个全连接层。

文献中所提出的医学图像融合算法可以概括为以下四个步骤。

步骤 1：生成基于 CNN 的权重图

将两个源图像 A 和 B 分别输入卷积网络的两个分支,生成权重图 W。

步骤 2:金字塔分解

将每个源图像分解成拉普拉斯金字塔。设 $L\{A\}^l$ 和 $L\{B\}^l$ 分别表示 A 和 B 的金字塔,其中 l 表示第 l 级分解。将权重图 W 分解为高斯金字塔 $G\{W\}^l$。每个金字塔的总分解级别最大值设置为 $\lfloor \log_2 \min(H, W) \rfloor$,其中 $H \times W$ 表示源图像的空间大小,$\lfloor \cdot \rfloor$ 表示向下取整操作。

步骤 3:系数融合

对于每个分解级别 l,分别计算 $L\{A\}^l$ 和 $L\{B\}^l$ 的局部能量图(小窗口内系数平方和)。

$$E_A^l(x,y) = \sum_m \sum_n L\{A\}^l(x+m, y+n)^2 \quad \text{(式 1-2-12)}$$

$$E_B^l(x,y) = \sum_m \sum_n L\{B\}^l(x+m, y+n)^2 \quad \text{(式 1-2-13)}$$

用于融合模式确定的相似性度量计算为:

$$M^l(x,y) = \frac{2\sum_m \sum_n L\{A\}^l(x+m, y+n) L\{B\}^l(x+m, y+n)}{E_A^l(x,y) + E_B^l(x,y)}$$
$$\text{(式 1-2-14)}$$

该度量范围为 $[-1, 1]$,且其值越靠近 1 表示相似性越高。设置阈值 t 来确定要使用的融合模式。若 $M^l(x,y) \geq t$,则采用基于权重图 W 的加权平均融合方式:

$$L\{F\}^l(x,y) = G\{W\}^l(x,y) \cdot L\{A\}^l(x,y) + (1 - G\{W\}^l(x,y)) \cdot L\{B\}^l(x,y) \quad \text{(式 1-2-15)}$$

若 $M^l(x,y) < t$,通过比较式 $E_B^l(x,y) = \sum_m \sum_n L\{B\}^l(x+m, y+n)^2$ 中的局部能量选择融合方式:

$$L\{F\}^l(x,y) = \begin{cases} L\{A\}^l(x,y), & \text{if } E_A^l(x,y) \geq E_B^l(x,y) \\ L\{B\}^l(x,y), & \text{if } E_A^l(x,y) < E_B^l(x,y) \end{cases}$$
$$\text{(式 1-2-16)}$$

融合策略可以总结为的一个整体,如下式所示:

$$\begin{cases} G\{W\}^l(x,y) \cdot L\{A\}^l(x,y) + (1 - G\{W\}^l(x,y)) \cdot \\ \quad L\{B\}^l(x,y), \text{ if } M^l(x,y) \geq t \\ L\{A\}^l(x,y), \text{ if } M^l(x,y) < t \ \& \ E_A^l(x,y) \geq E_B^l(x,y) \\ L\{B\}^l(x,y), \text{ if } M^l(x,y) < t \ \& \ E_A^l(x,y) < E_B^l(x,y) \end{cases}$$
$$\text{(式 1-2-17)}$$

步骤 4:拉普拉斯金字塔重建

从拉普拉斯金字塔 $L\{F\}^l$ 重建融合图像 F。

文中为验证所提算法的有效性,将对医学图像进行实验,并采用医学图像融合中常用的五个客观融合指标进行定量评价,分别是融合图像的信息熵(En)、特征互信息(FMI)、基于 Xydeas-Petrovic 的梯度度量 Q_G、基于 Piella-Heijmans 的相似性度量 Q_E 和视觉信息保真度融合度量(VIFF)。这些指标的得分越高,表示融合性能越好。

此外,文中对比分析了三种最新的医学图像融合算法,分别是基于相位一致性和方向对比度的非下采样轮廓波变换(NSCT-PCDC)方法、基于稀疏表示的同时正交匹配跟踪(SP-SOMP)方法和基于引导滤波(GF)的方法。实验中,所提融合方法通过不同设置对比视觉体验和客观指标,将阈值 t 的参数设置为 0.6,其他三种融合算法的参数分别设置为其默认值。

文中仿真分析了三对多模态医学图像的不同方法的融合结果。可以看出,NSCT-PCDC 方法可以从源图像中提取足够的空间细节,但是融合图像中存在不期望出现的伪影,一定程度上降低了视觉感知;SR-SOMP 方法可以很好地防止视觉伪影出现,但往往会丢失源图像中包含的能量,导致融合图像中某些区域的亮度和对比度降低;GF 方法的主要缺陷是其保留细节的能力有限,可以观察到融合图像中源图像的许多小细节是模糊的;所提算法在细节和能量保存方面都很好,且不会引入视觉伪像。

此外,文献中还列出了不同融合方法的客观评价指标结果,每个评价指标值为超过 8 对源图像的平均得分。可以发现,所提算法除了 Q_G 外,所有指标都优于其他三种方法,所提算法在 Q_G 上的表现仅次于 GF 算法,优势明显。

文章的最后还计算了融合方法的计算效率,结果表明所提算法通过 GPU 计算加速的 C++ 版本用时不到 0.1 秒完成融合,展示了该算法的实际应用潜力,可用于实时医疗辅助系统中的多模态图像融合中。

目前医学图像融合算法的方法论创新还比较有限,在医学领域训练 CNN 也存在诸多挑战,主要原因是训练数据注释量大,专家注释昂贵,难以满足。迁移学习通过有效地将知识从源域传输到目标域,而不依赖于非常大的数据集,从而解决训练数据注释量大的问题。迁移学习属于机器学习的一种,将成熟的知识应用到其他的场景中,且训练过程不需要随机初始化,用预先训练参数可以加快学习过程。

文献中介绍了一种基于非下采样剪切波变换(non-subsampling shearlet transform,NSST)和卷积神经网络的 CT 和 MRI 医学图像融合方法,通过从自然数据中学习的预训练架构初始化卷积神经网络,以一种迁移学习的方式用医学图像训练 CNN 模型,算法流程图如图 1-2-10 所示。融合过程分三步进行:首先,利用 NSST 进行尺度分解和方向分解,将输入图像分解为低频子带和高频子带;然后,通过应用局部能量融合规则来组合低频系数,同时将高频子带馈送到 CNN 提取部分,提取相似的特征图,并且计算加权归一化互相关以融合各个子带;最后,针对融合系数执行 NSST 的逆变换,获得融合后的图像。

文中将多模态融合任务建模为一个相似性度量学习问题,融合过程的活跃度是相对于相似性度量来执行的。CNN 的整体架构采用完全卷积的 Siamese 结构。完全卷积的体系结构中,卷积层和最大池化层构成特征提取部分,决策层为相似性度量学习部分;Siamese 结构中,相同权重的两个分支解释了输入子带的相同活跃度测量。对于每个分支,将一个剪切波系数的图像块输入到拥有 64 个大小为 3×3 的滤波器的第一个卷积层(C_1)(为了不丢失剪切波的负值系数,所有卷积层都不进行线性整流函数激活),得到 64 个特征图,再由大小为 2×2 的最大池化层(M_1)下采样(步长设置为 2,增加输入畸变的不变性);第二个卷积层(C_2)

有 128 个大小为 $3 \times 3 \times 64$ 的过滤器,最大池化层(M_2)的大小为 2×2,步长为 2,使卷积输出对剪切波变换产生的局部平移更加健壮;最后一层为包含 256 个大小为 $3 \times 3 \times 128$ 的滤波器的卷积层和大小为 2×2、步长为 2 的最大池化层。与 CNN 串联的部分处理相似性度量学习。根据特征之间的相似性度量进行迁移学习,目的是学习特征之间的映射。在度量学习过程中,相似性度量评分被馈送到逻辑损失层,该逻辑损失层用作优化网络参数的目标函数,并利用随机梯度下降法使损失函数的最小化。

文中分别从两个角度对所提算法进行了实验对比。第一个实验对比了深度学习与变换域的浅层学习的优势,将所提算法与三种融合技术进行了比较,分别是:具有神经模糊的非下采样剪切波(NSST-NF)、剪切波域中的脉冲神经网络(NSST-SNN)和剪切波系数的脉冲耦合神经网络(NSST-MAX-SF-PCNN)。文中对预注册的 CT 和 MRI 图像进行了多次实验。视觉结果显示,与其他方案相比,所提方案在边界和平滑过渡区域拥有更好的质量。此外,一些客观评价也支持了视觉感知评估结果,文中列出了两个数据集在不同融合方法下的性能测量,可以看出所提算法与 NSST-SNN 和 NSST-MAX-SF-PCNN 方法相比,MI、SF 和 IQI 指标得到了改进,且在对间隙较大的第二幅图像进行融合时,得到了最佳的 STD,表明所提算法拥有更好的对比度。实验所用训练和测试数据集来源于哈佛医学院发布的包含注册 CT 和 MRI 图像的大脑图像数据集。

为了进一步评估所提算法的性能,第二个实

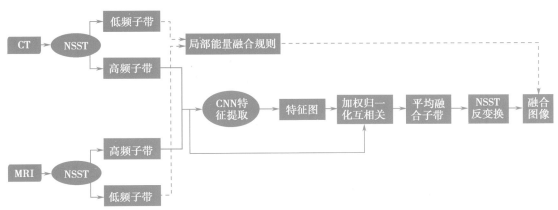

图 1-2-10 文献中图像融合算法框图

验将所提算法与预训练好的 CNN 融合方法 (CNN-MF) 进行比较。文中显示了六个预注册 CT 和 MRI 图像的视觉融合结果,可以看见所提算法的融合图像包含更多的边缘信息,说明迁移学习增强了融合结果的影响。此外,通过评估指标结果可以看出,所提方法拥有较高的 SSIM 值,说明相似性学习增强了 CNN 对融合过程的影响;MI 值说明所提算法图像融合结果保留了更多信息;Q_{CB} 说明所提算法在视觉人类感知方面提供了最佳的融合性能,符合视觉实验仿真结果。

视觉分析和客观评估证明,文献中所提出的深层架构在主观和客观评估方面提供了最先进的性能。但所提方法的平均运行速度较慢,复杂度较传统方法高,耗时较长,不适合用于实时辅助诊断系统。此外,迁移学习需要更多的医学实况数据,且转移学习对剪切域医学成像和相似性学习对融合过程都有一定的影响。

医学融合方法的设计既需要医学领域的知识,又需要算法的洞察力。目前医学图像融合算法的方法论创新还比较有限,大部分医学图像融合算法都是来源于已有的图像融合研究,具有挑战性的任务仍然是针对特定临床问题的特征处理、特征提取和决策算法的正确组合。

除了融合方法外,融合方法性能的客观评价也是一个具有挑战性的难题。这些融合质量指标一般分为两大类:第一类基于人类视觉的感知功能,侧重于更精确地测量参考图像与融合图像之间的差值;第二类侧重于测量融合图像中出现的互补信息(包括互补的空间结构、全局对比度等)和视觉伪影(包括边缘、颜色伪影等)。此外,在不同的应用中,选择最优的融合质量指标还应考虑实际应用的需要。由于图像噪声、图像间分辨率的差异等原因,在图像融合和目标融合性能评价方面仍存在许多挑战。

第三节　人工智能医疗应用技术及现状

一、AI 辅助诊断

当前,临床存在着医疗资源匮乏、分布不均衡、医生的培养周期长等痛点问题。受限于医生的知识水平、情绪状态、诊断方法等主观因素影响,人工诊断也存在着较高的误诊率。在这种情况下,基于人工智能的辅助诊断技术将是对现有的疾病诊断体系的有益补充。

人工智能技术在临床辅助诊断的应用中,发展最为迅速的是医学影像的辅助诊断。也有一些疾病的生物标志物研究,筛选人体的生化指标和代谢组学等相关指标,并建立和疾病的关联模型,进行辅助诊断。人工智能技术渗透入临床诊断的各个环节。例如,针对传统碎片化的传统病例数据,电子病历将数据电子化和标准化,便于后期的数据检索与挖掘。在医院的就诊高峰时期,患者需要及时的分诊咨询与引导,导诊机器人的使用将节约宝贵的医疗资源,并提高疏导效率(图 1-3-1)。在医生进行进一步的诊断前,需要了解患者的基本信息和

相应的症状。导诊机器人集成专家问诊系统,可以协助完成这一部分的工作,从而节约临床医生的时间,提高效率。

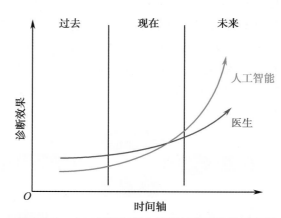

图 1-3-1　人工智能与医生诊断效率对比的示意图

如表 1-3-1 所示,对比了人工智能技术与临床医生的疾病诊断能力。在人工智能发展的早期阶段,其诊断的准确度等指标均低于医生。当前,人工智能在某些特定的应用场景下的表现超过了人

类,如皮肤癌和眼科疾病的诊断。在未来,受益于海量数据与计算能力的提升,人工智能可以帮助临床医生诊断一些复杂的临床问题。同时,人工智能的进步也会促使医生的知识与诊断水平的提升。

接下来,本小节将首先针对医学影像诊断、生物标志物诊断、电子病历、导诊机器人等关键技术进行逐一阐述,随后将结合具体案例介绍人工智能技术在临床辅助诊断中的应用现状和发展趋势。

(一)AI辅助诊断关键技术

(1)医学影像诊断:早期的人工智能医学影像辅助诊断技术依赖于基于专家知识的预定义工程特征的算法,这些特征旨在量化特定的图形图像特征,如肿瘤的三维形状或瘤内纹理和像素强度分布。将统计机器学习模型与这些数据进行匹配,以识别潜在的与症状关联的图像特征。这些模型的例子包括支持向量机和随机森林。

近年来,医学数据量的扩增和计算机能力的提升推进了一种不确定的、不需要明确特征定义的深度学习算法的发展,作为机器学习中一个崭新的范式。深度学习的基本方法已经存在了几十年。然而,只有在最近几年才有足够的数据和计算能力。这些算法不需要明确的特征预定义或选择,而是通过导航数据空间直接学习,从而使它们具有更好地解决问题的能力。基于深度学习的医学影像辅助诊断已经可以从示例图像中自动学习特征,并结合其他检测指标,建立图像特征与临床症状的相关性。

人工智能技术在医学图像领域的出现,其背后的主要驱动力是对临床诊断的更高效率的需求。根据上海交通大学2019年1月发布的《中国人工智能医疗白皮书》的数据,目前我国医学影像数据的年增加率约为30%,而放射科医生的年增长率约为4%。与当前训练有素的放射科医生数量相比,医学影像的数据量急剧增加,给放射科医生造成了沉重的工作负担。研究表明,一个普通的放射科医生需要在每天8小时的工作时间内,每34秒解释一张图像,以满足工作量的要求。过高的工作负荷也容易增加医生的误诊率。在这种情况下,引入人工智能技术可以提高临床医学影像诊断效率,减轻医生的负担。

另一方面,训练有素的医生通过对医学图像进行视觉评估,判断病灶并得出结论,最终形成报告。这种评估通常基于医生的教育背景和实践经验,有时可能是主观的。与这种定性推理相比,人工智能擅长识别成像数据中的复杂特征,并能够提供定量的评估指标。传统的医学影像诊断与AI辅助的医学影像诊断之间的比较如表1-3-1所示。当人工智能技术作为辅助医生的工具,集成到临床工作流程中时,可以实现准确、可重现的医学图像评估。

表 1-3-1 传统的医学影像诊断与 AI 辅助的医学影像诊断之间的比较

比较类别	传统诊断	AI 辅助诊断
阅片方式	医生观察重点细节,作出判断,得出结论。	AI 算法分析图像的整体参数,标注重点参数,作出判断,最后由医生得出结论。
阅片速度	慢	快
客观性	主观因素无法避免	相对客观
结论类型	定性分析	定量分析
准确性	个体差异性较大	可重复
知识更新	慢,基于医生的自我学习	快,数据驱动,更新迭代迅速
单位成本	高	低

(2)生物标志物诊断:肿瘤和代谢性疾病的发展过程中,会伴随着一些特征性的生物标志物。这些标志物作为机体生物结构和功能发生改变的信号指标,可反映疾病的产生和发展进程。对特征性标志物与疾病的关联性研究,可辅助于疾病的早期预防、诊断和预测。

生物标志物并不局限于单一或者某几种物质,从类型上可分为:①一般生化指标,如血清、尿液、抗原抗体检测等;②基因组学指标;③蛋白组学指标;④血液、呼出气中的代谢组学指标等。对某种疾病的评估可以通过某一种生物标志物,也可能是通过综合参考多种标志物,从而得出结论。

常规情况下,搜索、验证和解释一种疾病的标志物需要高通量的分析技术、生物统计学和生物信息学方法,临床医生、生物化学学家和生物信息学家等跨领域专家的专业规划和协同配合。通常采用多种实验的设计模式,包括病例对照或更复杂的队列研究设计,如交叉和串行抽样设计等。

基于疾病标志物的疾病诊断模型的建立,需要合适的数学方法。常见的模型建立方法包括无监督和有监督两类。进一步的,无监督的诊断模型可进一步细分为:聚类分析法、主成分分析法和粗糙集等;有监督的诊断模型包括:决策树、人工神经网络、支持向量机、深度学习等。

人工智能技术的出现加速了疾病标志物的筛选和建模过程。通过电子病历中记录的海量数据,人工智能技术可以对临床的图像数据、生化检测和临床叙述等和相应疾病的关联性,进行数据挖掘。上述基于有监督的诊断模型的数学方法,均属于人工智能技术的范畴。

(3)电子病历:信息技术的发展改变了传统的病历记录方式。电子病历(EMR)技术通过计算机的电子文档替代传统的纸质病历,将诊断过程中产生的数据电子化、格式化、规范化。除了传统的临床叙述外,EMR 系统中还保存着包括诊断、药物、生化检验结果和放射成像等结构化的数据。图 1-3-2 展示了电子病历记录的存储内容和应用。

患者的 EMR 是记录其健康状况的信息库,以计算机可读的形式被保存。理想情况下,每种数据类型都是根据标准或分类捕获的,例如:处方数据(RxNorm)、检验数据的逻辑观察标识符(LOINC)和图像文件的医学数字成像和通信标准(DICOM)。临床描述本质上是自由文本,但通常根据国际疾病分类标准(ICD-10)和系统化的医学临床术语命名法(SNOMED CT)进行编码。在多数情况下,集成的自动编码系统可以将自由文本映射到临床术语。

患者数据存储在数据库中,通过特定用户组的需求和权限匹配的格式进行查阅。例如:临床医生可能会要求特定患者的 EMR 数据、而研究机构需要所有患者数据的统计摘要和用于药物研究的特定队列提取。

目前,尽管 EMR 系统在多数医院已经得到普及,但 EMR 中描述患者表型和治疗的临床数据是一个未被充分利用的数据源,其研究潜力远远大于目前的认识。对 EMR 的数据挖掘具有建立新的患者分层原则和揭示未知疾病相关性的潜力。将 EMR 数据与遗传数据相结合,还可以更好地理解基因型与表型的关系。然而,由于伦理、法律和技术等多方面的原因,目前这些数据在 EMR 中的系统存储和挖掘工作还有待进一步的开展。图 1-3-3 展示了电子病历的发展方向。

(4)导诊机器人:在就诊的高峰期,医院常常人满为患。需要及时地对患者进行就医指导和分诊疏导。在这种情况下,除了以上直接影像疾病诊断的相关技术,导诊机器人技术也应运而生。

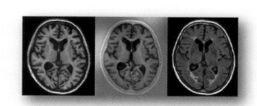

2. 数据挖掘,智能分析

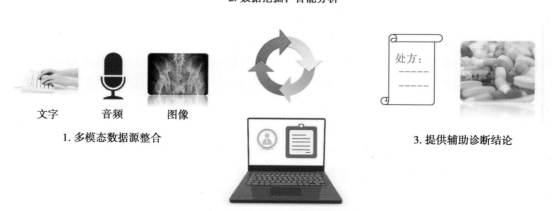

文字　　　音频　　　图像

1. 多模态数据源整合

处方:

3. 提供辅助诊断结论

图 1-3-2　电子病历记录的存储内容和应用

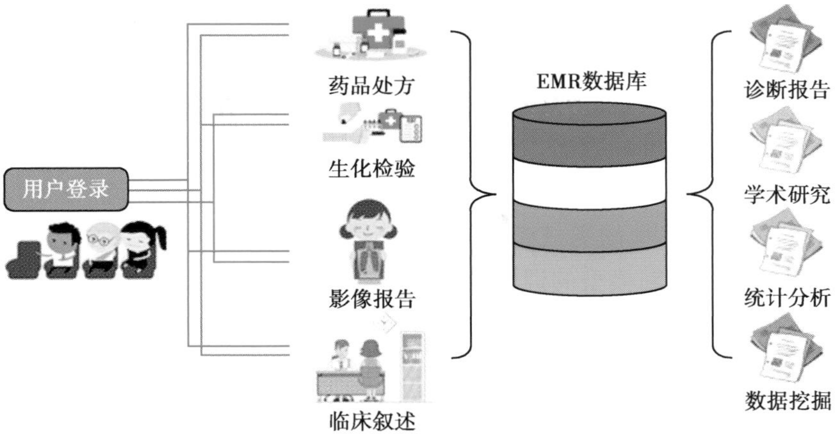

图 1-3-3 电子病历的发展方向

目前,导诊机器人主要基于人脸识别、语音识别等技术与患者实现人机交互,并在后台信息系统。可提供挂号、科室分布、就医流程指导、身份识别和知识普及等方面的服务。

此外,导诊机器人也可集成问诊系统。医生在对患者进行诊断前,需要了解患者的基本信息和症状,这些内容基础且高度重合的信息会占有临床医生的大量时间与精力。基于人工智能的问诊系统可在患者就诊前完成以上信息的收集。同时,基于大量的历史数据,辅助医生回答患者咨询的问题,从而节约医生的工作时间,提高工作效率。

(二)AI辅助诊断的发展现状与挑战

(1)政策基础:随着国内外研究与应用的持续升温,我国也出台了一系列政策文件,以推进人工智能的辅助诊断相关产业在国内的发展。2016年10月,由国务院发布的《"健康中国 2030"规划纲要》提出要推进智能健康电子产品的发展。2017年9月,新版《医疗器械分类目录》增加了人工智能辅助诊断产品的类别与详细说明。2018年5月,国务院再次颁布《国务院办公厅关于促进"互联网 + 医疗健康"发展的意见》,支持并加快发展"互联网 +"的辅助医疗健康产品。此外,部分省和直辖市也出台相应规划,积极推进人工智能技术在辅助诊断领域的应用。

(2)发展现状:考虑到人工智能技术在医学辅助诊断领域的政策基础、应用价值与发展潜力,国内外的科技巨头公司也纷纷提前布局,分别开发了基于人工智能的辅助诊断系统。这些系统基于上述的关键技术,采用与医院合作的形式,主要聚焦于癌症的早期筛查、眼科疾病、心血管疾病的诊断、新药研发、健康管理等领域,并取得了良好的效果。表 1-3-2 列举了当前主要国内外科技企业在这一领域的布局情况。

表 1-3-2 国内外科技企业在人工智能辅助诊断领域的布局情况

公司	项目名	应用场景
IBM(国际商用机器)	Watson Health	整合数据、云计算和人工智能服务,聚焦癌症诊断、基因检测、医学影像、健康管理等健康领域的多重难题
Google(谷歌)	DeepMind	人工智能系统,致力于眼科疾病、乳腺癌、心血管疾病的检测与风险评估
Microsoft(微软)	Project Hanover	机器学习项目,帮助医生处理所有文件并预测最有效的药物及药物组合
阿里巴巴	ET医疗大脑	开放人工智能系统,可在患者虚拟助理、医学影像、药效挖掘、新药研发、健康管理等领域承担医生助手的角色
腾讯	腾讯觅影	人工智能系统,提供癌症和糖尿病等的疾病早筛、智能导诊、电子病历、风险评估等方面的服务

(3)问题与挑战:尽管目前人工智能辅助诊断的研究不断推进,应用也不断更迭。但从技术到市场的过程中,还存在着诸多的问题。以下,将针对

这些问题展开具体阐述。

1) 数据开放和格式规范的统一: 人工智能的辅助诊断技术, 是建立在医学大数据的基础上的。对模型的训练需要收集大量的临床数据。目前的问题是: 不同医院的数据没有实现共享互联, 不同品牌设备检测结果的数据格式也缺乏规范统一。这些因素都阻碍了目前辅助诊断模型的训练样本的进一步扩增。这一问题的解决, 需要研究机构、医学和设备提供商等多方的共同努力。

2) 从实验样本库到临床: 目前的辅助诊断系统所标注的准确率通常基于实验的测试样本库, 临床的实际效果仍不得而知。尤其是, 测试样本的数据模式较为固定, 而临床中会遇到各种各样的复杂问题。推动人工智能辅助诊断系统在临床的应用, 需在政策法规的基础上, 尽快开展产品的临床测试。

3) 多模态参数的融合: 传统的中医讲究"望、闻、问、切", 现代医学对多数疾病的诊断往往也是结合影像学、生化检验、临床症状等多参数进行综合评估, 从而得到客观、全面、准确的结论。相比之下, 基于人工智能的疾病辅助诊断设备通常局限于单一类型参数的分析。而多模态融合与全面分析, 将拓展 AI 辅助诊断模型的应用场景, 提高诊断的准确性。

4) 医疗责任主体的确定: 人工智能辅助的疾病诊断系统从技术到临床应用, 经过技术方案的供应商、医院设备科和具体科室的临床医生等多个环节。当前, 对于系统导致的医疗过失的责任界定尚不明确。因此, 各方对该技术在临床的广泛应用仍持谨慎态度。2017 年新版的《医疗器械分类目录》对人工智能辅助诊断设备的分类做出说明, "若诊断软件通过其算法, 提供诊断建议, 仅具有辅助诊断功能, 不直接给出诊断结论, 本子目录中相关产品按照第二类医疗器械管理。若诊断软件通过其算法(例如, CAD, 骨密度除外)对病变部位进行自动识别, 并提供明确的诊断提示, 则其风险级别相对较高, 本子目录中相关产品按照第三类医疗器械管理。"在未来, 进一步完善人工智能辅助的疾病诊断应用的法律框架, 明确医疗过失的认定标准与责任界定, 将促进人工智能技术在临床辅助诊断中更加合理、规范、高效的应用。

二、AI 辅助治疗

传统治疗方式主要依据病人的临床症状和体征, 结合性别、年龄、身高、体重、既往病史、家族疾病史、实验室和影像学评估等数据确定治疗药物和使用剂型、剂量, 是一种根据出现的症状进行治疗的被动处理方式。新一代智能治疗模式要求医院及时判别病程中病人是否存在潜在危险并提前给出处理措施, 为不同患者设计个性化的护理和治疗方案, 借助智能医疗器械和可穿戴设备实时监控患者健康状况同时优化治疗过程, 使用先进的手术机器人提升外科手术效果, 降低对患者的手术创伤, 通过缜密的数据分析结合新型生物技术手段, 提高治疗质量、改善治疗效果。

(一) AI 辅助治疗关键技术

(1) 医学三维重建技术: 医学三维重建技术在当前智慧医疗中有许多应用, 如术前诊断、解剖教学、临床手术等。以术前规划为例, 在手术前对手术进行科学的规划, 对手术的顺利进行有着至关重要的影响。将三维重建技术运用到术前规划中, 克服了医生视觉上的局限, 使得参数的测量更精准, 诊断更准确。

医学三维重建技术涉及的学科较为广泛, 包括计算机图像处理、医学影像学、生物医学工程等。过三维重建技术将断层成像的原始数据转化为三维模型数据, 实现了视图的三维可视化, 提高了图像的可读性, 提高了测量指示点选择的灵活性, 从而让医生更直观、精确地发现病变的方位、形态、体积等信息, 这对提高手术精度、制定个性化手术方案、术后恢复方案提供了极大的帮助。基于三维重建结果, 可以结合 AR\VR (增强现实 / 虚拟现实) 等显示技术对病灶部位仿真重现, 从而精确规划病灶切除范围、骨块截取范围、移动变量、如何复位、如何重建等。在术前预知手术中将遇到的问题难点, 并模拟术后效果, 提高了手术的可预见性, 有助于在术中减少手术误差, 缩短手术时间。

(2) 基因检测以及精准医疗技术: 20 世纪 90 年代, 高通量生物技术因大规模并行基因信息读取能力而被广泛地使用。以基因测序技术为代表的高通量生物技术极大地改变了生物、医学的研究方式。近几年来, 人类基因组测序技术的飞速发展,测序的规模、成本、精度都得到了巨大的提升,为从基因层面理解并攻克癌症等遗传性疾病提供了可能。科学家们希望,通过基因科技对个体的基因组进行测序、检测,能够给出个性化的疾病预防、治疗方案。

以肿瘤精准医疗为例,传统的肿瘤治疗手段,比如化学疗法,并不能区分癌细胞和正常细胞,治疗的同时也会产生巨大的毒副作用和不良反应。而肿瘤的精准治疗方法主要通过靶向治疗方式,利用肿瘤组织或细胞具有的特异性或相对特异性的结构分子作为靶点,使用能与这些靶分子特异性结合的抗体或配体,从而特异性地识别并杀死肿瘤细胞,同时不伤害正常细胞,避免了传统治疗手段带来的毒副作用。然而靶向治疗具有个体化的特异性,对不同病人的效果并不相同,因此需要在治疗之前对病人的对应靶点进行诸如突变、过表达等遗传变异检测,以预估治疗效果。

早期的基因检测受到技术水平的限制,往往只能对一个或少量的基因进行研究,如今大规模并行基因检测技术的成熟,使得科学家有能力从全局角度研究和理解细胞、蛋白质分子的机制。只对少量基因的检测无法满足精准医疗的要求,同时检测多个基因的多个组学特征,在系统生物学水平上对癌变的肿瘤细胞信号系统进行深度检测,才能真正做到精准治疗。借助人工智能与大数据技术对高通量基因测序数据展开解析,分析肿瘤患者个体的分子层面的病理,从而准确、定量地对不同药物的药效、副作用作出评价。一方面可以对基因突变等遗传异常从生物学角度解读,另一方面可通过大数据技术对基因突变与癌变做相关性分析,从而更好地理解癌症发生的机制,为癌症预防以及早期治疗提供重要指导。

(3)药物基因组学:传统的药物治疗方法,是通过临床医生的临床诊断以及辅助检查结果并结合医生自身的临床经验为患者选择药物治疗方案。但是这种针对普遍情况、经验性的治疗模式往往忽视了患者之间的个体差异,无法最大效果地发挥药物的作用且不能有效规避毒副作用。

药物对患者的影响因素有很多种,包括患者的年龄、性别、种族、遗传、疾病状况等。药物基因组学是一种关联基因表达或单核苷酸多态性与药物的吸收、分布、代谢、排泄过程以及药物受体靶标,来研究患者携带的先天遗传或是后天获得的遗传变异对药物的作用,并在此基础上研制出新药或新的用药方法。在目前的临床研究中心,主要关注以下几类遗传物质:①与药代动力学相关的基因,包括与药物吸收、分布、代谢、排泄等相关的基因;②与疗效相关的基因;③可促使发生毒性反应或者不良反应的基因;④可能影响疾病易感性或者疾病进展的基因。通过分析以上的遗传物质,临床医生可以在用药前判断药物是否适用于某个患者,并能估计药物在患者体内的药效学和药动学信息,从而精准设计用药方案。

(4)机器人技术:随着工业自动化技术、计算机视觉技术以及控制技术的快速发展,机器人作为这些技术的集成产品已经广泛渗透进了医疗领域。

微创外科手术机器人系统如今技术已经十分成熟,医生甚至可以远程操控机器人系统,精准地完成复杂的外科手术。该类系统通常由医师控制台、床旁机械臂和三维成像系统三部分构成。三维成像系统具有多角度影像合成功能,可通过三维重建技术将多角度二维图像合成为全景三维立体图像,使医生能从全局角度观察手术区域。外科医生使用医生控制台,通过双手动作操纵手术台上的仿真机械臂进行手术中的种种操作,机械臂能柔顺、精准地复现医生的操作。与传统外科手术不同,医生无须亲手接触手术仪器,而是在无菌区以外的医师控制台边操纵手术微器械的移动和操作。使用手术机器人进行微创手术,手术的切口更小(创口仅在1厘米左右),极大减少了患者的手术创伤,病人术后的恢复速度、痊愈率都高于传统手术。

除了辅助医生进行外科手术外,机器人还被广泛用于康复领域,包括为残疾人设计的智能机械假肢、智能轮椅,辅助医护人员完成药品、医疗器械运送投递的工作机器人等。这些机器人加持了先进的传感系统以及运动规划、物品识别、力学反馈等算法,能适用于其工作环境,完成一些简单性的工作,降低医务人员的劳动负担。

(二)AI辅助治疗应用现状

在AI辅助治疗领域,国内外医疗机构以及人工智能公司都做了广泛的布局。IBM和东京大学医科学研究所合作,使用IBM的沃森(Watson)超级计算机学习医学论文和大量药物的效能,同时根据患者在医院的各类体检数据、医疗图像以及基因组信息,结合患者的身体信息,为患者制定副作用小、疗效好的治疗方案,实现个性化的医疗法案制定。Cha 等(2017)开发的系统能够在膀胱癌诊疗期间,运用深度学习技术对计算机断层成像图像进行观察,根据癌变区域的变化对病情进行预测。谷歌 DeepMind 部门也在进行利用深度学习来精细化定制患者放化疗区域和进程的研究,对于头颈癌等脑区附近的癌变,能够最大限度地避免健康部位的损伤。DeepVariant 通过模拟人类对基因测序比对数据堆叠(pileup)图像的分析,在不具备任何基因组学先验知识、不对基因测序数据做任何统计假设的条件下,通过监督式学习海量已标记基因组比对数据快照图像,基于 Tensorflow 深度学习框架训练深层次卷积神经网络图像识别模型,实现从高通量测序数据中寻找基因变异进而完成基因分型的功能,其算法具有测序平台无关性、跨物种变异检测、通用性高等传统生物信息学方法所不具备的优势。加拿大的初创公司 Deep Genomics 正在研究将深度学习应用于基因组学,将患者的突变基因,通过数学模型,与健康的基因组进行对比,建立基因突变与疾病之间的联系。以 Zeus 机器人为代表的智能辅助医疗机器人,已经在神经外科、介入性治疗、穿刺与骨外科等重要手术中得到了应用。直觉手术(Intuitive Surgical)公司研发的达芬奇手术机器人,可由医生操控进行复杂的手术,比起传统的腹腔镜,其可视角度更大、操作更灵活,极大提高了手术的精度、减小了手术创伤,目前美国食品药品监督管理局(FDA)已经批准将达芬奇机器人手术系统用于成人和儿童的普通外科、胸外科、泌尿外科、妇产科、头颈外科以及心脏手术。香港中文大学工程学院机械与自动化工程学系的科研人员研制了微型医疗机器人(NEMS),能通过外磁场操控,穿梭于血管、眼及脑内,可以精准投送药物至人体的特定部位,突破了传统治疗方法只能通过血管被动给药的局限,成为真正的主动靶向给药,可用于癌症、脑梗死、脑卒中、视网膜退化等多种疾病的靶向治疗。AiCure 公司开发了一款手机(应用),通过手机摄像头获取图像,检测患者是否按时吃药,利用动作识别和面部识别技术来判断或者是否按时服药,然后

使用算法来识别患者的药物种类和药物摄取量。可以监测不同药物的多种给药途径,比如口服、舌下含服、吸入器和注射笔等,随后数据会返回给医护人员或者制药公司从事临床试验的研究人员。

三、AI 群体健康管理

健康管理(health management)的概念起源于 20 世纪 50 年代的美国。目的是通过对个人或群体的各类健康参数和危险因素的综合分析及全面管理,达到疾病(特别是传染病)控制和预防的目的,最终可以有效地降低医疗保险出险概率和减少相应的医疗开支。在我国由于经济发展和医疗保障体系建立相对西方国家滞后,直到"十三五"规划实施之后,提升全民健康管理水平才上升到国家"大健康"战略的高度。随着近几年可穿戴消费电子产业的兴起,健康管理的概念被大众接受。

传统的健康管理由专业人士与客户通过一对一的咨询,综合分析其在医院和诊所的健康体检数据,提出健康状况评估结果并制定出个性化的管理方案。随着传感器技术、网络通信技术和人工智能技术的发展,海量的健康数据获取、实时传输处理和智能学习分析不再是瓶颈问题。利用人工智能技术开发的健康管理数字化平台,通过对海量健康监测数据进行读取与融合分析,结合对医疗病例数据的学习,可以快速准确构建起专业性强和完整度高的知识图谱,提供同医生一般专业和精准的健康咨询和管理,使得健康管理从个体管理拓展到群体管理。

图 1-3-4 给出了 AI 群体健康管理实现的技术路径。健康大数据一直是制约群体健康管理的重要瓶颈。随着即时检测技术(point of care testing, POCT)在家用和医用领域的成功推广,可穿戴电子消费设备的爆发性增长,以及智能家居环境监测设备普及,获取人体全方位海量的健康数据成为可能。5G 技术(第五代移动通信技术)下物联网的发展,更使得这些数据的时间关联性得以保障,在人工智能技术的赋能下,基于云计算和边缘计算的大数据处理,可以实时在线绘制出用户的健康画像。通过构建智能网络平台,及时推送预警和反馈信息到移动终端,最终实现 7×24 的全天候群体健康管理。

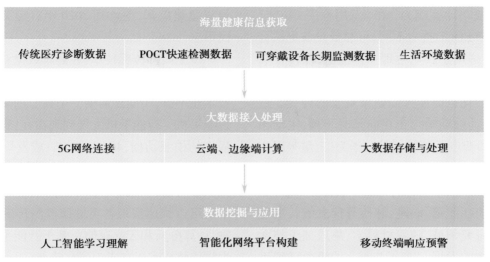

图 1-3-4 AI 群体健康管理技术路径

本节将首先针对 AI 群体健康管理中涉及到的智能传感器技术、大数据处理技术等关键技术进行逐一阐述,随后将结合具体应用案例介绍人工智能技术群体健康管理中的应用现状,并指出目前存在的问题与挑战。

(一)AI 群体健康管理关键技术

(1)智能传感器技术:健康管理的源头是精准海量的健康数据,早期的健康管理技术仅仅依赖于临床诊断的数据,数据量少,实时性和关联性不强,需要专业医生才能做到健康状态评估,效率低、价格昂贵、难以普及。便携式小型分析仪的发展,特别是智能穿戴设备的出现,开创了健康大数据获取的新纪元,解决了群体健康管理数据源的问题,智能传感器技术的发展是群体健康管理得以实现的硬件基础。其中,即时检测技术和可穿戴技术是两个关键技术。

POCT 技术是指采样在现场(多指临床检测),可以快速获得检测结果的一种检测方法,具有就时就地响应速度快、使用操作简单、人性化服务、能提供连续的健康筛查等优点。通常需要借助便携式分析仪器和辅助试剂,涉及多种传感技术的综合应用,包括荧光检测技术、分光光度技术、微流控生物芯片技术等。第一代 POCT 技术主要针对生化指标和大分子抗体,血糖检测就是典型应用。随着微纳米加工技术的进步,微阵列芯片为核酸检测提供了新的途径,成功发展出了第二代的 POCT 产品,主要用于如:$CD4^+$ 细胞、结核分枝杆菌和人类免疫缺陷病毒等复杂生物标志物的检测。智能化、小型化是第三代 POCT 技术的特点,能实现十几种标志物的同时检测,移动端数据处理、传输与分享,已经开始进入"互联网 +"新模式。中国本土化 POCT 技术的过程中成功融合了互联网技术和大数据处理技术,进入了"精准化、自动化、云端化、共享化"为特点的 iPOCT 新时代。

根据 TriMark 发布的报告,2018 年 POCT 全球市场规模达到 159 亿美元,继续保持近 10 年来年均 7.5% 的高复合增长。其中,欧美发达国家仍是推动产业的主导力量,占据约 80% 的市场份额,亚洲作为新兴市场占比 15% 左右。我国的 POCT 市场尚处于起步发展阶段,在医用领域特别是门诊检测需求强劲,随着人们对健康问题的重视及新兴技术的接受程度的提高,市场潜力十分巨大。2014 年,中国 POCT 市场规模,除去含血糖检测部分,不到 48 亿元人民币。但到 2018 年,已经突破 18 亿美金。

可穿戴技术的发展可追溯到 20 世纪 60 年代。最初为了满足支持手势和眼动等交互操作的需求,美国麻省理工学院媒体实验室的科学家们在衣服上实现多媒体交互、传感感知和无线通信等功能的集成化技术。随着技术的不断进步,健康领域对可穿戴设备的需求凸显,人们逐渐认识到,健康监测是可穿戴设备最有前途的应用领域,应该优先发展。可穿戴技术是 POCT 技术的更高阶版本,元器件的集成度高、功耗低、可靠性要求也更高,具备

"可穿戴""独立计算能力"和"专用程序/功能"三大要素。和 POCT 技术不同，可穿戴设备更适合长时间佩戴，适用于长期生理指标监测，在慢性病领域的有更好的应用前景。

人口老龄化也促使人们健康观念的转变。过去，有病才医的被动治疗正在向及时干预、主动预防转变。在消费电子领域，苹果、华为、三星等巨头都在积极组建医疗数据分析团队，布局可穿戴硬件设备（如手表和手环等），主要对人体运动状态，如步频、步数、消耗能量、心跳、脉搏等信息做长期监测。在科学研究领域，随着材料学、集成加工技术和机器人应用的发展，"电子皮肤"的概念已经逐渐成为现实。柔性高分子材料和微纳米工艺技术的快速进步促进了具有柔性力学性能的仿生柔性传触觉传感器的飞速发展，在不同领域探索应用：对人体肢体动作的监测，如呼吸、眨眼、伸手指等，对人体汗液进行成分分析等。

2015 年《中国制造 2025》计划提出和开展，将发展可穿戴医疗级设备上升到了国家战略的高度，推动了我国可穿戴设备的爆发式增长。2018年全球可穿戴设备市场容量已经跨过 30 亿美元大关，预计 2023 年更是将翻一番，超过 60 亿美元。中国坐拥巨量人口红利，伴随着经济的快速发展和人民生活水平的大幅提高，可穿戴设备市场也将急速扩张，预计到 2020 年有望突破 120 亿人民币。

以上两种传感技术，在健康数据获取上开辟了新的天地，但收集存储这些数据，光靠大数据处理技术还不够，中间还需要一个核心的交互终端——智能手机。智能手机发展到现在，已经具备了十分强大的拍照功能，4G/5G、WiFi（威发）、NFC（近场通信）等互联能力，以及与笔记本相匹敌的计算能力，提供了智能移动感知平台。如图 1-3-5 所示，智能手机可以快速实现各类健康监测传感器的数据传输，计算分析和云端存储。基于智能手机的便携式生物传感技术正在成为研究热点。

（2）大数据处理技术：随着人工智能技术近年来的快速发展，其在视觉图像识别、语音识别、文本处理等诸多方面已经实现了商业化。通过计算机筛查患者的病历文本、各类医学影像、各类身体指标数据，运用人工智能模型进行健康状态评估，能够快速高效地进行个人和群体健康的预警和疾病风险的管控。对各个公共医疗卫生机构的数据进行联合实时监控，通过人工智能模型对流行病暴发的范围、强度作出预测。在社会信息化水平大幅提高的背景下，大数据、人工智能技术与群体健康管理契合度很高，为群体健康管理带来了新的创新与突破。

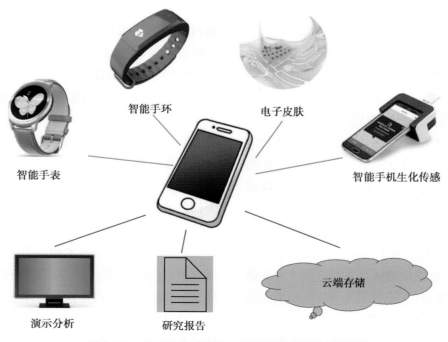

智能手环　　电子皮肤

智能手表　　　　　　　智能手机生化传感

演示分析　　研究报告　　云端存储

图 1-3-5　智能手机在智能设备互联中扮演的重要角色

随着互联网、物联网技术的普及，人们生活中的行为和状态能转化成数据记录，而这些电子数据具有覆盖群体大、实时性高的特点。大数据智能可以将一些看似无关联的碎片化数据关联起来，通过对个人或者群体健康大数据的分析与检索，实现慢性病患者的健康状态追踪，对于疾病防控具有应用价值。使用可穿戴设备或远程医疗设备实时记录的患者生命体征数据、患者的电子病历、体检数据、医学影像(超声、CT、核磁等)，乃至患者的语音数据，借助于先进的人工智能算法，实现健康状态的长期自动监测，建立个人健康风险评估模型是未来群体健康管理发展的方向。

（二）AI 群体健康管理的发展现状与挑战

（1）政策基础：随着国内外研究与应用的持续升温，我国也出台了一系列政策和文件，用以推进和扶持 AI 群体健康管理相关产业的发展。2013年，国务院发布《国务院关于促进健康服务企业发展的若干意见》，将健康管理列为健康服务业的核心内容之一，并提出了建立并完善健康服务产业体系的目标。2016 年，国务院发布《"健康中国2030"规划纲要》，明确指出要发展基于互联网的健康服务，鼓励发展健康体检、咨询等健康服务，促进个性化健康管理服务发展，探索推进可穿戴设备、智能健康电子产品和健康医疗移动应用服务等发展。2018 年 5 月，国务院发布《国务院办公厅关于促进"互联网 + 医疗健康"发展的意见》，再次强调要支持并加快融入和发展"互联网 +"健康服务生态，强调加快"互联网 + 医疗健康"发展，特别是健康管理服务，必须全面拥抱"互联网 +"和人工智能技术。2019 年，国务院更是接连发布诸多"健康中国"相关文件，其中《国务院关于实施健康中国行动的意见》，首次提出了"服务方式从以治病为中心转变为以人民健康为中心"的理念，明确了十五个专项行动，改"治"为"防"，推动"健康中国"发展，健康管理的风口已经到来。

（2）发展现状：医疗大健康产业市场潜力巨大，不仅有相关政策的大力支持，也有实实在在的需求牵引，未来前景很清晰。国内外的科技巨头公司纷纷布局大健康产业，分别开发了基于人工智能的健康管理系统。国内的政府部门也发挥自身公共信息整合方面的优势，开始牵头建立一些健康管理平台。这些系统与平台，把服务对象和内容主要锁定在老年人和健康管理等领域，并取得了良好的效果。

（3）问题与挑战：尽管目前基于人工智能的群体健康管理的研究在不断深入，应用也在不断出现和走向成熟。但要真正走向市场，不论是技术层面、政策层面，还是人才层面都还存在着诸多的问题。下面针对这些问题展开具体阐述：

1）个体健康数据的安全性问题：目前人工智能都是基于先验知识学习，特别是利用深度神经网络模型，需要海量的标定数据支撑。这其中必然会包含大量的用户隐私信息，比如健康状况，人体特征信息和个人联系方式等，一旦泄露，波及面非常广。如何确保这些多元异构数据的安全，确保在合规合法的前提下使用，是 AI 健康管理面临的一项严峻考验。做好这些数据的安全是一个多层面的系统性的工程，不仅要从技术上形成加密协议防护，也要在制度进行设计保证个人隐私数据不受侵犯，更要在政策上加强网络信息监管，最后在伦理和道德层面要加强教育和宣传。

2）多模态数据的融合：不同区域、不同种族、不同肤色的人群之间健康差异较大，需要积极探索可穿戴设备、社交媒体、电子健康档案等不同领域、不同维度数据信息的融合。开展基于传统医学、多维组学、可穿戴设备及医疗数据的融合智能疾病预测体系，加快基于群体特征识别、敏感信息预警、智能决策分析等的人工智能融合技术的研发，从而建立起可靠高效的个性化、智能化健康管理服务新模式。

3）事故责任和产品责任认定：智能群体健康管理涉及健康数据采集、大数据处理和存储以及智能分析、识别和预警等过程，其中任何一个环节数据发生错误，都将导致事故发生，产生巨大的破坏效应。通过严格的硬件装备质量和软件测试管控，避免系统性的事故，把风险降到最低，是 AI 群体健康管理中存在的重大挑战。需要明确人工智能应用的法律框架，明确健康管理过失的认定标准与责任界定，建立健全相应的应急响应预案。

4）人才培养：人工智能技术赋能健康管理，是一个多学科交叉融合的应用领域，不仅需要有医学、计算机、光机电背景的理工科专业人才，也需要管理类和法律类相关的人才在政策和法律法规方面保驾护航。目前教育体系中尚缺乏此类交叉学科的培养机制,培养面向新一代人工智能健康管理应用需求的复合型人才迫在眉睫。

四、AI 疾病预测

疾病预测分为个人疾病筛查和公共卫生防控。在个人疾病筛查方面,需要提升对慢性病的管理效能,对慢性病相关的危险因素进行筛查,传统的慢性病人群筛查主要依据历史统计结果,其筛查因素范围及力度有限。在公共卫生防控方面,需要实时全面地收集大数据,使用适应的数学模型对疾病发展传播进行精准预测,指导政府防疫机构开展相关防治工作。传统的人工筛查能力和速度都非常有限。

(一)AI 疾病预测关键技术

(1)医疗大数据技术:近年来,医疗大数据的发展十分迅猛。通过医疗大数据,医院可对每个患者的个人信息、病情发展、用药情况、治疗方案以及各类检验、影像数据,进行实时的更新。对大数据的有效整理、归纳、分析,运用大数据技术对包括病历数据、医学影像数据、各类检验结果、诊疗费用等在内的各种数据进行整理、分析,对医务人员、广大患者、科研人员及政府决策者提供宏观层面的信息,从而对医疗政策的制定提供客观的参考。利用大数据技术,疾病预防控制中心对传染病的暴发区域、暴发规模、风险等级作出全面的研判,为资源调动、行动制定提供指导。对于患者而言,大数据技术整合个人病历数据,提供完整的个人健康档案,使医生充分了解患者的个人信息从而做出更科学的诊断。

大数据技术可以提供多元化的新型就诊方式。通过云计算和大数据的结合打通各个医院的网络预约平台,患者可以同步实现网络预约、异地就诊、医疗保险即时结算;打破医疗机构之间同级检查结果互认的壁垒,有效提高医疗资源的利用效率,大大减轻患者负担。大数据技术在医疗领域将不断发掘出新的业务模式和服务模式。

常用的医疗大数据的处理分析工具有 Hadoop 分布式文件系统(HDFS)、HBase 和 Zookeeper 等。大数据处理的主要流程为数据的采集、分类、归档和整合分析。

1)数据采集:医疗大数据的采集首先需要确认个体的身份,通常通过人体的指纹、人脸及虹膜等生理特性鉴定个人身份。数据采集方式可以很灵活,例如:①患者在医院就诊时,通过医院的感应识别系统记录患者的特征,与其身份证、社保卡信息连接形成身份确认,方便病历归档和就诊记录的追踪;②患者在社区就诊,通过医院的医联体或社区服务终端进行远程身份登记,跨区进行实时就诊情况的记录和传送,保证数据的有效性、准确性;③患者在家中或是与签约的家庭医生就诊过程中,通过移动互联网、便携式医疗仪器及可穿戴式医疗设备进行实时采集生理数据,由网络传送到医疗机构的服务器中。

2)数据分类:健康医疗大数据在进行数据挖掘时,采集得到的数据主要是医院信息系统、检验信息系统、影像存储与传输系统、放射信息系统等系统数据和基于电子病历的处方管理、居民健康保健管理、妇幼保健信息、干部健康管理、公共卫生传染病预警、慢性病预防治疗、远程自助健康服务、肿瘤个性化诊疗服务、人体基因数据及医学科研实验数据等。这些系统产生的数据结构各不相同,无法直接进行分析处理。需要将这些数据库中索引表里的关键字段进行关联,采用数据异构同化处理工具二次链接,保证数据的可用性和完整性。不同类别的数据形成许多具有共同属性的集合,分为文字、数据包、图像、文档及数据表等。

3)数据归档:采集来的原始数据种类、结构各不相同,需要分类后储存入数据储存单元。将原始数据进行数据聚类分析、主成分分析、元素因子分析、关联分析、数据定义、数据归类和数据聚合分析等过程处理,然后开始数据属性标签及数据项分解操作,大数据分析工具对数据完成标准化归档,主要流程分别为数据一级归档、数据标签分析、数据二级归档、数据项元素分解、数据项设计。

4)数据整合分析:大数据的处理方式与传统数据有着很大的区别。由于数据量与储存格式的关系,医疗大数据的处理,依赖高性能的计算机和分析处理工具 HDFS 才能进行高效的大规模并行计算。

(2)5G 通信以及物联网技术:物联网技术在医

疗卫生领域的应用,最早出现在医院各种物资材料的物流供应管理上。近年来,由于人工智能、移动互联网、可穿戴设备及便携式医疗仪器的广泛使用,现代医学基础科学研究快速发展,诞生了很多人工智能和跨地区、跨应用平台的新应用,如针对社区患者的慢性病健康保健管理平台、分级诊疗的三级联通系统、家庭医生信息管理系统、人体医疗健康大数据、公共卫生疾病预防、医疗保健、药品保障信息系统、远程自助健康服务及个性化诊疗服务等。

随着5G技术的日渐成熟,使得智能可穿戴实时健康监测设备的大规模应用成为可能。可穿戴医疗设备与传统的便携式医疗设备相比重要特点是高度移动性,传统设备只能在接电固定的状态下才能正常运行,而可穿戴设备不仅在关机状态下可以移动,在运转状态下也可以随佩戴者任意移动。技术的核心是可穿戴设备的无线化,即利用红外线、蓝牙、WIFI、GPS(全球定位系统)等高科技手段使设备可随患者任意移动,检测、记录、传输患者各项生理数据、生命体征和即时化验结果,供医师参考,实现便携、可穿戴的特点。未来10年5G网络技术将在4G网络技术的基础上将移动网络数据流量密度提高1 000倍以上,极大改善传输效能,克服以往传输延迟、联通滞后的弊端,实现高速智能化以及动态监测。

(二)AI疾病预测应用现状

(1)公共卫生防控方面:2013年,Chen等利用推特数据建立了流感暴发的早期预警模型。他们采用分类算法对推特数据进行自动过滤,留取与流感相关的记录,再通过无监督算法结合流感的空间时间信息进行预测,发现预测结果与真实数据的相关系数达到0.97。2017年,重庆市疾病预防控制中心组织联合研发课题组,利用"互联网+医疗健康"大数据前沿技术,首次提出"宏观+微观"的深度智能疾病预测方法,实现了提前一周预测某一地区流感和手足口病的患病率。2018年,中国澳门与某科技公司合作开展"疾病趋势"预测,AI技术通过疾病趋势以及过往流感疫情综合分析,可以预测未来两周城市流感等疾病的暴发强度和蔓延风险,从而提前帮助市民和卫生机构做好预防措施。

(2)个人疾病筛查方面:2014年,美国匹兹堡大学的Sun等,设计了一款可穿戴个人健康监控设备eButton。它可以像胸针一样戴在胸前,其内部包含一个微型摄像头、加速计、GPS及其他传感器,不但每天追踪食物摄取情况、运动情况,还追踪生活方式等,比如花了多长时间看电视玩电脑,花了多长时间在户外,从什么地方买了什么食品,去了哪个餐厅,点了什么食物,还能分析花在用餐上的时间有多久,哪些食物和饮料被消化了,和家人及朋友在用餐过程中是如何交流的,这些因素都有可能影响到能量摄取与消耗。2017年2月,北卡罗来纳大学的精神病学家Heather Hazlett带领团队利用深度学习算法,开发了可预测12个月大的儿童在2岁时是否会患上自闭症的人工智能系统,采用的人工智能算法通过不断"学习"脑部数据自动判断婴儿的大脑生长速度是否异常,以此来获得自闭症的早期线索,这种预测方法具有81%的准确率与88%的灵敏度。2018年2月,美国食品药品监督管理局(FDA)批准了一项人工智能成果——用于检测儿童自闭症的人工智能平台,这也是FDA监管许可的首个用于自闭症筛查的II类诊断医疗设备。通过分析家长提供的儿童自然行为信息和视频,该应用程序使用机器学习算法来评估该儿童是否正在以正确的速度发展,并评估他们的行为健康状况。该应用已经通过临床验证,可以在早期识别儿童的自闭症,其准确率超过80%。

(丁晨良　张鸿轩　章依依　李小倩
董　浩　费哲遥　严国锋)

第二章
深度神经网络的数理基础

第一节　神经网络的发展历史

近年来,人工智能技术得到了迅猛发展,特别是以深度神经网络为基础的深度学习理论与方法被广泛地应用于计算机视觉、医学影像处理与分析、信号处理等领域。这一节,我们将回顾神经网络,特别是深度神经网络的发展过程。一般地,其发展逻辑框架如图2-1-1所示。

具体地,可分为起源阶段、发展阶段和爆发阶段。

一、神经网络的起源阶段

神经网络最早可追溯到1943年。麦卡洛克和皮兹在论文《神经活动中内在思想的逻辑演算》中

通过分析总结神经元基本特性提出了M-P模型。M-P模型借鉴了已知的神经细胞生物过程原理,建立了一个神经元工作的数学描述,是人类首次对大脑工作原理进行的探索,开创了神经网络的新时代,也奠定了神经网络的理论基础。

随后,唐纳德·赫布于1949年在《行为的组织》一文中提出了赫布规则(Hebb rule)。该规则模仿人类的认知过程建立了一种无监督学习的网络模型。具体来说,该模型针对训练数据提取其统计特征,再按样本的相似程度进行分类。某种程度上,赫布规则与"条件反射"机制描述一致。

在M-P模型和赫布规则的研究基础上,1958

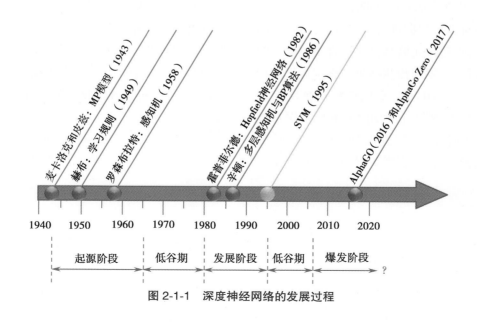

图 2-1-1　深度神经网络的发展过程

年罗森布拉特提出了"感知机"学习,该模型是一种模拟人类学习过程的学习模型。在此基础上,他建立了由两层人工神经元组成的"感知机",能够实现线性可分数据的二分类问题。该模型吸引了大量研究者研究神经网络,对神经网络发展具有重要意义。

但随后,"AI 之父"明斯基和计算机语言学家派珀特在《感知机》一书中以逻辑中的异或运算为例,证明单层感知机无法解决线性不可分问题。由于该问题没有得到及时解决,导致神经网络在 20世纪 70 年代进入了第一个寒冬期。

二、神经网络的发展阶段

1982 年,物理学家霍普菲尔德发明了以他名字命名的霍普菲尔德神经网络。该网络可以模拟人类的记忆,结合不同的激活函数,用于优化计算和联想记忆。但由于易陷入局部最值,该算法在当时并没有引起轰动。1986 年,深度学习之父辛顿与鲁梅尔哈特、威廉姆斯一同提出了一种适用于多层感知机的反向传播(back propagation,BP)算法。事实上,沃伯斯在 1974 年就发现了 BP 神经网络的学习算法,但没被关注。BP 神经网络在传统神经网络正向传播的基础上,增加了误差的反向传播过程,使得神经元之间的权值和阈值得到不断的调整,直到迭代收敛,并证明了神经网络的全局逼近定理。该模型完美地解决了非线性分类问题,让神经网络再次受到广泛关注。

由于当时计算机的硬件水平有限、运算能力不足,加上当时数据采集困难,这就导致当神经网络的规模增大时,BP 神经网络出现了"梯度退化"问题与模型过拟合现象,导致 BP 神经网络应用受到

了很大限制。再加上 20 世纪 90 年代中期,以支持向量机(support vector machine,SVM)算法为代表的其他浅层机器学习算法被提出,并在分类、回归问题上均取得了很好的效果(特别是对于小样本数据的分类与回归问题),所以神经网络的发展再次进入了瓶颈期。

三、神经网络的爆发阶段

2006 年,辛顿和他的学生萨拉赫丁诺夫在《科学》杂志上正式提出了深度学习的概念。他们详细给出了"梯度退化"问题的解决方案,并立即得到了机器学习领域的认可。随后,以斯坦福大学为代表的众多世界知名科研机构纷纷进入深度学习领域的相关研究,而后又迅速蔓延到工业界。事实上,这与 2012 年的大规模图像识别竞赛(ImageNet large scale visual recognition challenge,ILSVRC)有关。当时,辛顿课题组提出的 AlexNet 深度学习模型以绝对优势获得了冠军。同年,斯坦福大学吴恩达教授和世界顶尖计算机专家迪恩提出深度神经网络(deep neural network,DNN),并在图像识别领域进一步提升了识别精度。

随着深度学习技术的不断进步、数据的大量积累和算力的不断提升,众多知名 AI 公司进入深度学习领域。例如,2014 年 Facebook(脸书)构建基于深度学习技术的 DeepFace 团队,在人脸识别方面的准确率超过了人类识别的准确率。而在 2016年,谷歌建立的 AlphaGo(阿尔法狗围棋机器人)以4∶1 的比分战胜了国际顶尖围棋高手李世石,之后的 AlphaZero 又以 100∶0 的比分战胜了 AlphaGo,使得深度学习成为了 AI 的代名词。这一切都标志着以深度学习技术为代表的人工智能时代的到来。

第二节　神经网络与映射逼近

一、神经网络

(一)人工神经元工作机理

为了更好地理解神经网络的工作原理,我们将从神经网络的基本单元——人工神经元的工作原

理开始。模拟已知的神经细胞生物过程原理,1943年麦卡洛克和皮兹建立了 M-P 模型。其工作原理如图 2-2-1 所示,即通过人工神经元的输入信号(模拟树突)加权求和,与阈值进行比较后再决定人工神经元是否输出信号(模拟突触)。通常表示为:

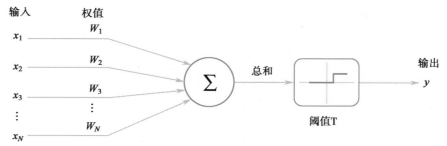

图 2-2-1 M-P 模型

$$y=f\left(\sum_{i=1}^{n}\omega_i x_i-\theta\right)\# \qquad (式 2\text{-}2\text{-}1)$$

其中,x_i 为第 i 个输入,ω_i 为连接权重,θ 为阈值,y 为输出。而 f 为激活函数,常取为 sigmoid 函数:

$$f(x)=\frac{1}{1+e^{-x}}\# \qquad (式 2\text{-}2\text{-}2)$$

即,只有 $\sum_{i=1}^{n}\omega_i x_i$ 超过阈值 θ 之后,人工神经元才被激活。

(二)神经网络及反向传播

1958 年,罗森布拉特提出了感知机学习,建立了由两层人工神经元组成的"感知机",如图 2-2-2 所示。它是一种最简单的前馈神经网络,能很好地求解二元线性分类问题和实现简单的基本逻辑运算。

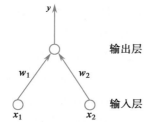

图 2-2-2 具有两个输入人工
神经元的双层感知机

值得一提的是,感知机虽然能很好地求解二元线性分类问题和实现简单的逻辑运算,但对于非线性分类问题或较复杂的逻辑运算,感知机却无法实现。

为了解决非线性分类问题,我们需要考虑更多层人工神经元。图 2-2-3 给出了一个三层的神经网络,除去输入和输出层外,还有一个中间层,称为隐层。各层间的人工神经元都按某种权重进行连接。事实上,中间层可为多个隐层,而各个层中的人工神经元个数也可以根据具体问题进行设计。一般来说,隐层数量越多,每层的人工神经元个数

越多,模型的复杂度就越高,对输入和输出间的非线性映射的逼近效果就越好。

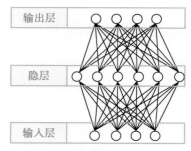

图 2-2-3 多层前馈神经网络的结构

多层网络的结构使得对非线性映射的逼近变得可能。事实上,当网络连接的权重和每个人工神经元的阈值给定时,就确定了输入和输出间的一个映射关系。因此,如何确定网络参数,即网络的连接权重和每个人工神经元的阈值,使得在给定的训练数据下对输入与目标输出间的非线性映射逼近得最好就成为神经网络学习的一个重要内容。该学习过程就是在输入和目标输出给定的情况下,将网络参数作为变量进行优化。具体来说,在给定输入下,根据网络结构就可以计算出依赖于网络参数的输出,我们希望这个输出和给定数据的目标输出间误差越小越好。该问题的求解可以运用最优化理论中最简单的梯度下降算法。以上优化过程常采用误差的反向传播,即通过观察模型输出和训练数据目标输出间的误差,迭代地调整网络参数的过程。

二、神经网络的全局逼近性

正如之前所述,神经网络学习的本质是通过训练数据学习得到网络参数,使得对应的神经网络能最优地表达输入和目标输出之间的映射关系。自然的一个问题就是,神经网络是否能够表示某种映

射关系。也就是说,希望找到的映射关系是否包含在给定结构的神经网络中。

非常幸运的是,有学者严格地证明了一个三层(只含一个隐层)的 BP 神经网络可以以任意精度逼近任意紧集上的连续映射。该定理称为全局逼近定理,从理论上保障了输入和目标输出间映射被有效表示的可能。

第三节　深度神经网络及其结构

由于 20 世纪末计算机的硬件水平有限、运算能力不足,加上当时数据采集困难,这就导致当神经网络的规模(层数和节点数)增大时,BP 神经网络算法就会出现"梯度退化"问题,而且也出现了模型过拟合现象,即给定的网络算不了或者算不好。随着技术的进步,近年来,计算机算力得到了飞速发展,在数据采集方面也有了大量积累。因此,随着网络层数的不断加深,神经网络又一次焕发青春。深度学习方法孕育而生,并被广泛地应用到各个领域。事实上,深度神经网络不仅是加深的神经网络,而且也具有自身的一些特征。下面我们将介绍深度神经网络的一般机理,并给出几种常见的深度神经网络构架。

一、基于深度学习的基本原理

深度神经网络仍然是一个神经网络,因此继承了神经网络的一般理论。但由于网络层数深以及每层节点多的特点,产生了海量的网络参数。例如,图 2-3-1 给出了一张 $1\,000 \times 1\,000$ 大小的图像在输入层的表达。其中,左图是将图像中每个像素作为每个人工神经元的输入,因此输入层有 10^6 个人工神经元,且将产生 10^{12} 个连接权重。这对于计算机的存储和计算都是一个非常大的挑战。为了提高网络的学习效率,研究者从视觉感知的机制出发设计了如右图所示的卷积结构。每个神经元只感知图像中 10×10 的区域,10^6 个神经元各司其职,这样在输入层产生的连接将只有 10^8 个,实际储存的权重数目仅有 100 个,这远远低于全连接的情形。

之后,如图 2-3-2 所示,和多层神经网络一样,将上述的卷积过程串联成一个深度结构,形成一个深度神经网络构架。进一步,通过误差的反向传播对网络的海量连接权重和阈值等网络参数进行优化,从而确定一个能够最优描述输入与目标输出间映射关系的物理模型。

二、两种深度神经网络构架

最后,我们介绍两种常见的深度神经网络构架。事实上,深度神经网络提供了一个很好的结构化和模块化设计思路。

(一)AlexNet 模型

AlexNet 模型在 2012 年 ILSVRC(ImageNet 大规模图像识别竞赛)比赛中获得了第一名。AlexNet 网络构架如图 2-3-3 所示。

其中,第一层输入图像尺寸是 $224 \times 224 \times 3$,这表示长宽是 224 个像素,且拥有 RGB 三个通道。然后采用了 96 个 $11 \times 11 \times 3$ 的卷积核,在步

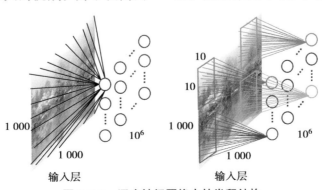

图 2-3-1　深度神经网络中的卷积结构

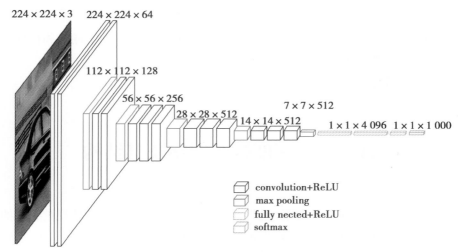

图 2-3-2　深度神经网络构架示例

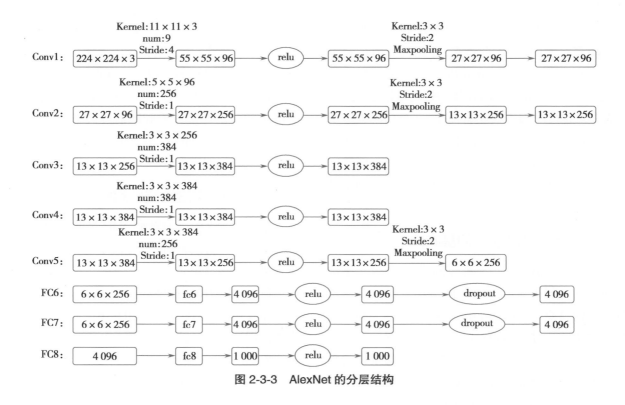

图 2-3-3　AlexNet 的分层结构

长（stride）为 4 的设置下对输入图像进行卷积操作。进行卷积操作后，输出变成了 $55 \times 55 \times 96$ 的张量。其中，根据公式"输入张量的尺寸减去卷积核尺寸/步长 +1"可以计算得到输出张量的尺寸。然后经过 ReLU 激活函数和滤波器大小为 3×3，步长为 2 的池化操作，得到输出尺寸为 $27 \times 27 \times 96$ 的张量。

第二、三、四、五层操作基本类似。第六层的输入是 $6 \times 6 \times 256$ 大小的张量，将其转化成一个列向量 X，长度为 $9\,216（6 \times 6 \times 256）$，也就是看成一个 $9\,216 \times 1$ 的矩阵，然后用 $W（4\,096 \times 9\,216）$和 X

相乘，得到了尺寸为 $4\,096 \times 1$ 的矩阵。第七层和第六层操作类似。第八层的输出为 $1\,000 \times 1$，即 $1\,000$ 维列向量，对应 softmax 后的 $1\,000$ 个标签。

（二）ResNet 模型

随着各种模型的推陈出新，研究人员发现，虽然增加网络的深度可以让网络具有更好的表征能力，但是这也带来一些问题：随着深度的增加，训练会愈加困难。这主要是因为在基于随机梯度下降的网络训练过程中，误差的多层反向传播非常容易引发梯度退化或者爆炸现象。虽然这样的问题可以由权重初始化策略和批规范化策略等方法加以改善,但是随着网络层数的增加,训练的误差没有降低反而升高了。最终,残差网络(ResNet)的出现解决了这个问题。

　　残差网络基于残差模块。残差模块的构架如图 2-3-4 所示。残差网络和一般的网络模型的区别是在做完卷积和池化之后又和初始的输入进行逐项相加或者相乘。此外,残差网络以全局平均池化层代替全连接层,一方面使参数大大减少,另一方面降低了过拟合风险。

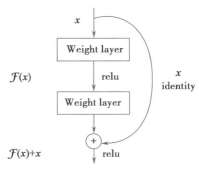

图 2-3-4　残差模块结构图

（应时辉　彭亚新　孔德兴）

第三章
图像重建模型与算法

第一节　图像重建概述

一、什么是图像重建

本章主要介绍医学图像处理中的一个重要研究课题：医学图像重建。医学图像重建主要研究如何从原始的采集数据中快速精确地重建出医学影像。例如，磁共振成像（magnetic resonance imaging，MRI）是从原始信号空间——k空间（k-space）中采集数据重建影像。计算机体层成像（computed tomography，CT）的原始数据是 X 射线信号转换后所得的数据。由于图像重建和成像原理息息相关，我们下面以磁共振成像原理为例介绍图像重建。

核磁共振（nuclear magnetic resonance，NMR）的相关研究一直是学界、工业界关注的重点。至今，相关的研究已经获得了 6 次诺贝尔奖，分别是关于质子核的发现（1943 年），分子束磁共振的发现（1944 年），宏观物质 NMR 现象的发现（1952 年），傅里叶变换 NMR、多维 NMR 的实现和发展（1992 年），多维 NMR 波谱学测定蛋白质结构（2001 年）以及磁共振成像的发明（2003 年）。这些研究工作为磁共振成像提供了奠基性的支持，也对现代医学的发展产生了深远的影响。

磁共振的原始数据是带有空间定位编码信息的磁共振原始数字数据的填充框架。磁共振利用了原子中质子的自旋：质子在磁场的作用下磁化、共振和弛豫，从而释放信号。磁共振成像是对收集到的信号进行重建的过程。其中，空间定位是至关重要的一环，是信号重建过程中必须明确的信息。空间定位主要确定接收线圈的感应信号具体来源于人体的哪个像素（空间位置）。解决问题的关键是，磁共振利用线性梯度磁场在不同的空间位置，用不同的共振频率来进行空间编码，形成强大的数据采集能力。梯度磁场可以表示为 $\boldsymbol{B}(x,y,z)=\boldsymbol{B}_0+\boldsymbol{G}_x x+\boldsymbol{G}_y y+\boldsymbol{G}_z z$，沿 z 方向的线性梯度磁场如图 3-1-1 所示。

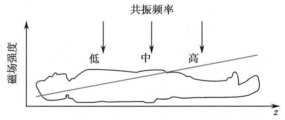

图 3-1-1　线性梯度磁场和磁共振信号空间定位示意图

磁共振成像研究如何从磁共振的原始信号（即 k 空间信号）中精确地重建出视觉上具有解剖结构的磁共振图像。填充效果如图 3-1-2 所示。

通过上述关系式我们可以发现 k 空间的两个重要特性：①k 空间点阵中每一点对应不同的基波，包含有扫描层面的全层信息，重建过程可以理解为对基波进行加权累积（离散情况就是对基波的加权求和）；②k 空间中心区域的基波波长较长，外围区域的基波波长较短。因此，中心区域的磁共振（MR）信号主要决定图像的亮度、形状和对比度等低频信息，而周边区域的磁共振信号主要决定图像

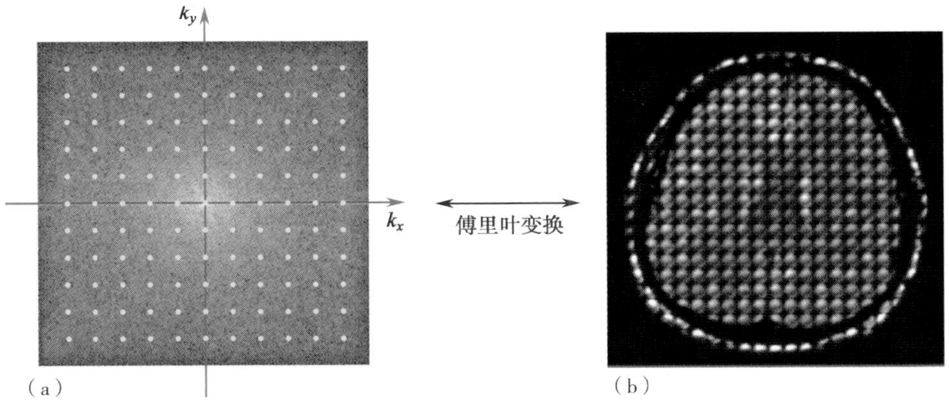

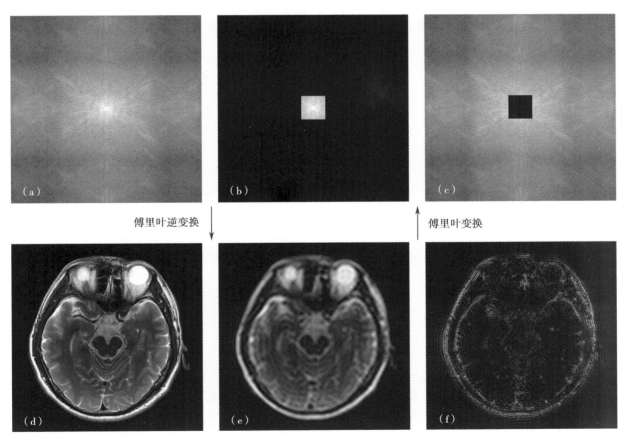

图 3-1-2　磁共振信号和磁共振图像对应示意图
(a)k 空间信号(幅值图,不包含相位信息);(b)重建图像。

的细节和边缘等高频信息,效果如图 3-1-3 所示。

为了叙述方便,我们在下文中把磁共振(MR)的原始信号称为 MR 信号或 k 空间数据,而把重建后的影像称为 MR 图像。

二、图像重建的应用场景

磁共振成像是一种无损伤的医学影像成像手段,可以显示人体的结构和功能信息,具有 CT 等成像方法无法比拟的优点。因此,磁共振重建是目前医学影像的研究热点。一般来说,为得到好的成像效果,需要获取大量的原始信号,这将需要花费很长的扫描时间。尽管磁共振具有无辐射、软组织清晰等优势,但是扫描时间大大限制了它的使用。例如,一个 MRI 扫描需要 10 分钟左右,而 CT 只要

图 3-1-3　k 空间信号(幅值)和磁共振图像对应示意图
(a)k 空间信号;(b)中心区域的信号;(c)外围区域的信号;(d)原图;
(e)仅用中心区域信号的重建结果;(f)仅用外围区域信号的重建结果。

数秒钟。此外,扫描时间长会带来一系列问题,比如病人不适、医疗仪器的成本回收周期延长,以及病人身体移动导致的图像质量问题等。正是这些问题导致了现实中在医院做磁共振需要长时间的预约等待。可见,目前磁共振成像的时间问题是磁共振成像技术应用的难点和痛点。这要求从采样方式、重建模型和快速算法上进行改进。磁共振成像的研究热点主要集中在:

(一)磁共振采样方式的探索和建模

为了加快磁共振成像的速度,一个方法是采用多个线圈阵列同时采集信号,通过对k空间进行欠采样,以减少相位编码步数;在重建时,将每个线圈采集到的信号一起重建,这称作部分并行磁共振成像(partially parallel imaging,PPI)。部分并行磁共振成像能大幅缩短扫描时间,提高成像速度,是磁共振成像的重要技术。

还有一种使用单线圈进行欠采样重建的方式,即压缩感知(compressed sensing,CS)。奈奎斯特-香农采样定理告诉我们,在等步长采样的情况下,若想完整地重建原始信号,采样的点数应当足够多,其对应的采样频率应至少为原始信号中最高频率分量的两倍。压缩感知理论则告诉我们,如果信号在某个变换域中具有稀疏性,则可以使用更少的采样点来重建大部分原始信号。此时的采样方式也未必是等步长采样了。在压缩感知MRI中,最常见的一种采样方式是使用高斯采样矩阵进行采样[图3-1-4(e)]。另外,随着神经网络在图像重建中的不断应用,建立神经网络学习采样矩阵也受到一定关注。

(二)运动伪影的消除

磁共振成像时间长,病人在此过程中身体发生移动在所难免,从而会产生运动伪影(motion

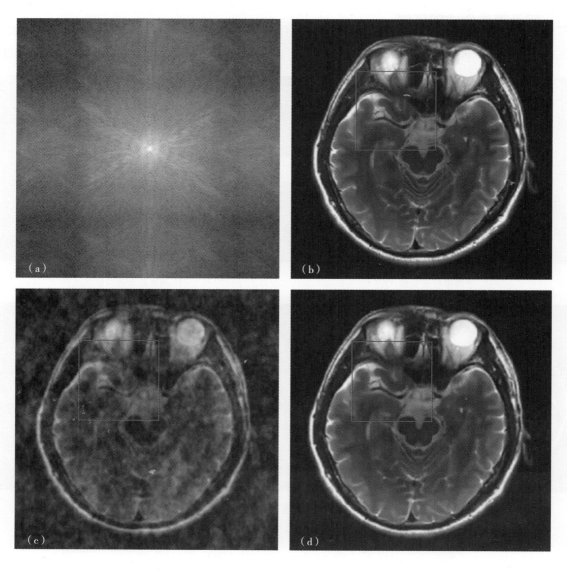

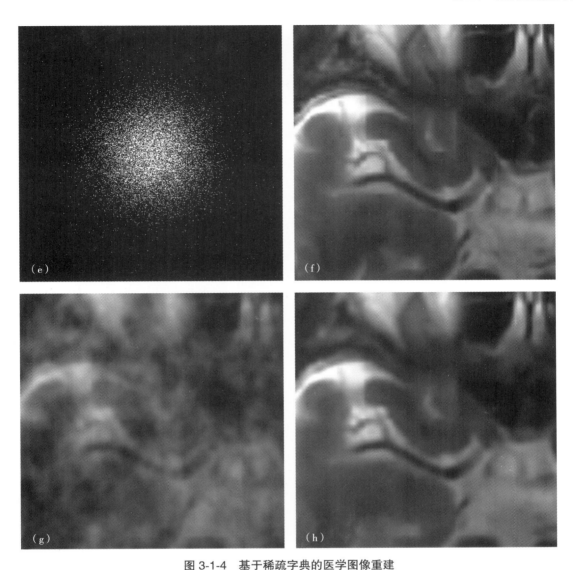

图 3-1-4 基于稀疏字典的医学图像重建

(a)k 空间信号;(b)原图;(c)欠采样 0 填充重建结果;(d)基于稀疏字典的重建结果;(e)测量矩阵;
(f)是(b)的局部放大图;(g)是(c)的局部放大图;(h)是(d)的局部放大图。

artifact),进而影响成像质量。如何消除运动伪影是提高磁共振影像质量的一个非常重要的问题。

(三)磁共振成像模型的快速算法研究

改进成像时间的问题,一个显而易见的想法是从图像重建的快速算法入手。因此,一系列关于改进磁共振成像的快速算法正方兴未艾。

三、图像重建发展史

随着医学影像应用的普及和医疗仪器的更新换代,图像重建算法也在不断地演变和优化。而随着医学影像重建算法的发展,医学影像的采集技术也在不断发展中。

从数学工作者的角度来看,医学图像重建大致经历了三个发展阶段,分别是模型驱动的图像重建、数据驱动的图像重建以及兼顾两类方法优势的融合方法。

第一阶段是模型驱动的图像重建。模型驱动的图像重建都是通过成像的统计或物理原理来进行数学建模,然后利用数值或者优化算法来求解。此类方法的优势是有一定的物理和统计可解释性。其中,早期的分析方法使用理想的成像系统的数学模型,如 MRI 中的逆傅里叶变换,还有 CT 中的滤波反投影法(filtered back projection,FBP)。然而,这些方法由于需要大量的原始数据,因此导致成像技术的使用效率低下。近 10 多年来,基于压缩感知、傅里叶变换、小波变换和全变分的图像重建方法也取得了不错的效果，并已运用于多种模态的医学影像中。

第二阶段是以深度学习为代表的数据驱动方法。随着深度学习在人工智能领域的普及，数据驱动的图像重建方法在医学影像处理中也开始遍地生花。此类方法通常使用机器学习方法（尤其是深度学习），从数据中训练模型参数，得到模型或者输入和输出之间的映射关系。首先，数据驱动的方法具有能够从数据中学习到数据内部蕴含的难以被人发现的模式等优点。目前以深度神经网络为介质的深度学习已经从开始的简单卷积神经网络和递归神经网络，发展到日新月异的阶段。各种新型网络结构层出不穷，不仅向着更深和更宽发展，而且还引入了多分支、多任务联合学习的方式，使得模型的特征学习能力越来越强。此外，相比于传统方法求解医学图像重建问题，深度学习方法的优势在于它的高效性。磁共振图像重建问题中，以直接进行逆傅里叶变换为代表的传统算法往往需要消耗大量的时间采集完整的 k 空间数据，而基于压缩感知的迭代重建算法也需要消耗大量时间求解含有正则项的重建模型。深度神经网络方法则不同，一旦训练好一个特定功能的网络，就可以经过简单的前向计算，快速得到重建结果。此外，网络方法还免除了迭代方法中需要手动设置求解器参数的

麻烦，甚至有时，网络输出结果的质量还可以超过传统迭代方法结果的质量。从实际应用上看，高效与高质量的磁共振图像重建方法可减少单个患者的时间开支，让机器为更多的患者服务，因此具有十分重要的现实意义。图 3-1-5 展示的是不同图像重建方式的采样和重建计算时间分布，其中线性MRI 代表传统全扫描的重建方式，CS-MRI 是基于压缩感知的磁共振成像技术，DL-MRI 是基于字典学习的磁共振成像技术。

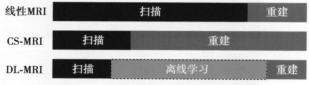

图 3-1-5　不同医学图像重建方式的采样和
重建计算时间分布

第三阶段是模型驱动与数据驱动相结合的方法。该方法有效地将前两类方法的优势进行结合，是目前的研究热点。

我们下面主要以磁共振图像为例，具体说明图像快速重建的发展、数学模型和算法实现。为了使得非数学专业的读者也能尽量了解医学图像重建的大致情况，我们在本章只提及一些比较简洁和经典的相关的工作。

第二节　基于稀疏表示的图像重建模型与算法

如前文，k 空间数据 $f \in \mathbb{C}^N$ 是一个频率域上的数据点阵。每一个 f 都可以通过一定的重建技术得到一幅空间域中的图像，即磁共振图像 I。若在磁共振扫描中，我们所得到的是完整的 k 空间数据，则 MR 信号 f 和 MR 图像 I 之间可通过如下傅里叶变换

$$\mathcal{F}I=f \text{\#} \qquad (式 3-2-1)$$

及其逆变换来转换，其中 $\mathcal{F} \in \mathbb{C}^{N \times N}$ 表示傅里叶变换，$I \in \mathbb{C}^N$ 为磁共振图像。值得注意的是，不论是基于数学模型的图像重建方法还是基于深度学习的方法都可以考虑在频率域或空间域中保持数据一致性，也可以两者同时考虑。读者可以在下文介

绍的各种模型中思考它们之间差异。

上式表明，当 k 空间数据 f 足够多时，我们可以直接通过逆傅里叶变换得到较好的磁共振图像。但是，获取完整的 k 空间数据将花费较长的扫描时间，此外还存在一系列成像问题。为了解决这些问题，我们可从信号采集的源头入手，也可以从快速算法入手。于是，一系列基于稀疏表示的图像重建模型与算法出现了。首先，我们介绍一下什么是稀疏表示。

一、信号的稀疏表示

如果一个信号中只有少数元素是非零的，则该信号是稀疏的。通常，自然信号在时域或空间域

内都是非稀疏的,但在某些变换域中却可能是稀疏的。"在变换域中稀疏"可以通俗地理解为换一个视角去"观察"这些数据——虽然原域中数据占用了很多存储空间,但是真正有用的信息可能没有我们想象中那么多。

信号的稀疏表示可以看作将信号投影到某一组变换基时,绝大部分变换系数的绝对值很小,是稀疏或者近似稀疏的。它可以看作是原始信号的一种简洁表达。这也是基于稀疏表示的重建方法的必备条件,即信号必须在某种变换下可以稀疏表示。通常变换基可根据信号本身的特点灵活选取,常用的有傅里叶变换基、离散小波变换基、框架(framelet)变换和冗余字典等。下面我们详细介绍几种图像重建的数学模型中常用的稀疏表示:

(一) 图像的全变分

图像的全变分的稀疏性体现在图像在空间差分域内是稀疏的。一幅自然图像几乎所有像素值都是非零的,即不是稀疏的,但是图像的梯度信息,也就是图像上比较锐利的部分为比较稀疏的信息。

(二) 傅里叶变换、离散小波变换和框架等

设信号 $f \in \mathbb{C}^N$ 是一个长度为 N 的信号,它可以表示为一组标准正交基的线性组合

$$f = \boldsymbol{\Psi}x := \sum_{i=1}^{N} x_i \boldsymbol{\psi}_i \# \qquad (\text{式 } 3\text{-}2\text{-}2)$$

其中 $\boldsymbol{\Psi} = (\boldsymbol{\psi}_1, \cdots, \boldsymbol{\psi}_N)$,$\boldsymbol{\psi}_i$ 为列向量,$x_i = \langle f, \boldsymbol{\psi}_i \rangle = \boldsymbol{\psi}_i^T f$ 是加权系数,$x \in \mathbb{C}^{N \times 1}$ 只有很少的大系数,则称信号 f 是可压缩的。如果 x 只有 K 个非零元素,则称 x 为信号 f 的 K 稀疏表示。

实际应用中,对于一幅自然图像进行傅里叶变换或者小波变换等变换时,大多数小波系数的绝对值都接近于零,并且有限的大系数能够表示出原始图像的绝大部分信息。图 3-2-1 展示了图像的稀疏表示。

(三) 稀疏字典表示

冗余字典用超完备的冗余函数库去取代基函

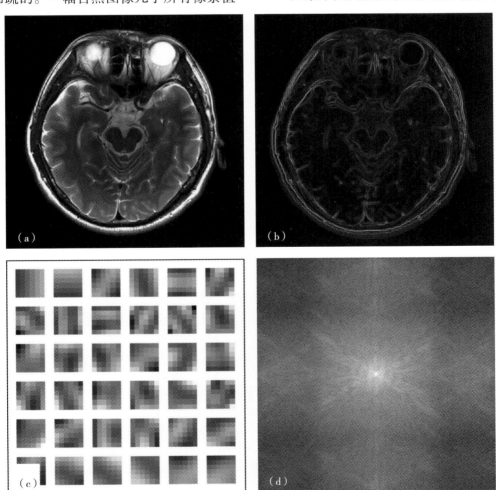

图 3-2-1　图像的稀疏表示
(a)原图;(b)有界变分;(c)稀疏字典;(d)傅里叶变换(幅值)。

数,因此不是线性无关的,称为冗余字典。字典中的元素被称为原子。字典的选择往往要求尽可能好地符合被逼近信号的结构,因此通常可用较少的非零系数得到最优的线性组合,从而实现信号的稀疏逼近。实际应用中,我们可通过已有的结构相似的数据提取信息,构造出一个字典。具体步骤如下:

(1)从已有相似数据建立数据库:找到相似结构的图像($N \times N$);将图像分解为大小相同的无重叠的图像片($d \times d, d < N$),例如 $N=256, d=8$;去掉那些信息变化不大的图像片,如灰度均匀的图像片,形成一个数据库。

(2)从这个数据库中提炼出超完备的字典 $D = [D_1, D_2, \cdots, D_K] \in \mathbb{R}^{n \times K}$ 使得 $n < K$。其中,字典的列称为原子。超完备的字典为进一步的稀疏表示提供了可能。

(3)从图像 u 上提取一组图像片 $u_j = P_j u$,来覆盖整个图像 u。其中 P_j 是将图像 u 的第 j 个图像片提取出来的二值矩阵,图像片之间允许重叠,但是大小必须与字典中原子的大小一致。

(4)用字典中的原子 $D_i \in \{D_1, D_2, \cdots, D_K\}$ 来得到图像片集 $\{u_j\}$ 的线性表示。我们要找的就是线性表示的系数是稀疏的时候的解。

综上,根据实际信号,我们可进行相应的稀疏变换。理想的稀疏变换能最大化稀疏待重建的信号,且具有尽量小的计算复杂度。当信号具有了稀疏性,我们就可以使用相应的基于稀疏表示的模型和算法来重建图像。

二、基于稀疏表示的数学建模

近十年来,以利用压缩感知和自适应字典学习为代表的基于稀疏表示的图像重建模型取得了不错的效果。

(一)基于压缩感知的图像重建模型

采集完整的 k 空间(频率域)数据需要消耗大量时间,为节省这部分的时间开支,研究者考虑只对 k 空间数据进行部分采样,这样得到的数据就是欠采样数据。欠采样可能导致部分信息丢失,因此直接重建并不一定能得到唯一的结果,有时还会引入各种伪影(artifact),拉低图像质量。压缩感知理论是解决这种欠采样重建问题的一种方法。

压缩感知的基本思想是:当信号在某个变换域中具有稀疏性时,采集少量的信号投影值就可实现信号的准确或近似重建。首先,使用一个元素为 0 或 1 的二值投影矩阵 $P \in \mathbb{R}^{M \times N}$(或称测量矩阵,即采样模式)进行不完全采样。其中,M 远远小于 N。传统的 CS 测量矩阵是人为设计的,如何设计合适的测量矩阵是一个非常重要的问题。常用的采样方式有螺旋采样、径向射线采样、等间隔射线采样和随机采样等,如图 3-2-2 所示:

在压缩感知中,信号的投影测量数据量 $f_p = Pf \in \mathbb{C}^M$ 远远小于传统采样的原始信号 $f \in \mathbb{C}^N$。为确保信号的测量值能保持信号的原始结构,投影矩阵需要满足约束等距性条件。但是如果采样方式不当或者欠采样情况严重,信号就无法恢复了。图 3-2-3 显示了欠采样所导致的严重的伪影现象。

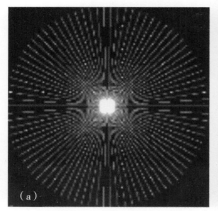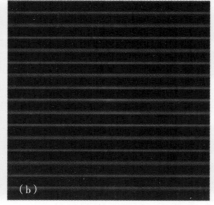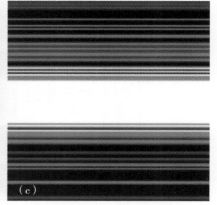

图 3-2-2 部分采样模式示意图
(a)径向射线;(b)等距射线;(c)笛卡尔射线。

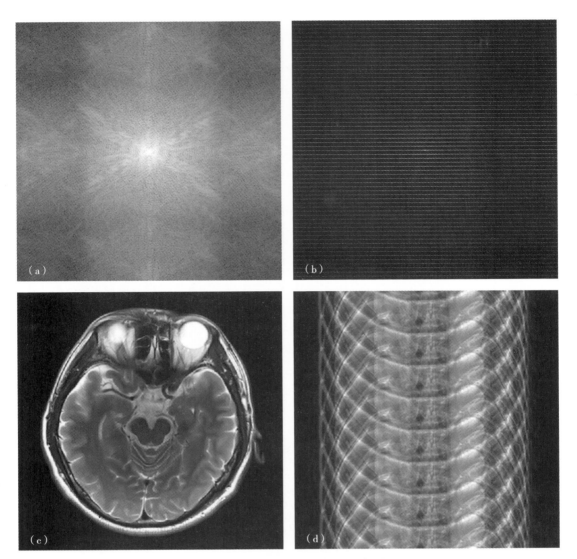

图 3-2-3 欠采样的伪影效果示意图

(a) k 空间信号(幅值);(b) 欠采样 k 空间信号(幅值);(c) 原图;(d) 欠采样重建导致的伪影现象。

如前所述,磁共振采样扫描时间和采样的线数成正比。投影测量采样虽然节约了时间,但如何从欠采样 k 空间信号 f_p 重建出高质量无退化的磁振图像是一个挑战。

与图像配准和图像分割类似,一般的图像重建模型包括保真项和正则项两个部分。鉴于对重建的保真性和正则性要求,基于压缩感知的数学模型如下:

$$\hat{x} = \underset{x}{\arg\min} \|x\|_0, s.t. f_p = \boldsymbol{\Phi}x \# \qquad (式\ 3\text{-}2\text{-}3)$$

其中,x 是未知信号,$\boldsymbol{\Phi}$ 是测量矩阵,l_0 范数表示向量 x 中非零元素的个数。目标函数要求 l_0 范数尽量小,可以用来减少解的搜索空间。但是 l_0 范数有非凸性,在理论分析和优化求解上都会产生一

系列的问题。因此,通常我们会松弛成 l_1 范数,即如下模型:

$$\hat{x} = \underset{x}{\arg\min} \|x\|_1, s.t. f_p = \boldsymbol{\Phi}x \# \qquad (式\ 3\text{-}2\text{-}4)$$

图 3-2-4 是基于压缩感知的医学图像重建模型的实验结果:

(二)基于全变分的图像重建模型

基于全变分的图像重建模型也是图像重建中的经典模型,基本形式如下:

$$\underset{u}{\min}\alpha\|u\|_{\mathrm{TV}} + \frac{1}{2}\|Au - f_p\|_2^2 \# \qquad (式\ 3\text{-}2\text{-}5)$$

其中,u 是待恢复图像,$A = P \cdot \mathcal{F} \in \mathbb{C}^{m \times N}\ (m < N)$ 是编码矩阵。全变分可以表示为 $\|u\|_{\mathrm{TV}} = \sum_i^N \|D_i u\|$,说明全变分更像在图像的梯度空间中稀疏。但是,这种基

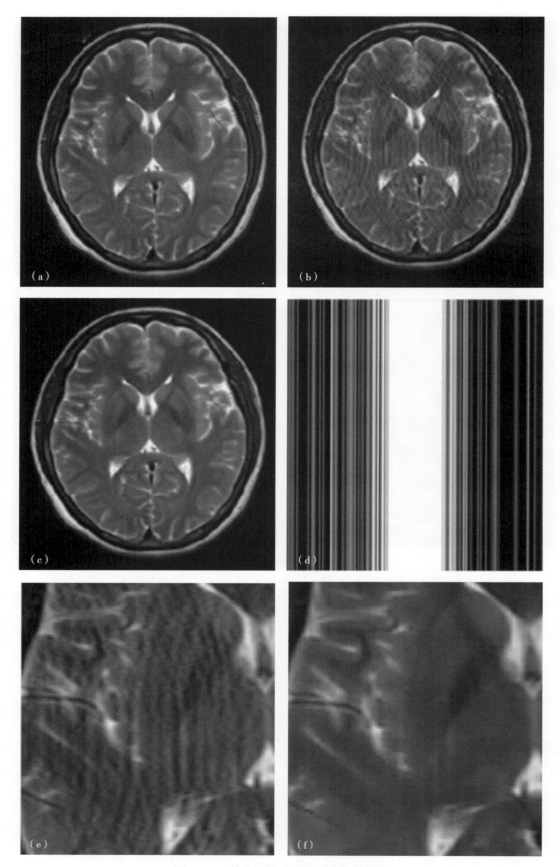

图 3-2-4 基于压缩感知的医学图像重建
(a)原图;(b)欠采样 0 填充重建结果;(c)基于 CS 的重建结果;(d)测量矩阵;
(e)是(b)的局部放大图;(f)是(c)的局部放大图。

于图像在有界变差函数空间的稀疏性假设,实际上形成了对图像分段常值的均匀性假设。所以对于图像的细节信息可能会处理得不够好。为了克服基于全变分图像重建模型存在的问题,基于小波基的重建模型也被提出。

(三) 基于小波基的图像重建模型

小波基在计算机视觉中被广泛采用。基于小波基的图像重建模型如下:

$$\min_u \|\boldsymbol{\psi}u\|_1 + \frac{1}{2}\|Au - f_p\|_2^2 \# \qquad (式3\text{-}2\text{-}6)$$

其中$\boldsymbol{\psi}$是小波变换矩阵。

(四) 基于稀疏字典的图像重建模型

根据前面关于稀疏字典的介绍,可以发现基于稀疏字典的图像重建能很好地利用经验的图像信息,与基于小波变换的模型相比,能重建出更多的重要的细节结构。其模型如下:

$$\min_{u,x} \alpha \sum_{j=1}^{J}(\|x_j\|_1 + \frac{\nu}{2}\|D\,x_j - P_j u\|_2^2) + \frac{1}{2}\|Au - f_p\|_2^2 \#$$
$$(式3\text{-}2\text{-}7)$$

其中,D是字典,x_j是图像片j的字典表示的系数。图 3-1-4 是基于稀疏字典的图像重建方法的结果。

三、图像重建的优化算法

图像快速重建是图像重建的痛点。因此如何快速求解以上模型也是关键。在传统图像重建领域常用的快速算法有交替方向乘子法(alternating direction method of multipliers,ADMM)、Chambolle-Pock 等算法。上述图像重建中所遇到的数学模型都可以转化为求解如下带约束的目标函数问题:

$$\min f(x) + g(z)\quad s.t.\ Ax + Bz = c\# \qquad (式3\text{-}2\text{-}8)$$

其中f,g为凸函数。于是,上述问题可以写成:

$$L_\rho(x,z,y) = f(x) + g(z) + y^T(Ax + Bz - c) +$$
$$\frac{\rho}{2}\|Ax + Bz - c\|^2 \# \qquad (式3\text{-}2\text{-}9)$$

则上述问题的 ADMM 算法可以写成解如下几个简单的子问题:

$$x^{k+1} := \operatorname{argmin}_x L_\rho(x, z^k, y^k)\ (x\text{-极小化})$$
$$z^{k+1} := \operatorname{argmin}_z L_\rho(x^{k+1}, z, y^k)\ (z\text{-极小化})$$
$$y^{k+1} := y^k + \rho(Ax^{k+1} + Bz^{k+1} - c)\ (对偶更新)\#$$
$$(式3\text{-}2\text{-}10)$$

然后,去求解每个简单的子问题,可以迭代得到模型的解。

四、医学图像重建方法的评估

不论是哪一种图像重建方式,好的重建算法大致具有以下特点:

(一) 采样更少

扫描时间与采样的线数成正比,因此少采样也是快速成像的关键。

(二) 信号恢复质量高

图像重建目的就是从尽量稀疏的采样中恢复出高质量的数据。在图像重建中,往往会产生一定的重建误差。显然,重建误差越小,重建就越精确。另外,我们希望重建模型,使得误差还要在图像空间也同样的小。

(三) 快速计算效率高

快速鲁棒的算法也是快速重建的关键。

(四) 占用更少的存储空间

目前,基于稀疏表达的传统算法虽然推动了医学图像快速高质量重建,但是仍然存在重建时间相对较长、参数选择复杂、细节上的损失等问题。随着 GPU 计算的普及,人工智能在医学影像重建中得到了发展。

第三节　基于深度学习的图像重建模型与算法

近几年,以深度学习为代表的数据驱动方法,由于在速度、准确度和鲁棒性上具有优势,在图像重建领域和医学影像处理取得了革命性的成果,迅速推动了医学人工智能的发展。

以磁共振图像重建问题为例:以逆傅里叶变换为代表的传统算法往往需要消耗大量时间采集完整的 k 空间数据,而基于压缩感知的迭代重建算法也需要消耗大量时间求解含有正则项的重建模型。神经网络则不同，一旦训练好一个特定功能的网络，就可以经简单的前向计算，快速得到重建结果。此外，网络方法还避免了迭代方法中手动设置求解器参数的麻烦。目前，神经网络最新的算法结果已经可以超过传统迭代方法。可见，如果我们把神经网络的方法引入到磁共振成像，高效地重建高质量的磁共振图像，就可以达到减少时间成本支出的目的，从而让医疗设备为更多的患者服务，具有一定的现实意义。

一、深度学习原理与数据驱动的医学影像处理

近年来，随着计算机硬件的发展以及一系列支持自动求导与梯度反向传播的开源框架的出现，深度学习方法正在医学图像处理中发挥着越来越重要的作用。其中，深度神经网络包含了少则十几层多至上百层的人工神经元，不同层之间的人工神经元按照某种特定的方式进行连接，中间穿插着非线性的激活函数。复杂的结构为深度神经网络赋予了惊人的表示能力，使之能够逼近各种复杂的数据分布。不妨把深度神经网络看作是一个有输入、输出的黑箱（映射），黑箱的参数由所有人工神经元连接的权重共同决定，当我们把输入数据喂给这个黑箱时，就会得到这个黑箱输出的结果。通过比较黑箱的输出（预测值）与我们期望得到的输出（标签），就可以构造一个损失函数，并利用梯度的反向传播算法对黑箱的参数进行更新，使得它的功能逐渐向着我们期望的方向变化。

在图像重建的任务中，黑箱的输入就是我们的观测数据，如磁共振图像重建问题中 k 空间上的采样，而输出则是我们需要的磁共振图像。

1998 年出现了最早的卷积神经网络（convolutional neural network，CNN），也就是 Yann LeCun 等人提出的 LeNet。经历了 10 多年的沉寂，直到 2012 年出现了 AlexNet。它在 ILSVRC 中以压倒性的优势战胜第二名之后，卷积神经网络才重新回到研究者的视野中。此后各种新颖的神经网络结构陆续出现，比较著名的几个网络分别是 VGGNet、GoogleNet、ResNet 和 U-Net。其中 ResNet 和 U-Net 的思想尤为重要，它们在网络的层与层之间加入了跳跃连接，有效地解决了网络过深时反向传播的梯度消失问题，并加强了层与层之间信息（特征）的融合。ResNet 和 U-Net 的结构被广泛地运用在了各种医学图像处理的实际问题中，如分割、配准、恢复与重建。下面我们介绍基于深度学习的典型网络模型。

二、基于深度学习的 MRI 重建

由于近几年深度学习热潮的影响，现在已经能够找到大量的关于深度学习在图像重建领域中应用的工作。限于篇幅，这里会从磁共振图像（以下简称 MR 图像）重建及压缩感知（以下简称 CS）这两个相互关联的具体问题出发，选择一些有代表性的文章进行简要的解说与分析，从而勾勒出深度学习在图像重建领域中的发展概况与方法论。

（一）基于自编码网络的图像重建

自编码网络不需要额外的监督信息，因此在学习图像的特征表示中有着成功的运用。Mousavi 等人在 2015 年处理自然图像的压缩感知问题时，最早提出了使用堆叠的去噪自编码器（stacked denoising autoencoder，SDA）来学习 CS 测量矩阵的思想。SDA 的结构见图 3-3-1。

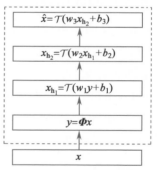

图 3-3-1 L-SDA 结构

L 代表 Linear 即线性 CS 测量，即 $\boldsymbol{\Phi}$ 是一个线性 CS 测量矩阵，它降低了输入数据 x 的维度。$\hat{x}$ 是网络从线性 CS 测量 y 中重建的数据。$\mathcal{T}$ 是一个非线性变换，w 和 b 是网络参数。

自编码器是神经网络的一种。作为无监督学习的模型，它试图让输入信号通过一个信息瓶颈（information bottleneck），并在之后还原出原始的输入信号。这样做可以强迫自编码器从输入信号中学到它内蕴的一些模式，并使用更少的量去表示输入信号。通过 $\hat{x}$ 与 x 我们可以构造均方误差（mean square error，MSE)损失并利用该损失与反向传播训练网络。

总之，Mousavi 等人使用了一个前馈的多层神经网络，替换了原始求解 CS 稀疏重建问题的凸优化方法和贪婪迭代的算法，加速了重建过程。他们的网络是全连接式的，即相邻两层的任意两个神经元之间都有连接。他们得到的结果虽然在质量上(以峰值信噪比来衡量)稍微比其他方法差一点，但是在重建速度上拥有无可比拟的优势。

(二)基于级联卷积神经网络的图像重建

另一方面，Schlemper 等人在 2017 年陆续提出了一系列基于卷积神经网络的 MR 图像重建算法。

卷积神经网络在两层人工神经元之间使用了一种特殊的连接结构：卷积。以二维图像为例，图 3-3-2 显示了如何对一幅图像(其中每个像素都可以看作是一个人工神经元)进行卷积，从而得到卷积后的图像。一个 3×3 大小的卷积核在原图上滑动，和原图对应位置的 3×3 像素做内积，从而得到卷积后的图像对应位置上的像素值。卷积核在所有位置都使用相同的参数，因此可以节省网络的参数量。对一幅图像进行卷积，输出的图像被称为特征图像。对一张图像使用不同的卷积核进行多次卷积可以提取出原图中不同的特征；而多层卷积会逐渐扩大网络在原图上的感受野。

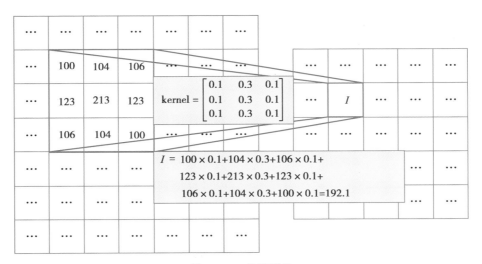

图 3-3-2　卷积操作

此方法使用了一个很深的级联卷积神经网络，解决从随机 CS 测量矩阵下的欠采样的数据中重建 MR 图像的问题。该算法在重建误差、图像质量以及重建速度上都超过了当时最先进的压缩感知算法，如基于字典学习的磁共振图像重建(dictionary learning-based MRI reconstruction，DLMRI)。此文是较早基于 CNN 的 MR 图像重建算法的研究工作，类比 DLMRI 给出了基于卷积神经网络的优化模型。模型同时优化重建结果和网络参数，它包含两项，第一项最小化的是卷积神经网络从 CS 测量数据中得到的重建结果与真实的 MR 标签图像的误差(这一步也可以看作是使用卷积神经网络消除从欠采样数据重建图像后出现的伪影)，第二项则反过来，最小化的是卷积神经网络给出的重建结果重

新返回到 k 空间中与已有 CS 测量数据的误差。两个误差一个在空间域，一个在频率域。为了把已经得到的 k 空间采样数据作为先验信息引入模型，作者提出了一个数据一致性层(data consistency layer，DC)穿插在级联的卷积块中。思想是不断地把 k 空间已知的采样数据引入模型训练，使级联的卷积块在进行图像重建时不至于把已知的 k 空间数据进行大幅改变。像这样针对具体问题提出一些具有特色的结构嵌入在经典深度学习模型中是一种常见的做法。一个卷积块中包含了很多卷积操作，并且加入了类似 ResNet 的跳跃连接。整个网络框架的示意图见图 3-3-3。

(三)基于端到端的深度神经网络的图像重建

Hyun 等人在 2018 年提出一种完全由深度神

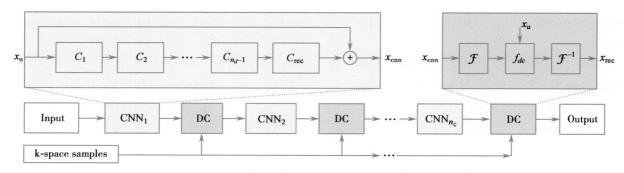

图 3-3-3　级联卷积神经网络做 MR 图像重建的整个框架

x_u 是使用 0 填充未知部分的 k 空间数据直接进行逆傅里叶变换得到的初步重建结果，x_{cnn} 是一个卷积块给出的重建结果。$\mathcal{F}$ 是离散傅里叶变换，x_{rec} 是重建结果。

经网络进行下采样 MR 图像重建的端到端方法。此法使用了一种固定的（而非通过学习得到的）下采样方式，并利用目前在医学图像处理领域广为使用的 U-Net，消除由下采样带来的混叠伪影。这种方法可以做到只采集 29% 的原始 k 空间数据，并从中重建出消除了混叠伪影的 MR 图像。图 3-3-4 显示了整个框架中量与量之间的关系。

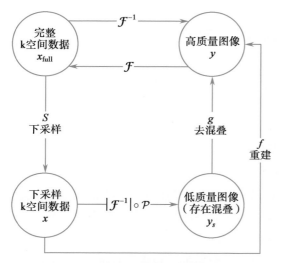

图 3-3-4　下采样 MR 图像重建问题中各个量以及相互之间的关系

$\mathcal{F}$ 是二维离散傅里叶变换，$\mathcal{P}$ 是用 0 填充下采样 k 空间数据的操作。

下采样方式 S 是人为指定的。此文使用了在 k 空间 y 轴方向上均匀步长的采样方式，每次采集一组平行于 x 轴的直线上的所有数据。k 空间数据储存在一个和对应的 MR 图像相同大小的复数域矩阵中（不妨设为 $N \times N$），当步长为 4 时，这种采样方式只把每四行中的第一行取出。因此实际得

到的数据量只有原始数据量的 25%，也就是一个 $N/4 \times N$ 的矩阵。直接从它重建 MR 图像会得到具有混叠伪影的低质量图像。这种混叠伪影甚至会使图像中的异常组织多次重复出现，使得医务人员无法判断异常组织真正的位置。这种信息的丢失是无法通过学习方法从数据中弥补的，只能想办法从一开始采集数据时就将其避免。为了减弱混叠对重建图像中这种异常组织空间位置的影响，作者又额外引入了 4% 的低频信息。因此实际采集的数据量是原始数据的 29%。虽然直接进行逆傅里叶变换得到的重建图像依旧会出现混叠伪影，但可以使用 U-Net 将其消除，见图 3-3-4 中的 g。

图 3-3-5 展示了此文方法的整个流程。左上角的 x 是输入，左下角的 y 是输出。注意倒数第二步，U-Net 消去混叠伪影后的图像又被重新编码到 k 空间，并把已知的 k 空间数据替换到它们对应的位置。这种修正操作可以进一步提高重建图像的质量。这种想法和上一种方法中的"数据一致性层"十分类似。

流程中的第四步就是使用 U-Net 消除初步重建结果中的混叠伪影。U-Net 是一种卷积神经网络，并结合了自编码器和 ResNet 的跳跃连接的思想。它的编码部分通过不断地卷积和池化（通过平均获取最大值来把多个像素合并为一个像素，是一种常见的下采样方式）来把原始输入图像的空间尺寸降低，但其特征数目却在不断地增加（特征提取）。解码部分则是反过来，通过反池化操作增加空间尺寸，并通过卷积降低特征数目（特征融合）。此外，编码部分的一些特征也被直接粘贴在了解码部分以形成跳跃连接。输入是包含了混叠伪影的低质量直接

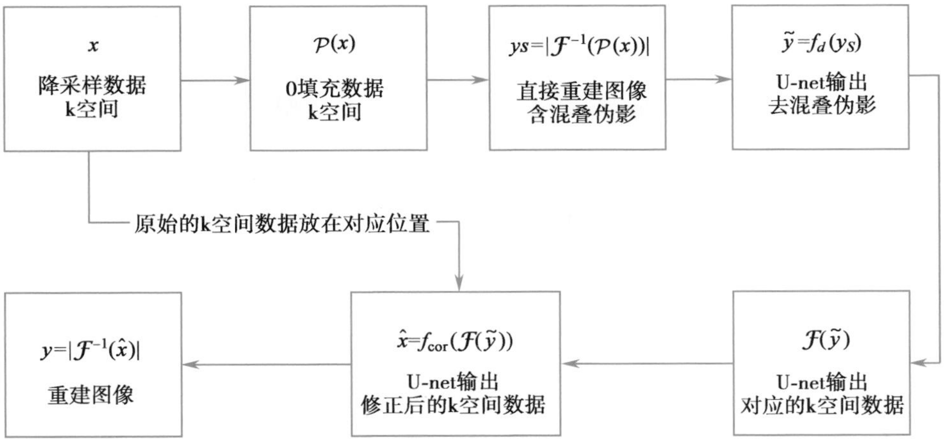

| x 降采样数据 k空间 | → | $\mathcal{P}(x)$ 0填充数据 k空间 | → | $ys=|\mathcal{F}^{-1}(\mathcal{P}(x))|$ 直接重建图像 含混叠伪影 | → | $\tilde{y}=f_d(y_S)$ U-net输出 去混叠伪影 |

原始的k空间数据放在对应位置

| $y=|\mathcal{F}^{-1}(\hat{x})|$ 重建图像 | ← | $\hat{x}=f_{cor}(\mathcal{F}(\tilde{y}))$ U-net输出 修正后的k空间数据 | ← | $\mathcal{F}(\tilde{y})$ U-net输出 对应的k空间数据 |

图 3-3-5 Hyun 等人提出的框架

重建图像,输出是消去了混叠伪影的高质量重建图像。损失函数是网络的输出结果与训练集中对应的高质量 MR 图像之间的均方误差。最终实验效果如图 3-3-6 所示。可以看出直接重建图像(c)中包含了混叠伪影,而 U-Net 给出的结果(b)则消除了大部分的混叠伪影。从数字指标上来看,U-Net 给出的重建结果也确实拥有更高的峰值信噪比。

在这部分,我们分别介绍了全连接网络和卷积神经网络等深度学习的方法进行医学图像重建。目前,由于稠密网络(DenseNet)在医学影像分割等方面取得了更好的精度,因此也被用于图像重建中。

三、基于深度学习的医学影像重建算法

神经网络的训练一般使用的都是改进后的梯度下降法,如 Adam 算法。梯度下降法中梯度指的是损失函数对于网络参数(如神经元连接权重)的梯度,可以通过求导的链式法则得到。梯度下降意味着要寻找损失函数对于网络参数的局部极小值。这些局部极小值点由于极小化了损失函数,因此是使得网络能够按照预期方式进行工作的关键。

四、模型驱动和数据驱动结合的MRI重建方法

目前数据驱动的重建正遭遇计算代价大、模型可移植性弱和可解释性差等一系列的挑战。最为人诟病的一点或许是它可解释性的缺乏,尤其是在医疗研究领域。虽然深度学习方法在实验效果上已经超越了部分传统方法,并且在一些需要做出判

断的领域中正确率也超过了人类专家,但由于很难从还原论(还原论是一种哲学思想,认为复杂的系统、事物、现象可以通过将其化解为各部分之组合的方法,加以理解和描述)的层面对网络的工作原理作出解释,因此在实际使用时还需要面临很多伦理与道德上的问题。现在被普遍接受的一个观点是计算机辅助诊断。也就是说,医生的判断还是要占据主要位置的,类似于 MRI、CT 等医学影像技术对医生的诊断起辅助作用。此外,由于深度学习主要是由数据驱动的,对数据的质量以及数量都有较高的要求,因此缺少良好的训练用数据集,深度学习模型也很难达到像预期中那么良好的效果。

于是,我们自然可以想到是否可以在模型驱动和数据驱动之间架起一座桥梁,融合两类理论方法体系的优势。目前有基于优化算法与深度网络结合的方法,例如把传统变分优化模型的迭代算法与深度神经网络相结合的方法。它们的一般方法是把迭代算法中的每一步迭代都用一个网络来替换。较为经典的一些工作有:2016 年提出的神经网络引入了交替方向乘子法(ADMM)迭代算法的 ADMM-Net;2018 年提出的神经网络展开了迭代阈值收缩(iterative shrinkage-thresholding algorithm,ISTA)算法的 ISTA-Net。在此基础上,2019 年提出了原始 - 对偶一阶算法网络(Chambolle-Pock net),简称 CP-net。

从近期这一系列的工作可见,模型驱动和数据驱动相结合的方法已经成为目前的研究热点并取得一定成果。

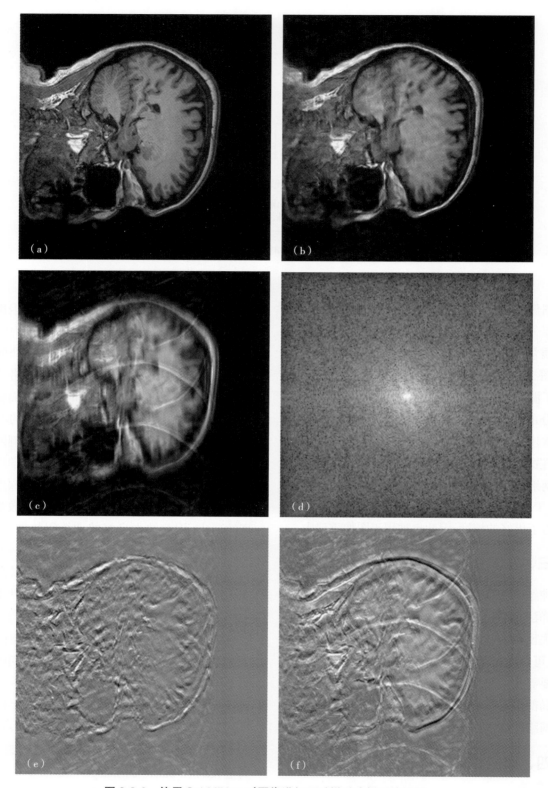

图 3-3-6　使用 SubMRIne 对图像进行下采样重建得到的结果

(a)原图;(b)SubMRIne 重建结果;(c)欠采样 0 填充的重建结果;(d)测量矩阵;

(e)是(b)与(a)的残差图;(f)是(c)与(a)的残差图。

注:SubMRIne 是上面提到的方法的一个开源实现框架。

（彭亚新　孔德兴）

第四章
图像分割模型与算法

第一节　图像分割发展历史

随着医学影像在临床诊断及治疗中的成功应用,图像分割发挥着越来越大的作用。医学图像分割一般来说有着明确的目的,或者是提取重要的器官、组织,或者是将肿瘤结构从器官中分离出来,或者是将不同的组织器官分离开来,归根结底都是为医生提供直接可视化的器官或组织,以方便临床诊断和医学研究。因此,图像分割是可视化的预处理步骤和前提。

医学图像分割是一个较难的图像处理问题,这是因为医学图像具有复杂性和多样性。一方面,与普通图像比较,医学图像的成像原理和组织本身存在特性差异,图像的形成受到诸如噪声、偏移场效应、局部体效应和组织运动等的影响,使得医学图像不可避免地具有模糊、亮度不均匀、伪影等特点;另一方面,人体的解剖组织结构和形状复杂,不同的组织和器官具有不同的特点,而且人与人之间有相当大的差异。这些都给医学图像的分割带来了困难。

图像分割技术是从手动分割、半自动分割到全自动分割的一个逐步发展的历程。早期的图像分割完全是靠人工勾勒分割,而随着计算机技术的发展,半自动的图像分割技术应运而生,有大量的研究工作都属于半自动的图像分割技术,也即或多或少需要人工干预。与手动分割相比,半自动图像分割最显著的优点是分割速度有了显著提高,而且能减少主观因素的影响,分割精度也得到了一定程度的提高,如著名的活动轮廓模型、图割法等。但人机交互式的半自动图像分割技术大多依赖于操作者的经验和先验知识。近年来,随着机器学习算法的兴起,基于卷积神经网络的全自动图像分割技术得到了充分的重视和发展。与其他的分割方法相比,该方法不局限于特定的医学图像数据,更具有通用性,然而其分割精度受到卷积结构的影响,在边缘的精确定位方面还有所欠缺,因此有大量的研究工作致力于分割精度的提高;另一方面,其分割依赖于大量精准标注的训练数据,而医学图像的精准标注需要医学专家投入大量的人力物力和时间,这给医学图像分割的应用带来较大的限制,因此也有大量的研究工作致力于弱标注、弱监督的分割技术。

第二节　经典的图像分割模型与算法

随着统计学理论、模糊集理论、形态学理论、小波理论、变分理论、神经网络等各种数学理论与方法在图像分割问题中的广泛应用,研究人员在半自动和全自动图像分割方面做了大量的工作,提出了很多实用的分割模型和算法。主要的图像分割方法包括：形态学算子法、图谱法、基于模糊集理论的方法、活动轮廓法、图割法、基于机器学习的方法、基于神经网络的方法等。本节将重点介绍一些经典的图像分割方法与原理。

一、基于模糊集理论的方法：聚类算法

k 均值聚类（k-means）、模糊 C 均值（fuzzy c-means，FCM）、最大期望值法（expectation maximization，EM）和分级聚类是常用的聚类算法。

k 均值算法的目的是将图像划分为 k 个不同的聚类，这里的 k 值需要事先指定，其基本思想是先对当前的每一类求均值，然后按新生成的均值对像素进行重新分类（将像素归入离均值最近的类），对新生成的类再迭代执行前面的步骤。划分后的聚类应满足类内误差平方和最小，即

$$D = \sum_{i=1}^{k} \sum_{x \in K_i} \| x - c_i \|^2 \qquad (式 4-2-1)$$

最小。其具体实现步骤为：

1. 随机创建 k 个像素作为初始聚类中心；

2. 根据其他像素与聚类中心的距离（式 4-2-1），将其他像素分配给最近的聚类；

3. 根据求出的聚类结果更新聚类中心；

4. 重复 2、3 步骤，直到达到最大迭代次数或前后两个聚类中心的变化在一定的阈值范围内停止。

模糊 C 均值（FCM）算法从模糊集合理论的角度可看作是对 k 均值聚类的推广。它在 k 均值聚类的基础上添加了模糊隶属函数，使得每个像素点不再属于某一确定的类别，而是在一定程度或概率上属于不同的类。FCM 通过迭代如下最小化目标函数，实现最优分割：

$$J(\boldsymbol{U}, c_i) = \sum_{i=1}^{k} \sum_{j=1}^{n} (u_{ij})^m \| x_j - c_i \|^2 \qquad (式 4-2-2)$$

这里 u_{ij} 表示图像中第 j 个像素隶属于第 i 类的概率，取值在 $[0,1]$ 内，m 称为模糊指数。其具体实现步骤如下：

1. 随机数初始化隶属矩阵 $\boldsymbol{U} = (u_{ij})$，且满足 $\sum_{i,j} u_{ij} = 1$。

2. 通过极小化 J，计算 k 个聚类中心 $c_i (i=1, \cdots, k)$，并更新矩阵 $\boldsymbol{U}$。

3. 计算目标函数 J，如果它小于某个确定的值则算法停止。

此外，还有一些聚类算法，如 EM 算法、分级聚类算法等。EM 算法把图像中每一个像素的灰度值看作是几个概率分布（一般用高斯分布）按一定比例的混合，通过优化基于最大后验概率的目标函数来估计这几个概率分布的参数和它们之间的混合比例。分级聚类算法通过一系列类别的连续合并和分裂完成，这里不再赘述。

聚类分析属于自动的无监督分割算法，不需要训练集，但是需要有一个初始分割提供初始参数，初始参数对最终分类结果影响较大。另一方面，聚类也没有考虑空间关联信息，因此也对噪声和灰度不均匀敏感。

二、活动轮廓模型

（一）基于边缘的活动轮廓模型：GAC 模型

在一幅图像中，各个对象内部的灰度值可能有各种不同的变化，但对象的边界常常对应于灰度值的急剧变化。灰度值的变化快慢，在数学上可用图像的梯度的模值来度量，并且将梯度的模值达到局部极大值的点定义为图像的边缘位置。另外，在工程上，也常常把图像灰度值的拉普拉斯为零的位置定义为图像的边缘。这样一来，确定物体的边界问题就转化为边缘检测问题。

常见的边缘检测方法包括一阶和二阶微分算子检测法，如索贝尔（Sobel）算子、Canny（坎尼）算子、高斯拉普拉斯（LOG）算子等，然而这些边缘检测方法往往得不到目标对象的连续边缘。活动轮廓模型是一类基于能量泛函优化的曲线演化模型，可以得到目标的连续封闭边界。

测地活动轮廓模型（geodesic active contour，GAC）是一个非常著名的基于边缘的变分能量模型，它是通过最小化以下能量泛函来确定目标的活动轮廓：

$$E(c) = \int_0^1 g(|\nabla u(c(p))|) |c'(p)| \mathrm{d}p \qquad (式 4-2-3)$$

其中曲线 c 是一活动轮廓，函数 $g(|\nabla u|) = \dfrac{1}{1 + \beta |\nabla u|^2}$ 称为图像 u 的边缘探测函数。通过极小化该能量泛函，使曲线 c 按照一定的速度演化，最

终达到目标物体的边缘,得到分割结果。其具体过程是求(式 4-2-3)的梯度下降流,并进行数值计算。

最小化(式 4-2-3)所对应的梯度下降流为

$$\frac{\partial c}{\partial t} = (\kappa g - \langle \nabla g, N_{in} \rangle) N_{in} \qquad \text{(式 4-2-4)}$$

其中,κ 为曲线的曲率,N_{in} 为曲线的单位内法向量。

从上式可以看出,GAC 模型是通过利用图像的边缘信息作为外部力以及曲线的曲率作为内部力促使曲线移动到图像的边缘位置,从而达到分割图像的目的。

GAC 模型常可以用来分割感兴趣区域:首先,在感兴趣区域附近给出初始轮廓,这需要人工干预,因此属于半自动的图像分割;然后,通过计算机编程 GAC 模型的数值实现,就可以自动找到感兴趣区域的轮廓线。需要提到的是,为了方便数值实现,可以采用变分水平集方法。图 4-2-1 展示的是 GAC 模型肺 CT 分割示意图:A 是初始曲线,B 是分割结果。

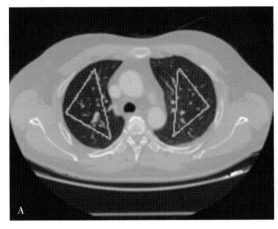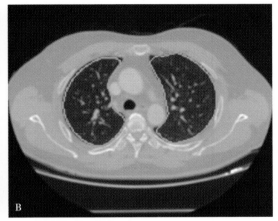

图 4-2-1 GAC 模型肺 CT 分割示意图
A. 初始曲线;B. 分割结果。

然而,GAC 模型存在一个严重的缺陷,即 GAC 模型探测不到所考察对象的深度凹陷部分。而且基于边缘的图像分割方法,仅利用了图像的局部边缘信息,对于模糊的边缘或存在离散状边缘的区域,效果就不很理想,这样就需要基于区域或结合边缘和区域等多重信息去进行数学建模。

(二)基于区域的活动轮廓模型:Chan-Vese (CV)模型

基于区域的图像分割是根据图像的亮度信息,按照不同的标准,把亮度、色彩、纹理、形状等一致的部分归在一个区域内。这种方法假设图像分割结果的某个子区域一定会有相同的性质,即一致性(灰度、颜色、纹理、形状等),而不同区域的像素则没有共同的性质。一个非常著名的基于区域的图像分割模型是 Chan-Vese(CV)模型。

假设图像只有前景和背景两块区域,并且是近似分片常值的,也即每一个区域内图像的灰度平均值接近于一个常数。这样我们可以用一条闭合曲线 c,将全部图像区域 Ω 划分为内部区域 Ω_1 和外部区域 Ω_2,使得在 Ω_1 内的图像的灰度值与在 Ω_2 内的图像的灰度值反映出对象和背景之间的灰度值的差别,那么这一闭合曲线就可以看作是对象的轮廓。基于这一思想,Chan 和 Vese 提出了如下变分能量泛函:

$$E(c, c_1, c_2) = \mu \int_0^1 |c'(p)| \, dp + \lambda \int_{\Omega_1} (u - c_1)^2 dx + \lambda \int_{\Omega_2} (u - c_2)^2 dx \qquad \text{(式 4-2-5)}$$

其中 λ, μ 为非负的常数。极小化上述泛函就是所谓的 Chan-Vese(CV)模型。

这个模型的第一项是曲线的长度项,极小化这一项保证了所要的轮廓线是最短的,而且是光滑的,可以理解为正则项;第二项和第三项是数据项,由图像的性质决定,因为这里假设图像只有两块区域,而且是分片常值的,第二项的作用就是要求图像在内部区域内的灰度值接近于常值 c_1,第三项的作用是要求图像在外部区域的灰度值接近于常值 c_2。这里 c_1，c_2 是需要根据活动的轮廓线而优化的。

相应的曲线演化方程为

$$\frac{\partial c}{\partial t}=\left[\mu\kappa+\lambda\ (u-c_1)^2-\lambda\ (u-c_2)^2\right]N_{\text{in}} \quad \text{（式 4-2-6）}$$

为了方便计算机编程实现，仍可利用变分水平集的方法。这个模型也可以推广到多区域的情况，这里不再赘述。CV 模型的假设是很强的，但是现实中也确实有一部分图像满足这样的假设。当然，当不满足分片常值的假设时，该模型就不能应用，如图像是分片光滑的，这就需要利用其他的数学模型，如 Mumford-Shah 模型。另外，CV 模型是对整幅图像而非感兴趣区域的分割结果（如图 4-2-2），因此不适用于感兴趣区域分割，可结合选择区域约束的方法进行感兴趣区域分割。

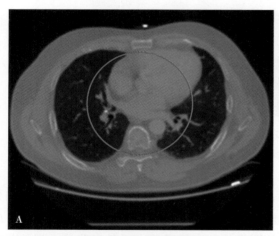

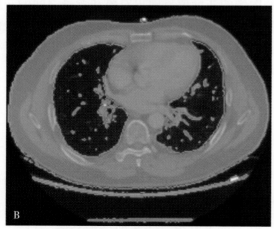

图 4-2-2　CV 模型分割结果图

A. 初始曲线；B. 分割结果。

三、基于图割的分割方法

图割算法是组合图论的经典算法之一。近年

来，许多学者将其应用到医学图像分割中，取得了很好的效果。该类方法的核心思想是将图像映射为赋权无向图，把像素视作结点，利用最小割得到图像的最佳分割。

graph cut（图切割）和 grab cut 方法是其中典型的图像分割算法。这两种方法都属于交互式的图像分割方法。首先由用户以某种交互手段指定图像的部分前景与部分背景，然后算法以用户的输入（指定的前景和背景像素）作为分割的约束条件自动地计算出满足约束条件下的最佳分割。典型的交互手段包括用一把画刷在前景和背景处各画几笔（graph cut）及在前景的周围画一个方框（grab cut）。

（一）graph cut 方法

首先用一个无向图 $G=\langle V,E\rangle$ 表示要分割的图像，其中 V 和 E 分别是顶点（vertex）和边（edge）的集合。这里的顶点和边与普通意义的无向图是不一样的，它包含两种类型的顶点和边。

1. **第一种顶点和边**　第一种普通顶点对应于图像中的每个像素点。每两个邻域顶点（对应于图像中每两个邻域像素）的连接就是一条边。这种边也叫 n-links。

2. **第二种顶点和边**　除图像像素点外，还有另外两个终端顶点 S（source：源点）和 T（sink：汇点）。每个普通顶点和这 2 个终端顶点之间都有连接，组成第二种边。这种边也叫 t-links。图 4-2-3 是 graph cut 示意图。

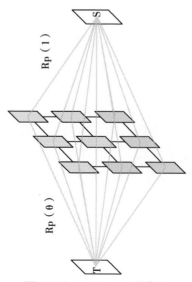

图 4-2-3　graph cut 示意图

每条边都有一个非负的权值 w_e，也可以理解为 cost（费用或代价）。一个 cut（割）就是图中边集合 E 的一个子集 C，那这个割的 cost（表示为 $|C|$）就是边子集 C 的所有边的权值的总和。如果一个割，它的边的所有权值之和最小，那么这个割就称为最小割，也就是图割的结果。具体数学描述如下。

假设图像的分割为 L，图像的能量可以表示为：

$$E(L) = \alpha R(L) + B(L) \qquad （式 4-2-7）$$

其中 $R(L)$ 为区域项（regional term），为图 G 中顶点 S、T 与各像素点之间边的权重之和；$B(L)$ 为边界项（boundary term），为图 G 中各像素点之间边的权重之和；而 α 就是区域项和边界项之间的参数，决定它们对能量的影响大小。如果 α 为 0，那么就只考虑边界因素，不考虑区域因素。因此，$E(L)$ 表示的是权值，即损失函数，也叫能量函数，图割的目标就是优化能量函数使其值达到最小。

（二）grab cut 方法

grab cut 方法和 graph cut 方法基本类似，不同的是 grab cut 方法不需要指定前景和背景像素，只需要将图像中目标物体画进一矩形区域，那么矩形区域的外部就全为背景，矩形区域内部既有前景物体又有背景，该方法的目的是将矩形区域内部的前景物体分离出来。另外，grab cut 用高斯混合模型对背景和前景进行建模。其实现步骤如下：

1. 在图片中定义一个或者多个包含目标物体的矩形，矩形外的区域被自动认为是背景，矩形内的数据既有前景又有背景（用背景中的数据来区分矩形内数据的前景和背景区域）。

2. 用高斯混合模型来对背景和前景进行建模，并将未定义的像素标记为可能的前景或背景。

3. 将图像中的每一个像素与周围像素通过虚拟边连接，每条边上赋予属于前景或者背景的概率；每一个像素与一个前景或背景节点连接。

4. 在节点完成连接后，若节点之间的边属于不同的终端（即一个节点属于前景，另一个节点属于背景），则会切断它们之间的边，从而得到最终分割结果。图 4-2-4 是图割法肺 CT 分割结果图，左图和右图表示不同切面。

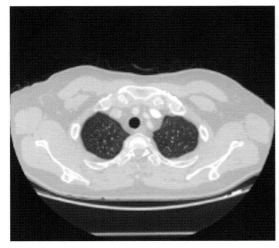 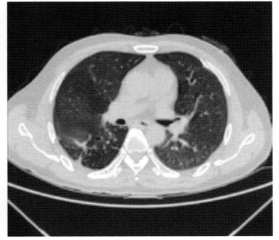

图 4-2-4　图割法肺 CT 分割结果图

四、基于机器学习的方法

基于机器学习的图像分割方法，其主要原理是先对图像进行可区分性高的特征提取，然后对图像中的像素根据特征属性进行分类，主要步骤包括：

1. 提供需分割图像中目标和背景的训练样本，并提取区分度高的特征向量；

2. 设置样本标签，选取机器学习方法（如采用支持向量机）训练，得到训练模型；

3. 根据训练模型分类待分割图像中的像素，即为分割结果。

支持向量机是用来将样本分为不同类别的一种机器学习方法，因此它可以通过训练样本将图像中的像素分为不同的类别，从而完成对图像的分割。它属于有监督的学习，需要提供训练样本。其主要原理是找到一个最大间隔超平面将不同类别的样本分开，在线性二维可分的情况下，其超平面方程为

$$\omega^T x+b = 0 \qquad \text{（式 4-2-8）}$$

其样本集 (x_i, y_i) 满足

$$y_i(\omega^T x_i + b) \geqslant 1, \qquad \text{（式 4-2-9）}$$

求解最大间隔超平面，并使得 $\frac{1}{2}\|\omega\|^2$ 最小。

对于非线性可分的情况，支持向量机将待分类的数据映射到高维空间，使低维的非线性可分问题转换为高维的线性可分问题。映射通常通过核函数实现，选择不同的核函数，可以生成不同的支持向量机。

第三节　基于深度学习的图像分割模型与算法

近年来，得益于高性能计算设备的快速发展，深度学习已经成为机器学习领域的研究热点。卷积神经网络（convolutional neural network，CNN）是深度学习中的一种热门算法，已被验证为目前最先进的物体识别和图像分割方法之一。它利用交替层叠的卷积层、池化层和最后的全连接层来进行表征学习和分类器学习。

自 2015 年，基于全卷积神经网络（fully convolutional network，FCN）的深度学习算法提出以来，基于深度学习的神经网络模型在图像分割方面有大量的研究成果涌现，在医学图像分割方面的应用也得到重视。

在图像分割架构中，为了将单独的像素映射给标签，需要将标准 CNN 编码器扩展为编码器—解码器架构。编码器使用卷积层和池化层将特征图尺寸缩小，使其成为更低维的表征；解码器接收到这一表征，用转置卷积执行上采样而恢复空间维度，扩展特征图尺寸；最终，解码器生成一个表示原始图像标签的数组，也即分割结果。

一、全卷积神经网络

全卷积神经网络是第一个将分类网络修改为全卷积网络的方法，它将分类网络的全连接层和最后分类层替换为上采样层和反卷积层从而实现图像的全像素分割。其采用的是标准的编码-解码结构，编码阶段采用的是分类网络 AlexNet 中的卷积层、下采样、池化层，经过多次卷积后，图像的分辨率越来越低，为了从低分辨率的热图（heatmap）恢复到原图大小，以便对原图上每一个像素点进行分类预测，需要对 heatmap 进行反卷积，也就是上采样。论文中首先进行了一个上池化操作，再进行反卷积，使得图像分辨率提高到原图大小。

为了提升分割精度，文中还将解码阶段精细化，即将编码阶段第三层和第四层的输出进行反卷积操作，再把三个反卷积结果融合进而提高分割精度。图 4-3-1 是 FCN 网络结构示意图。

FCN 分割模型的一个重要不足是分割结果与目标物边界的吻合度较低，且捕获细致边界和小尺

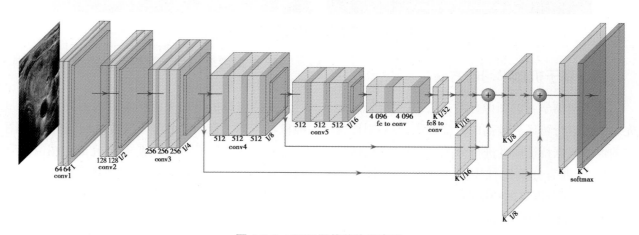

图 4-3-1　FCN 网络结构示意图

度物体的能力不高。这是由于 FCN 网络中经过多层级的卷积和池化下采样抽取,归纳得到的语义级高层特征在刻画空间位置信息方面过于粗糙,很难用来准确地分割目标物边界。

二、全卷积神经网络模型的改进

原始的 FCN 网络采用跳跃连接的方式,在上采样的每个阶段融合低层特征图细化特征,从而提高分割精度。跳跃结构能在一定程度上实现多尺度特征融合,其他有代表性的工作还有 Seg-Net 和 U-Net,在每个阶段都允许解码器学习在编码器中丢失的相关特征。

(一) Seg-Net

和 FCN 的网络架构相似,只是编码和解码使用的技术不一致。Seg-Net 的编码器部分使用的是 VGG16 的前 13 层卷积网络,每个编码器层都对应一个解码器层,最终解码器的输出被送入 soft-max 分类器独立地为每个像素产生类概率,从而得到图像的分割结果。其网络结构如图 4-3-2 所示。

其中每个编码器由卷积层、批归一化层、激活层以及一个池化层(2×2 窗口,步进 2,最大池化)组成,输出相当于系数为 2 的下采样。由于最大池化和下采样的叠加,导致边界细节损失增大,因此必须在编码特征图中在上采样之前捕获和储存边界信息。解码器使用了在相应编码器的最大池化步骤中计算的池化索引来执行非线性上采样。

(二) U-Net

U-Net 网络结构能够从极少图像端对端进行训练。U-Net 模型是一种改进的 FCN 结构,因其结构经论文作者画出来形似字母 U 而得名,它由压缩路径(contracting path)和扩展路径(expansive path)组成,其中压缩路径用于获取上下文信息,扩张路径用于精确的定位,且两条路径相互对称。该网络压缩路径是典型的卷积神经网络结构,它重复采用 2 个卷积层和 1 个最大池化层的结构,每进行一次池化操作后特征图的维数就增加 1 倍。在扩展路径中,先进行 1 次反卷积操作,使特征图的维数减半,然后拼接对应压缩路径裁剪得到的特征图,重新组成一个 2 倍大小的特征图,再采用 2 个卷积层进行特征提取,并重复这一结构。在最后的输出层,用 2 个卷积层将 64 维的特征图映射成 2 维的输出图。其网络结构如图 4-3-3 所示。

(三) DeepLab 网络

为了整合上下文信息,进一步提高分割精度,2015 年空洞卷积(atrous 卷积)方法被提出来扩大感受野,解决了特征空间分辨力下降问题,如 DeepLab 分割网络中就利用了空洞卷积。

DeepLab 是结合了深度卷积神经网络、空洞卷积和概率图模型(DenseCRFs)的方法。它们主要采用如下技术来解决特征空间分辨力下降和物体的多尺度问题:

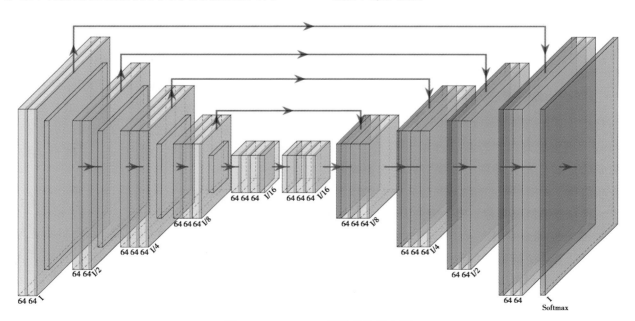

图 4-3-2　Seg-Net 网络结构示意图

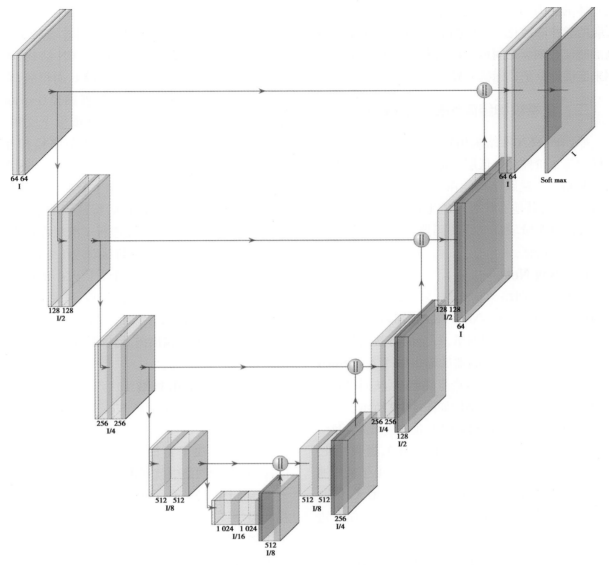

图 4-3-3 U-Net 网络结构示意图

1. 空洞卷积 空洞卷积的表达式为

$$y(i,j) = \sum_{k,l=1}^{K} x(i+rk, j+rl) w(k,l) \qquad (式\ 4-3-1)$$

其中 r 是在卷积过程中对输入样本进行采样的步幅。当 $r>1$ 为空洞卷积,$r=1$ 时为标准卷积。空洞卷积使我们扩大卷积核的视野以包含更大的感受域信息。同时,通过选取不同的 r,空洞卷积提供了一种有效的机制来控制感受野的大小。

2. 带孔空间金字塔

该技巧是为了捕捉图像中的多尺度目标,因为多尺度的带孔卷积可以得到图像不同的感受野,较小的感受野可以捕获较小尺寸的目标,较大的感受野可以捕获较大尺寸的目标。

3. 全连接条件随机场(CRF) 全连接条件随机场是合并深度卷积神经网络和概率图模型的方法,可以增强对物体边界的定位,抓取精细的细节。全连接条件随机场既考虑了图像的亮度信息差异又考虑了像素间的位置差异。其能量函数定义如下:

$$E(x) = \sum_i \theta_i(x_i) + \sum_{ij} \theta_{ij}(x_i, x_j) \qquad (式\ 4-3-2)$$

$$\theta_i(x_i) = -\log P(x_i) \qquad (式\ 4-3-3)$$

$$\theta_{ij}(x_i, x_j) = \mu(x_i, x_j)\left[w_1 \exp\left(-\frac{\|p_i - p_j\|^2}{2\sigma_a^2} - \frac{\|I_i - I_j\|^2}{2\sigma_b^2} \right) + \right.$$
$$\left. w_2 \exp\left(-\frac{\|p_i - p_j\|^2}{2\sigma_c^2} \right) \right] \qquad (式\ 4-3-4)$$

其中 x_i 是像素 $,i$ 分配的标签。在 $E(x)$ 中,第一项为数据项,它是基于每个像素属于各个类别的概率;第二项为平滑项,是基于像素之间的灰度值差异和空间距离。在第一项中 $P(x_i)$ 是像素 i 处的标签分配概率。对于第二项,θ_{ij} 是一个滤波器:当 $x_i \neq x_j$ 时 $\mu=1$;否则 $\mu=0$。在括号中,它是两个内核的加权和:第一个核取决于像素值(用 I 表示)差和像素位置(用 P 表示)差,这是一种双边的滤波器,双边滤波器具有保留边缘的特性;第二个内核仅取决于像素位置差异,这是一个高斯滤波器。因此,第二项鼓励相似像素分配相同的标签,而相差较大的像素分配不同的标签。

(董芳芳 孔德兴)

第五章
图像配准模型与算法

第一节　图像配准概述

一、图像配准及应用场景

随着非侵入式成像技术和硬件处理能力的迅猛发展，医学影像在辅助诊疗中起着越来越重要的作用。例如，基于 CT、MRI 和功能性磁共振成像（fMRI）的大脑结构与功能分析；基于超声、CT、MRI 和正电子发射断层显像（PET）对不同器官病变的诊断与分级；基于病理影像的疾病分类，等等。与此同时，大量产生的多模态影像数据分析也对图像处理与分析技术提出了新要求。一方面，在临床中不同个体以及同一个体在不同时间所采集的影像在体积、形状和灰度值上存在较大差异，因此在做图像定量分析之前，我们需要将所得到的影像进行处理，使得它们在同一标准下进行比较与分析，从而获得更为科学可信的结果；另一方面，由于多模态影像获取于不同的成像模式，而不同的成像模式有各自的优势和不足——例如，CT 和 X 射线侧重于骨骼等高密度组织成像，MRI 侧重于软组织成像，fMRI 通过测量血氧浓度而偏向于功能成像，PET 则通过测量人体组织或器官的代谢进行成像。因此，并非一种成像模式可以适用于人体所有器官的检查与诊断，而是将多种成像模式进行融合，形成信息的相互补充。

为满足以上两大需求，从计算机视觉与医学图像处理两个领域，逐步形成了称为图像配准的共性技术——通过建模与计算建立不同个体或不同时间的同类型两幅或多幅图像间，或者同一个体通过不同成像模式获得的不同类型图像间的准确对应关系。

以下将从图像配准的定义和临床应用场景两个方面进行概述。

（一）什么是图像配准

所谓图像配准（image registration）指的是将不同时间、不同成像设备或不同条件下（天候、照度、摄像位置和角度等）获取的两幅或多幅图像进行匹配、叠加的过程。其核心是建立两幅或多幅图像体素间一对一的空间对应关系，如图 5-1-1 所示。它被广泛地应用于医学影像分析、遥感影像分析、计算机视觉、图像处理等领域。图 5-1-1 是图像配准示意图。

（二）医学图像配准的应用场景

医学图像配准技术在临床应用中有很重要的价值，也是医学图像处理中的基本问题。该技术贯穿疾病诊断、术前手术规划、术中手术导航、疗效评价等各个环节，具体举例如下：

1. 在脑部疾病早期诊断中的应用　大多数与认知相关的脑部疾病都是不可逆疾病，但对其早期诊断，进一步进行早期药物干预，能够延缓疾病发展。而基于影像学的定量分析为脑疾病的早期诊断提供大量客观依据。值得一提的是，在通过 MRI 等技术获得的结构影像与通过 fMRI 等技术获得的功能影像存在分辨率不同的问题。与此同时，由于

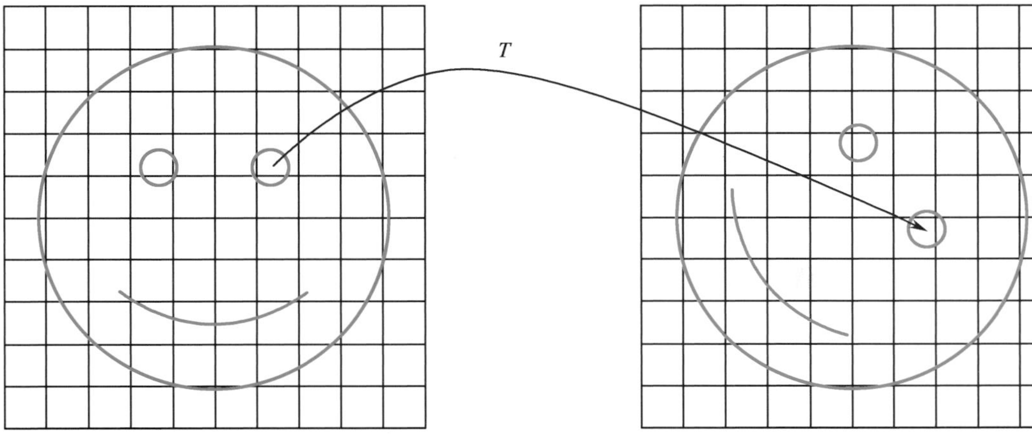

图 5-1-1 图像配准示意图

被试个人的差异,结构影像在体积、形状和灰度值上存在较大差异。因此,基于脑影像的脑部疾病早期精确诊断直接依赖于配准的精度。主要体现在不同被试间结构影像间的配准和同一被试不同模态影像间的配准上。其中,不同被试间结构影像间的配准确保了所有的结构测量都是在同一标准下实现,从而使分析结果更为客观、科学;而同一被试不同模态影像间的配准确保了功能影像分析的科学性。

2. 在术前手术规划中的应用 在针对诸如肿瘤切除等外科手术中,如何确定切除区域并制订手术方案对手术的成败至关重要。这是因为患者的生存时间和生活质量都依赖于病灶的切除程度。因此,在外科手术前,一般需要通过 CT 或者 MRI 获取器官的解剖信息,而通过 PET 等技术获取病变组织边界信息。如何将两类信息进行融合,从而形成最优的手术方案,这是配准技术的又一重要应用。

3. 在术中手术导航中的应用 在手术过程中,手术机器人末端的精准定位是手术成败的关键因素之一。该问题通常应用超声或定位传感器等设备进行实时导航。其中,导航所需的"地图"是在利用术前结构成像方法获得的三维影像。而病患在术中的器官形状、位姿都与术前所获得的三维影像间存在着差异。因此,在术中如何实时地建立术中器官与术前影像的空间位置对应关系,是实现精确术中导航的核心内容。即,实现术中器官实时影像与术前三维影像的配准。

4. 在放疗及其疗效评估中的应用 放疗作为

一种有损伤性的治疗手段被广泛地应用于肿瘤的治疗过程中。因此,希望射线能量尽可能地集中在病灶区域,而使得周边正常组织损害最小。而很多病灶所在器官(诸如肺等器官)的空间位置不能长时间固定,从而造成放疗的难度。因此,如何随着器官运动动态调整病灶的空间位置,从而实现精准靶位确定就成为精准放疗的关键。在此过程中,需要实现前后帧图像的配准。此外,通过 PET 等成像技术获取术后影像,并与结构影像配准,进一步分析放疗效果。

二、图像配准发展简史

图像配准最早可追溯到 19 世纪末,当时 Arcy Thompson 用形状演化的方式研究了生物进化。其本质就是建立不同生物的形状间的配准问题。而现代的图像配准技术则经历了有限维逼近、无限维变分和机器学习三个重要阶段。

基于有限维逼近的配准技术主要发展于 20 世纪 90 年代初,其主要思想是用不同的参数化方法对空间中的形变进行有限维逼近,从而将配准问题转化为有限维最优化问题。该类方法计算复杂度较低,但逼近精度有限。常用的方法有:B 样条方法、径向基方法、薄板样条方法等。

基于无限维变分的配准技术发展于 20 世纪末,其主要思想是用特定的函数表达空间中的形变,从而将配准问题转化为数学上的变分问题进行求解。该类方法有较好的数学理论,但计算复杂度高。常见的方法有:基于微分同胚群作用的方法、大形变微分同胚度量映射(large deformation diffeomorphic metric mappings，LDDMM）、基于变形理论（theory of metamorphosis）的方法等。

基于机器学习的配准技术主要发展于 21 世纪，特别是随着深度学习技术的发展。其基本思想是用特定的学习模型来逼近图像间的对应关系。该类方法有较好的实现性，是一种数据驱动的配准方法。具有代表性方法有：基于稀疏表示的配准方法和近年来受到广泛关注的深度学习方法。

第二节　图像配准的模型与算法

一、图像配准的基本原理

（一）图像配准原理

正如之前所述，图像配准是建立两幅或多幅图像体素间一对一的空间对应关系。因此，其核心问题是对应关系如何表达和什么是好的对应关系——从最优化问题建模的角度看为模型的变量定义和目标函数表达。

假设 S 和 T 是两幅待配准的图像，M 是两幅图像间的空间对应关系，则配准的目的是将源图像 S 经过某个映射 M 作用后得到的新图像 $M(S)$ 与目标图像 T 越接近越好。若记 $\text{sim}(M(S),T)$ 为度量形变后图像 $M(S)$ 与目标图像 T 的相似程度，则配准过程可表达为寻求最优的空间对应关系 M^* 使得新图像 $M^*(S)$ 与目标图像 T 最为相似。即

$$M^* = \underset{M}{\text{argmax}}\ \text{sim}(M(S),T) \#$$ （式 5-2-1）

（二）图像配准中的基本概念

为将上述配准原理具体化，形成可操作的配准算法，我们定义如下基本概念，并对配准问题进行分类。

1. **数字图像和空间域**　所谓数字图像指的是把图像分解成像素（或体素），并用数值量化每个像素（或体素）的灰度值。在数学上通常用矩阵或张量表示，而像素（或体素）是二维（三维）数字图像的基本元素。图 5-2-1 给出了一层 MRI 图像的数字化表示。其中，图 5-2-1（a）为大脑 MRI 影像的一层图像，（b）为图像数字化的直观表示，即将二维图像理解为定义在像素全体上的一个二元函数，而这个像素（或体素）全体所定义的区域称为图像的空间域。由于空间域是由像素（或体素）定义的，而像素（或体素）是离散的。因此，空间域常用表格或者网格进行表示［如图 5-2-1（c）所示］，从而数字图像是格点上的函数。

2. **空间变换**　图像配准旨在建立两幅或多幅图像体素间一对一的空间对应关系，并通过极大化映射后的图像与目标图像的相似性函数来实现。因此，首要的问题是如何描述映射作用在图像上。事实上，在配准过程中所求的映射是定义在源图像

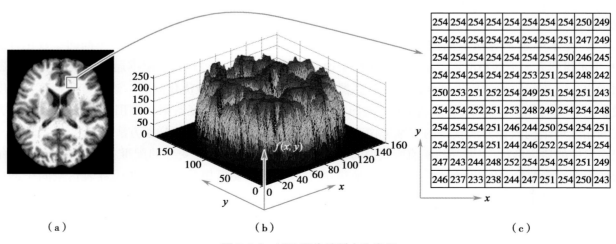

图 5-2-1　MRI 图像的数字化表示
（a）大脑 MRI 图像；（b）图像的数字化表示；（c）图像的矩阵或表格表示（局部）。

的空间域到目标图像的空间域的空间变换。若记源图像和目标图像的空间域分别为Ω_S和Ω_T，则映射$M:\Omega_S\subset R^m\to\Omega_T\subset R^m$，其中$m=2,3$。进一步，经过映射$M$作用后得到的形变图像$M(S)$就可以定义为：

$$M(S)(x)=S(M^{-1}(x))\ \forall x\in\Omega_T\#\quad\text{（式 5-2-2）}$$

其内在关联如图 5-2-2 所示。具体地，源图像S经过映射M作用后得到的形变图像$M(S)$在坐标x处的取值是在目标空间域Ω_T中的坐标x经过M的逆变换到源空间域Ω_S中的坐标对应源图像上的取值。图 5-2-2 展示的是图像配准的内在关联。

值得一提的是，不同映射类型对应不同的配准模型。空间变换主要有线性变换和非线性变换两类。其中，线性变换又可细分为刚体变换、仿射变换。其作用效果如图 5-2-3 所示。

（1）刚体变换：刚体变换包括旋转和平移两种操作。刚体变换是一种保长变换，即对任意两点x_1

和x_2，有$|M(x_1)-M(x_2)|=|x_1-x_2|$，刚体变换可以写成如下形式：

$$M(x)=\boldsymbol{R}x+\boldsymbol{T}\#\quad\text{（式 5-2-3）}$$

其中$\boldsymbol{R}$是正交阵，且$\det(\boldsymbol{R})=1$，表示旋转变换；$\boldsymbol{T}$是平移向量。确定刚体变换分别需要 3 个（二维图像）或者 6 个（三维图像）参数，其中分别包括 2 个和 3 个参数来确定平移变换$\boldsymbol{T}$。

（2）仿射变换：刚体变换是仿射变换的一种特殊情况，之所以单独分类是因为除去刚体变换外，其他仿射变换都不能保证长度，但是仿射变换却可以保证平行，即S中的两条直线经过仿射变换到T中仍旧是平行的。仿射变换包括：旋转、平移、比例、剪切。仿射变换可以写成：

$$M(x)=\boldsymbol{A}x+\boldsymbol{T}\#\quad\text{（式 5-2-4）}$$

其中$\boldsymbol{A}$是仿射矩阵。仿射变换的确定分别需要 6 个（二维图像）或者 12 个（三维图像）参数。

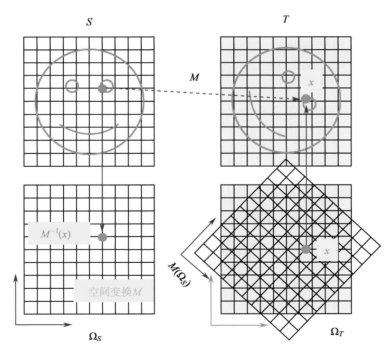

图 5-2-2　图像配准的内在关联

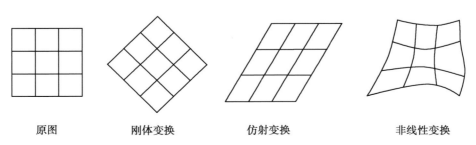

图 5-2-3　空间变换的基本类型

（3）非线性变换：非线性变换是复杂的，通常是对该变换进行有限维逼近。最常用的方法是运用多项式变换、B样条函数变换和薄板样条函数变换进行逼近。

1）多项式变换：仿射变换是多项式变换的特殊形式，在二维情况下多项式变换的形式为

$$M(x,y)=\begin{bmatrix} a_{1,1}+a_{1,2}x+a_{1,3}y+a_{1,4}x^2+a_{1,5}xy+a_{1,6}y^2+\cdots \\ a_{2,1}+a_{2,2}x+a_{2,3}y+a_{2,4}x^2+a_{2,5}xy+a_{2,6}y^2+\cdots \end{bmatrix}$$

$$=T+A\begin{bmatrix} x \\ y \end{bmatrix}+[x,y]B\begin{bmatrix} x \\ y \end{bmatrix}+\cdots \quad （式5-2-5）$$

其中 T、A、B 分别由多项式系数 $a_{i,j}$ 确定。当多项式变换为二阶时，该变换的确定需要 12 个参数。

2）B样条函数变换：B样条函数变换常参数化为

$$M(x)=x+\sum_{P_i\in\mathcal{N}_x}c_iB\left(\frac{x-P_i}{\sigma}\right)\# \quad （式5-2-6）$$

其中，$B(\cdot)$ 为B样条多项式，P_i 为控制点，c_i 为B样条系数，σ 为B样条控制点间距，而 $\mathcal{N}_x$ 为在 x 处的B样条的紧凑支持下的所有控制点的集合。

3）薄板样条函数变换：薄板样条函数变换由仿射变换和径向基函数变换两部分组成，其形式为

$$M(x)=Ax+T+\sum_{i=1}^{n}W_iU(|P_i-x|)\# \quad （式5-2-7）$$

其中，$Ax+T$ 为仿射变换部分，而 U 为径向基函数，P_i 为控制点。通常情况下，径向基函数取为

$$U(r)=\begin{cases} r^{2k-m}\log r^{2k-m}, & 当 m 为偶数 \\ r^{2k-m}, & 当 m 为奇数 \end{cases} \quad （式5-2-8）$$

其中，k 为函数平方可积的阶数。因此，当 $m=2$ 时，即在二维图像配准中 $U(r)=r^2\log r^2$，其中 $r=\|x\|_2=\sqrt{x_1^2+x_2^2}$；而当 $m=3$ 时，即在三维图像配准中，$U(r)=r$，其中 $r=\|x\|_2=\sqrt{x_1^2+x_2^2+x_3^2}$。

3. 图像的插值 在图像配准过程中，空间坐标变换后得到的新像素坐标可能不是整数，因此如何确定非整数位置上的灰度值就形成一个新问题。常用的方法主要由最近邻插值和双线性插值方法。具体表述如下：

（1）最近邻插值：该方法输入是待插值点 (x,y)，返回距离最近的像素的灰度值，是一种最简单的插值技术。如图 5-2-4 所示，与 x 相邻的四个像素点

中，(x_1,y_1) 与 (x,y) 最近，因此，(x,y) 处的灰度值就取 (x_1,y_1) 点处的灰度值，即 $f(x,y)=f(x_1,y_1)$。该方法质量低，但需要的资源很少。

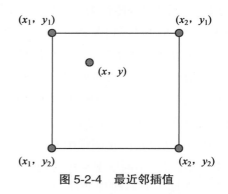

图 5-2-4 最近邻插值

（2）双线性插值：该方法是应用线性插值方法来就像素点处灰度值的一种方法。具体地，如图 5-2-5 所示，先沿一个坐标轴方向进行线性插值，然后沿另一个方向再进行一次线性插值。

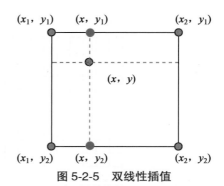

图 5-2-5 双线性插值

双线性插值可以用公式表示为：

$$f(x,y_1)=\frac{x-x_1}{x_2-x_1}(f(x_2,y_1)-f(x_1,y_1))$$

$$f(x,y_2)=\frac{x-x_1}{x_2-x_1}(f(x_2,y_2)-f(x_1,y_2))\# \quad （式5-2-9）$$

$$f(x,y)=\frac{y-y_1}{y_2-y_1}(f(x,y_2)-f(x,y_1))$$

该方法一般有较好的插值效果，但具有低通滤波性，对高频图像效果较差。

二、图像配准模型与算法

基于之前的准备工作，下面给出图像配准的一般模型、求解方法和算法评价指标。

（一）图像配准的一般模型

正如之前所述，图像配准的目的是将源图像 S 经过某个映射 M 作用后得到的新图像 $M(S)$ 与

目标图像 T 越接近越好。为了描述的方便性,我们引入两幅图像间的误差函数 $E(M(S),T)$,它同样也反映了形变后图像 $M(S)$ 与目标图像 T 的相似程度。只不过与相似性度量 $\mathrm{sim}(M(S),T)$ 恰好相反,即两幅图像越相似,该误差函数就越小。因此,最优的空间对应关系 M^* 应满足如下的极小化问题:

$$M^*=\underset{M}{\arg\min}E(M(S),T)\#\qquad(式5\text{-}2\text{-}10)$$

值得一提的是,上述问题在数学上是一个高度病态的反问题。也就是说,该问题存在着无穷多个解,而且其中大量的解不是我们需要的。为了限制解空间,我们通过先验,引入正则约束,使得得到的解能满足我们的先验条件。即,引入正则项。因此,改写得到图像配准的一般模型如下:

$$M^*=\underset{M}{\arg\min}E(M(S),T)+\mathrm{Reg}(M)\#\qquad(式5\text{-}2\text{-}11)$$

其中,$\mathrm{Reg}(M)$ 就称为模型的正则项。一般情况下,我们假设映射 M 具有一定的光滑性,因此,正则项通常取为映射 M 的修正拉普拉斯,即

$$\mathrm{Reg}(M)=\|LM\|^2,L=(-\alpha\Delta+\gamma)\boldsymbol{I}_{m\times m}\#\qquad(式5\text{-}2\text{-}12)$$

其中,Δ 为拉普拉斯算子,$\boldsymbol{I}_{m\times m}$ 为单位矩阵,参数 α 和 γ 调节正则项的重要性和保证 L 算子的正定性。简单地讲,这样的正则项某种程度上保证了映射 M 具有二阶光滑性。

因此,我们给出了图像配准的一般模型,其中,式 5-2-11 的第一项称为模型的损失项,而第二项称为模型的正则项。接下来具体的给出反映图像相似性的误差函数形式。

(二)图像配准中的相似性度量

在配准问题中,反映图像相似性的误差函数定义是十分重要的。常用的误差或相似性度量定义如下:

1. 均方差度量(mean squared distance,MSD)

定义为:

$$E_{\mathrm{MSD}}(M(S),T)=\frac{1}{|\Omega_T|}\sum_{x_i\in\Omega_T}|T(x_i)-M(S)(x_i)|^2$$
$$=\frac{1}{|\Omega_T|}\sum_{x_i\in\Omega_T}|T(x_i)-S(M^{-1}(x_i))|^2\#$$

$$(式5\text{-}2\text{-}13)$$

其中 Ω_T 和 $|\Omega_T|$ 分别为目标空间域和它当中像素或体素的数量。该度量适用于单模态医学图像的配准问题,其优点在于求解较为简单。

2. 归一化相关系数(normalized correlation coefficient,NCC)

定义为:

$$E_{\mathrm{NCC}}(M(S),T)=$$
$$\frac{\sum_{x_i\in\Omega_T}(T(x_i)-\bar{T})(S(M^{-1}(x_i))-\bar{S})}{\sqrt{\sum_{x_i\in\Omega_T}(T(x_i)-\bar{T})^2\sum_{x_i\in\Omega_T}(S(M^{-1}(x_i))-\bar{S})^2}}\#$$

$$(式5\text{-}2\text{-}14)$$

其中,$\bar{T}=\dfrac{1}{|\Omega_T|}\sum_{x_i\in\Omega_T}T(x_i)$ 和 $\bar{S}=\dfrac{1}{|\Omega_T|}\sum_{x_i\in\Omega_T}S(M^{-1}(x_i))$。该度量并不太严格,它假定目标和源图像的灰度值之间呈线性关系。

3. 互信息(mutual information,MI)

定义为:

$$E_{\mathrm{MI}}(M(S),T)=H(M(S))+H(T)-H(M(S),F)\#$$

$$(式5\text{-}2\text{-}15)$$

其中,$H(X)$ 称为图像 X 的信息熵,定义为:

$$H(X)=-\sum_{i=1}^{N}p_i\log p_i,p_i=\frac{h_i}{\sum_{i=1}^{N-1}h_i}\#\qquad(式5\text{-}2\text{-}16)$$

其中,h_i 为图像 X 中灰度值为 i 的像素点总数,N 表示图像 X 的灰度值的级数。显然 p_i 表示图像中灰度值为 i 出现的概率,所以可用直方图来计算。

另一方面,$H(X,Y)$ 表示图像 X 和 Y 的联合熵,反映了两幅图像间的相关性,定义为:

$$H(X,Y)=-\sum_{i,j}p_{XY}(i,j)\log p_{XY}(i,j)\#\qquad(式5\text{-}2\text{-}17)$$

其中,$p_{XY}(i,j)$ 为联合概率分布。

该度量应用最为广泛,只要假设目标图像和源图像的度值的概率分布之间的关系。因此,它不仅适用于单模态,而且也适用于多模态图像配准。

(三)优化模型求解算法

在给定模型的损失项和正则项后,图像配准问题就转化为以变换或形变为变量的最优化问题。进一步,对变换或形变进行参数化后,就转化为有限维最优化问题的求解。我们可以采用最为常用的最速下降算法。其核心是每次迭代中下降方向的计算和最优步长的计算。

假设 Θ 为变换 M 的参数,即 $M=M(\Theta)$,则目标函数为:

$$L(M(\Theta))=E(M(\Theta)(S),T)+\mathrm{Reg}(M(\Theta))\#$$

$$(式5\text{-}2\text{-}18)$$

则,算法的迭代格式可写为:

$$\Theta^{k+1} = \Theta^k - \alpha^k \nabla L(M(\Theta^k)) \# \qquad (式\ 5\text{-}2\text{-}19)$$

其中,Θ^k和Θ^{k+1}分别为当前步和下一步的参数,$\nabla L(M(\Theta^k))$为当前步目标函数的梯度,而α^k为当前步的最优步长,定义为:

$$\alpha^k = \underset{\alpha>0}{\text{argmin}} L\left(M\left(\Theta^k - \alpha \nabla L(M(\Theta^k))\right)\right)\# \quad (式\ 5\text{-}2\text{-}20)$$

医学图像配准的一般步骤如图 5-2-6 所示。

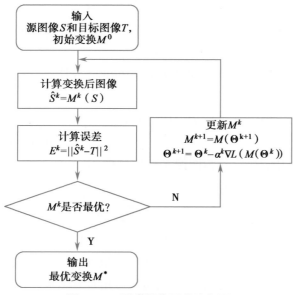

图 5-2-6 医学图像配准流程图

(四)医学图像配准评估

对于医学图像配准效果的评估一直都是一件较为困难的事情,这是由于配准的目的不同,因此评估配准的结果好坏的指标也略有不同。总体上有以下几类。

1. 误差度量或相似性度量 配准后的图像与目标图像间的误差函数或者相似性函数反映了两幅图像间的相似程度。一般地,误差越小或相似性函数越大说明配准后的图像与目标图像就越接近。

常用的误差函数如下:

1)均方差距离(前文提及,被用于构造误差函数):记$\hat{S} = S(M^{-1}(x))$,则

$$E_{\text{MSD}}(\hat{S}, T) = \frac{1}{|\Omega_T|} \sum_{x_i \in \Omega_T} |T(x_i) - \hat{S}(x_i)|^2 \#$$

$$(式\ 5\text{-}2\text{-}21)$$

2)曼哈顿距离(Manhattan distance):

$$E_{\text{Manhattan}}(\hat{S}, T) = \frac{1}{|\Omega_T|} \sum_{x_i \in \Omega_T} |T(x_i) - \hat{S}(x_i)| \#$$

$$(式\ 5\text{-}2\text{-}22)$$

3)兰氏距离(Lang distance):

$$E_{\text{Lang}}(\hat{S}, T) = \frac{1}{|\Omega_T|} \sum_{x_i \in \Omega_T} \frac{|T(x_i) - \hat{S}(x_i)|}{|T(x_i) + \hat{S}(x_i)|} \#$$

$$(式\ 5\text{-}2\text{-}23)$$

兰氏距离是一个无量纲的量,克服了与各指标的量纲有关的缺点,且兰氏距离对大的奇异值不敏感,这使其特别适合高度偏移的和数据。

常用的相似性函数如下:

1)归一化相关系数(前文提及,被用于构造误差函数):

$$E_{\text{NCC}}(\hat{S}, T) =$$

$$\frac{\sum_{x_i \in \Omega_T}(T(x_i) - \overline{T})(\hat{S}(x_i) - \overline{S})}{\sqrt{\sum_{x_i \in \Omega_T}(T(x_i) - \overline{T})^2 \sum_{x_i \in \Omega_T}(\hat{S}(x_i) - \overline{S})^2}} \#$$

$$(式\ 5\text{-}2\text{-}24)$$

2)互信息(前文提及,被用于构造误差函数):

$$E_{\text{MI}}(\hat{S}, T) = H(\hat{S}) + H(T) - H(\hat{S}, F) \#$$

$$(式\ 5\text{-}2\text{-}25)$$

2. 图像功能区域的重合度 异于自然图像,医学影像配准并非全是将两幅图像变得一模一样。由于许多器官因人而异,结构的形状与拓扑不完全一致。而且,在实际问题中,也仅仅关心解剖结构间的对应关系。因此,通常只计算配准后解剖结构或者功能区域的重合度。解剖结构或者功能区域重合越好,配准越好。假设A、B为配准后图像和目标图像对应的解剖结构或功能区域的空间坐标集合,则常用的指标如下:

1)Dice 比率:

$$\text{Dice}(A, B) = \frac{2|A \cap B|}{|A| + |B|} \# \qquad (式\ 5\text{-}2\text{-}26)$$

其中,$|\cdot|$表示集合中点的个数。

2)Jaccard 比率:

$$\text{Jaccard}(A, B) = \frac{|A \cap B|}{|A \cup B|} \# \qquad (式\ 5\text{-}2\text{-}27)$$

可以证明,

$$\text{Jaccard}(A, B) = \frac{2\text{Dice}(A, B)}{1 + \text{Dice}(A, B)} \# \quad (式\ 5\text{-}2\text{-}28)$$

第三节　基于深度学习的图像配准算法

近年来,深度学习被广泛地应用到各个领域,并表现出强大的处理能力。本章将展示基于深度学习的图像配准方法。

一、基于深度学习的图像配准基本原理

深度学习的本质是利用深度神经网络去逼近反问题中输入和输出之间的映射关系。而图像配准是建立两幅或多幅图像体素间一对一的空间对应关系。也就是说,若将源图像看作输入,而目标图像看成输出,则图像配准过程也可以由一个深度神经网络进行逼近,这也是本章的理论依据。具体地,基于深度学习的图像配准基本原理表述如下:

假设 S 和 T 是两幅待配准的图像,M 是两幅图像间的空间对应关系,则基于深度学习的配准是将源图像 S 经过某个映射 M 作用后得到的新图像 $M(S)$ 与目标图像 T 越接近越好。其中,映射 M 通过深度网络结构进行逼近,而深度网络的参数由极大化网络输出图像与目标图像的相似性获得。

接下来以一类典型的深度网络结构 U-Net 为例,给出基于深度学习的图像配准模型与方法。

二、基于 U-Net 网络结构的图像配准深度学习模型

(一)方法简介

若记 S 和 T 分别为源图像和目标图像,M 为两幅图像间的映射,则图像配准的一般模型为

$$M^* = \underset{M}{\arg\min} E(M(S), T) + \mathrm{Reg}(M) \# \quad (式5\text{-}3\text{-}1)$$

其中,$E(M(S), T)$ 为模型的损失项,$\mathrm{Reg}(M)$ 模型的正则项。

在上一节中,我们通过各种函数逼近方法将映射 M 进行参数化,即 $M = M(\Theta)$。进一步通过极小化目标函数,确定参数 Θ^*,从而确定最优映射 M^*。这类方法严重依赖于逼近过程中基函数的选取。事实上,由第一章可知,两层以上的神经网络具有全局逼近性。因此,我们可通过卷积神经网络构建一个新的函数 $g_\Theta(S,T)$ 来逼近 M,其中,Θ 为网络参数。

图 5-3-1 给出了一个基于深度学习的图像配准框架。该框架将源图像 S 和目标图像 T 同时作为输入,并通过卷积神经网络 $g_\Theta(S,T)$ 计算空间映射关系 M,进一步将空间映射关系 M 作用到源图像 S 上,获得形变后的图像 $M(S)$。再计算图像

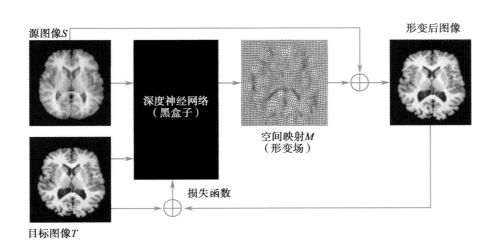

图 5-3-1　基于深度学习的图像配准框架

$M(S)$ 与目标图像 T 间的损失函数,若误差达到要求,则输出空间映射 M,否则,应用图像 $M(S)$ 与目标图像 T 间的损失,定义一个机制来更新神经网络的参数Θ,从而调整系统输出 M,使得图像 $M(S)$ 与目标图像 T 间的损失下降。经过反复迭代,使得形变后的图像与目标图像间的误差越来越小,直到收敛。

因此,在该过程中,核心是如何定义一个好的网络构架,使得上述迭代更快。

(二) U-Net 网络结构

U-Net 网络由自编码器模型(encoder-decoder,或 auto-encoder)组成,给定图像对 S(源图像)和 T(目标图像),该网络负责产生两者间的映射或形变场。图 5-3-2 描述了 U-Net 的网络结构。通过将图像对 S 和 T 连接到一起作为一个整体输入到网络中,我们采用如下方式:

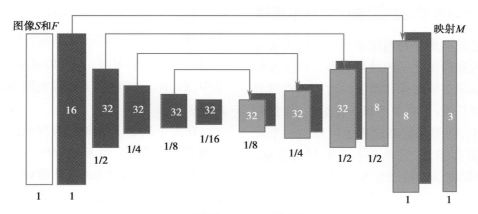

图 5-3-2　基于 U-Net 的图像配准结构图

假设两幅图像大小为 $l \times w \times h$,即输入的数据形式为 $l \times w \times h \times 2$。首先通过网络中的"植入(inception)"结构,有效地降低本身巨大的参数量并防止过拟合,提高了参数的利用效率。其中,inception 结构是使用了多个大小不同的滤波器组成(和池化),到最后再合并它们所输出的结果。其次,该网络无论在编码阶段还是在解码阶段都采用 3D 卷积层,然后再接 PReLU 激活层,其中的卷积核大小为 $3 \times 3 \times 3$,卷积层能够对输入图像对的结构信息进行逐级提取,这些结构信息对最后计算映射 M 是不可或缺的。其中,在编码阶段,通过将卷积窗口逐渐滑动,以此来将空间的维度不停地减半直至达到卷积层的最后一层,紧随其后的解码层负责将卷积层中提取出的特征信息进行处理。

(应时辉　孔德兴)

第六章
人工智能赋能的外科术前规划

第一节 概 论

一、计算机手术规划系统介绍

在传统的穿刺或手术中,对于医生的手术经验和手术方法要求很高,计算机手术规划系统(computer surgery planning system,CSPS),能在软件中实现模拟手术与穿刺。该系统能够有效规避手术中产生的各种风险,现已成为医学成像以及外科研究的热点问题之一。

计算机手术规划系统可以通过术前检查,获得二维扫描图像,配合医生的影像学、解剖学、病理学知识,对手术方法、手术程序、手术切口和路径等方面进行术前优化。伴随计算机科学与医学影像学的发展,计算机手术规划技术日渐成熟,进入临床应用阶段。

计算机手术规划系统能够将二维平面的断层扫描影像进行再构筑,重建出三维空间模型,立体展示病变及其周围脉管系统的空间关系,建立三维立体解剖构象。医生可根据系统生成的三维可视化模型,对其进行术前虚拟规划、手术模拟切割、手术风险判断。近年来,神经外科、肝胆外科、泌尿外科,心胸外科、整形外科等科室都在临床实践中广泛应用了计算机手术规划系统。例如,脑外科使用计算机辅助手术,准确获取脑部肿瘤的空间位置、体积和毗邻组织信息。通过三维可视化技术,医生能够看清肿瘤周围的血管与神经,制订安全的手术路径和切除方案,降低手术对正常组织的创伤。骨科利用计算机手术规划系统中的三维可视化技术、人体虚拟化技术、制造分析技术、3D打印技术指导骨科手术,催生了虚拟数字骨科医学这一崭新学科领域。使用计算机手术规划系统设计和预演手术、个性化定制材料和模板,实现了骨科手术的数字化、定制化、精确化,对骨骼缺损、骨关节创伤、骨肿瘤、骨关节畸形等手术产生了更新换代的影响。

二、计算机手术规划系统的重大意义

在传统的术前规划中,外科医生通过对CT图像、磁共振图像进行观察,利用医生自己的手术知识,结合患者的影像学数据构建出病灶的基本三维空间结构,判断病变的位置以及病变与周围器官、血管和其他组织之间的关系。传统的手术计划方法存在以下问题:过分依赖临床医生的个人经验,无法保证准确性;根据CT和MRI二维图像在脑海中想象器官和病变的三维模型非常费力且容易遗漏有效信息;受到手术医生知识习惯和个人经历的影响,缺乏客观的对比与分析。医生迫切需要一种能够帮助他们进行医学影像可视化、模拟手术切割、手术仿真教学的系统,让他们对手术效果进行优化并且对医学科研提供有力的技术支持。

三、医学影像可视化介绍

医学影像可视化技术是一个多学科融合的前沿技术交叉领域:生物医学技术、数字图像处理

技术、计算机图形学、深度学习等领域都有涉猎。Idesawa 于 1973 年首次提出了三维重建技术，引发了该领域的研究热潮。此后众多科研人员进入该领域并且取得了很多成果。1992 年，Hartley 和 Fogras 创建了三维重建技术理论模型，为技术落地应用奠定了基础。临床诊断对医学三维重建技术的需求越来越迫切，推动了三维重建技术飞速发展。

医学影像可视化的目标是将一系列临床检查得到的二维断层图像转化为三维可视化模型。其主要的技术思路如下：

1. 数据获取　系统通过读取医学工作站传输的 DICOM（医学数字成像和通信标准）格式的图像文件，把医学影像设备拍摄的断层扫描图像转化为 RGB（红绿蓝）格式或灰度（gray）格式的图像文件。伴随着 DICOM 格式的医学影像格式标准逐步完善，获取 DICOM 格式医学图像文件成为计算机手术规划系统的主要影像获取方式。

2. 影像预处理　影像预处理的主要目的是要消除医学影像在获得、转化、传输等过程中产生的噪声、失真、畸变等影响三维重建效果的干扰因素。在进行影像预处理之前要将图像进行配准、校正和融合等工作。

3. 影像特征获取　要从获取的二维断层扫描序列中提取出进行三维重建的目标区域，即进行图像分割。医学影像图像分割对不同部位和组织的特征进行提取。器官与组织医学影像分割方法主要有基于组织结构的分割方法、基于统计学的分析方法、双重混合分割方法等。

4. 三维可视化　应用医学扫描影像的特点，根据三维可视化技术理论及算法来选择面绘制、体绘制等不同方法来获得医疗行为需要的三维模型。完成二维断层扫描序列的三维重建，生成三维可视化模型。

5. 影像显示　对重建后的三维可视化模型进行再处理，应用计算机图形学、三维重建技术等方法，包括模型演示渲染、器官靶区分割、环境明暗变换、光线计算、模型隐藏面消除，除此之外还可以对三维可视化后模型进行全角度自由旋转、模型平移、大小缩放、裁剪开窗等操作，并能够提供容积测量、模拟切割、导航点标记等功能，提高三维可视化

模型的可操作性，降低使用难度。

现在医学影像可视化仍然存在技术不足，对原始二维断层扫描序列进行二次加工处理，在这个过程中原始图像信息会有不同程度丢失，这是现有软件算法无法避免的技术问题。原始的断层扫描影像的信号值是医学影像质量的基础，任何二次处理都可能造成原始信息的丢失。而且影像设备参数、医生使用对比剂的剂量、三维模型生成算法等不同，都会对生成的三维可视化模型造成影响。优化和创新不同的医学三维可视化算法，最大程度保留原始的二维扫描影像信息，提升三维重建模型的精度，改进模型显示技术，是目前医学影像可视化发展正在攻关的重要研究目标。

四、医学影像可视化的意义与应用

将人体的病理及生理解剖功能信息进行直观展示，无创获得这些信息，对于疾病的诊断、治疗、预防都有重要意义。1895 年，德国物理学家伦琴首次发现了 X 射线，在医学领域中产生了重大影响。使用 X 射线成像检查进行透视和成像，是人类医学历史上首次人体内部结构可视化显示，为医学影像学发展奠定了基础。1972 年，计算机体层成像（computed tomography，CT）技术的出现成为了现代医学影像学发展的标志，标志着医学影像诊断迈入二维断层可视化时代。之后，磁共振成像（magnetic resonance imaging，MRI）、数字减影血管造影（digital subtraction angiography，DSA）、正电子发射计算机体层显像仪（positron emission computed tomography，PET/CT）、超声成像（ultrasonography）等相继出现，在不同疾病检查中得到了广泛的应用。应用计算机图形学技术将从医学影像设备获得的原始图像进行进一步处理，帮助医生更精准地对疾病进行诊断和治疗。

在现有的医学影像成像方式中，只能形成一系列的二维断层影像序列。医生只能通过胶片或在显示屏上这些特定方法对二维医学影像进行审阅，所得到的诊断信息来自阅片人的主观经历。这种方式需要医务工作者具备丰富的临床经验。在外科手术的术前规划中，仅仅将获得的原始二维扫描图像叠加，并不能准确地获得病灶及其周围组织的三维空间图像。这种情况下可能会造成信息遗漏，

对病灶定位的判断失误。计算机图形学技术可以对医学影像序列进行缩放、旋转、剪切、三维重建等处理;医学影像可视化技术能够充分展现医学影像中隐藏的三维解剖结构和功能信息,多维度、多层次揭示人体内部结构的细节信息,增强医生对隐匿结构的直观认识,进行准确的定量分析,提升医学影像临床诊断的效率。医学影像可视化的研究成果已经广泛地应用到辅助医疗诊断、整形外科、手术与放射治疗规划、医学教育等方面。

五、模拟切割技术

模拟切割技术是对手术器械的切割过程和结果进行模拟。手术器械对人体组织切割的具体流程如下:

1. 对患者检查所形成的医学影像的二维图像,使用三维重建技术,生成医学三维图像。二维医学图像的格式为多个序列的断层扫描影像数据,通过透视技术获得。例如,特殊计算机断层扫描、磁共振成像、正电子发射型计算机断层成像等扫描方式。

2. 在三维空间的空间坐标中生成多个点,再将各个点连接起来形成曲线,然后在曲线上选择多个操作点。

3. 通过对操作点的调整对曲线的弯曲度进行调整。若手术的要求与调整后的曲线不相符,则需要通过对操作点坐标的调整改变曲线,或对操作点数量进行调整,直到获得满意的手术计划路线。

4. 人体器官是三维立体的,当沿着规划好的手术路线,即沿着曲线进行模拟切割时,可以获得一个包含大量数据信息的截面,且该截面的平面方程与模拟切割手术刀的平面方程是一致的。

5. 然后,根据手术计划的曲线,可以确定模拟手术刀的切割路径和器官模型产生的每个切割点的位置。在手术计划系统中,可以通过 OpenGL 3D 开发套件中提供的投影功能和投影关系在平面中获得三维对象。顶部的投影点坐标是要找到的切割点。

6. 将手术刀模拟切割工具调整到手术刀模拟切割平面后,计算手术刀平面围绕坐标轴的角度,并调整手术刀的正确切割位置,以获得切割点的切割平面。

7. 重复步骤 4 到步骤 6,确定切割平面。

8. 在获得了投影线上的每个切割平面后,对三维成像模型进行模拟切割。

第二节 国内外研究现状

一、计算机手术规划系统研究现状

世界各国对计算机手术规划系统的研发都在火热进行,虚拟现实技术、计算机图像技术、计算机智能手术规划系统研发进展迅速。

日本名古屋大学研发了一种基于计算机工作站的 3D 计算机手术规划系统,能够支持多人同时对该系统进行操作。日本的东京大学医学部与日本三菱公司合作,研发出模拟手术器械、虚拟碰撞提示和模拟显微镜。

美国佐治亚理工学院图形可视化与应用研究所率先研究了虚拟手术过程中内脏软组织与手术器械碰撞的形变问题。美国约翰斯·霍普金斯大学计算机手术系统研究所在计算机辅助设计、计算机辅助制造等技术上取得突破。

英国伦敦国王学院对计算机手术规划系统的远程模块进行了深入的研究。德国卡尔斯鲁厄大学计算机应用研究中心早在 1986 年就研发出 3D 计算机手术规划系统;2000 年在该系统的基础上又开发了一套微创模拟手术规划系统,完成了对人体器官组织的切割、夹取、缝纫、出血等多种情况的模拟,并且在妇科手术中完成了临床应用。

德国的埃尔朗根 - 纽伦堡大学的计算机远程通信实验室研制出人类颅骨面部手术计划和虚拟仿真系统。

美国卡内基梅隆大学在刚性物体和人体软组织间碰撞形变的检测方法以及虚拟切割的模拟进行了深入研究。美国斯坦福大学的生物计算机研究院对血管微创手术的虚拟切割以及缝合技术进行了研究。美国加利福尼亚大学对三维空间物体物理性质的碰撞与形变进行了模拟仿真的研究。目前许多公司已经着手开发研制具备完整商业功能的计算机手术规划系统。例如，奥林巴斯光学工业股份有限公司正在开发数字化手术室设备，包括计算机手术规划、虚拟手术模拟、术中追踪等模块。3D Incorporated 公司开发了一款计算机手术规划软件，该软件集成了将二维断层扫描图像自动三维重建生成三维模型的算法。

我国计算机手术规划系统方面的研究起步较晚，许多研究所开展了手术规划系统方面的研究，并且取得了一部分的成果。例如，清华大学对虚拟手术中力反馈的模拟算法进行了研究，该算法基于有限元方法；浙江大学针对手术规划的三维重建技术、刚体的碰撞测验方法、人体软组织的虚拟切割等关键技术进行了研究；华南师范大学计算机学院研发了一款虚拟肝脏手术规划系统，支持对模拟手术进行力反馈的交互。国内虚拟手术规划系统领域还有许多基础研究和临床实用化的问题需要解决。

二、医学影像可视化研究现状

近年来，医学影像可视化的研究工作和应用实验在大学、著名实验室和各大科技公司中非常活跃。中国的计算机图形学工作者也在这方面做了很多研究。

近年来国内外产生了很多医学影像可视化研究结果。1989 年，美国国家医学图书馆进行了"人类数字人计划"，建立起人体计算机断层扫描、磁共振图像和组织学切片图像数据的集合。"人类数字人计划"建立了一名男性和一名女性的完整影像信息数据库。以多种不同的扫描方法，获得该男性和女性身体的数字解剖图像、计算机断层扫描图像、磁共振图像和病理切片图像，并且将这三种不同类别与间隔的影像数据进行交叉对比整合成数据库，为研究人类人体内部结构提供了前所未有的数据支持。

美国伊利诺伊大学芝加哥分校开发了一种胚胎可视化软件，可在超级电脑和医学影像工作站上运行。该软件可以显示七周人类胚胎的三维模型，并可与该模型进行交互。该胚胎的模型是从美国国家健康和医学博物馆的数据中进行重建获得的。

美国国家超级计算机应用中心开发了对犬心的 CT 图像动态显示软件，应用不同地理位置的并行资源，利用体绘制技术展现犬心的实时动态 CT 扫描图像。主要展现了犬心的跳动周期的动态图像，展现了直观且清晰的效果。

美国宾夕法尼亚大学开发了 3DVIEWNIX 系统，能够基于二维断层扫描图像提供强度预测曲线。该系统还能够进行匹配分析，提供三维模型的切割、分离、移动、表面注释、动画演示等操作。

2001 年，美国科学家联合会提出了一个人体可视化的项目，旨在建立完整的数字人体信息库。

2000 年，韩国推出了"虚拟韩国人"计划，旨在获得 0.2mm 精度的 CT、MRI 断层扫描和组织切片数据。该计划将在五年内获得 4 人的数据。这是在世界范围内，第二个国家级的针对人体可视化的完整计划，也是东方种族的第一个人体数据收集计划。

德国汉堡大学开发了一款名为 VOXEL-MAN 的计算机三维影像显示系统。该系统基于视觉人体工程学建立，利用多层次可视化导航观测系统，根据患者的特定 X 光照片构建特定的人体模型，可用于医学教学和疾病诊断。

我国在这一领域也迅速发展，中国科学院自动化研究所、浙江大学、清华大学、浙江工业大学、西北大学等科研机构都对医学影像三维可视化技术进行了相关研究。例如，中国科学院自动化研究所人工智能研究实验室借助可视化工具包（visualization tool kit，VTK）和综合工具包（integrated tool kit，ITK），开发出第一个医学可视化工具 MITK（medical imaging interaction tool kit，医学图像交互工具包），以及医学图像三维可视化软件 3DMed。浙江大学计算机辅助设计与图形学国家重点实验室，开发了名为 MedVis 的医疗影像可视化系统。该系统具有良好的人机交互性和实时描绘性，可以实时交互医学 3D 渲染系统。清华大学计算机科学与技术系开发了人体断层图像三维可视化系统。

西北大学可视化研究中心开发了一种基于三维影像可视化的医学信息平台。

第三节　应　用　实　例

一、肝胆外科应用案例

案例 6-3-1

病史:患者马某,女,54岁,CT检查显示胰腺部位存在病灶,根据二维断层图像判断肝总动脉和病灶存在浸润关系。由于手术风险太大,曾被多家医院拒绝进行手术。

根据图 6-3-1 患者 CT 增强扫描图像,病灶包围了肝总动脉,导致了手术无法进行。

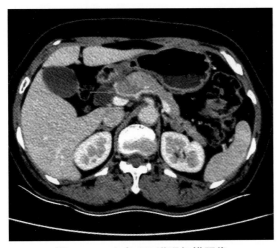

图 6-3-1　患者 CT 增强扫描图像

根据患者的二维断层扫描图像,经过医学影像三维可视化处理生成三维可视模型(如图 6-3-2),直接展现各器官与病灶的空间关系,可精确测量器官组织体积。

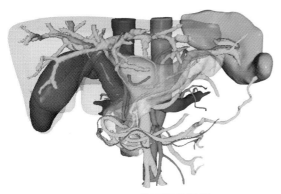

图 6-3-2　三维可视化模型

经过三维重建后透视化(图 6-3-3),发现病灶位于胰腺颈部,肝总动脉从中穿过,病灶体积较小,仅仅为 14mm,如果能够通过手术切除,患者痊愈的概率很大。

如果没有通过医疗三维可视化处理,单单在二维断层图像上很难发现这两支变异血管的存在,临床医生通过三维重建生成的三维模型(图 6-3-4)能够直观看到病灶与血管的关系,在手术诊断、评估手术风险中起到了重要作用。

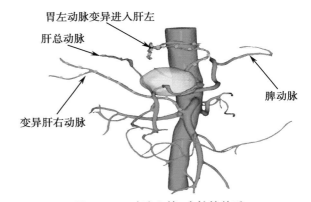

图 6-3-3　动脉血管、病灶的关系

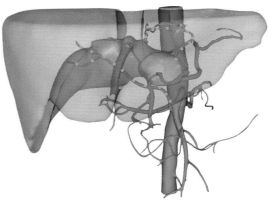

图 6-3-4　动脉血管、病灶以及肝脏的关系

案例 6-3-2

患者女,59岁,因"体检发现胆囊病灶1周"入院,胆囊结石病史 20 余年。

影像诊断:①胆囊癌,未明显突破浆膜;左肝两处转移瘤。②胆囊多发结石。③右肾小囊肿。

图 6-3-5 影像初步显示患者患胆囊癌,未明显突破浆膜;左肝有两处转移瘤。

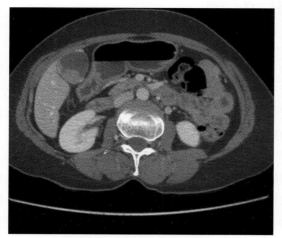

图 6-3-5　患者二维扫描图像

图 6-3-6 为经过医学三维可视化处理后的三维模型。3D 模型可见胆囊病灶,并肝内两枚转移瘤可见,与报告描述一致,建议行腹腔镜胆囊癌扩大根治术(胆囊切除、肝十二指肠韧带淋巴结清扫 + 扩大左半肝切除术)。

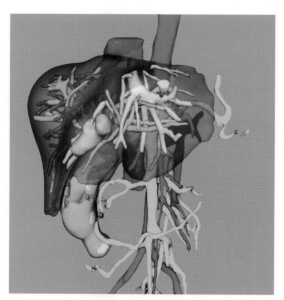

图 6-3-6　三维重建后模型

图 6-3-7、图 6-3-8、图 6-3-9 对重建后的三维可视化模型进行术前模拟手术预定切缘,可实现残肝体积的计算,另外可以有效地暴露血管和确定转移瘤是否可以被切除干净。为手术的解剖引导及安全性提供了重要的信息。

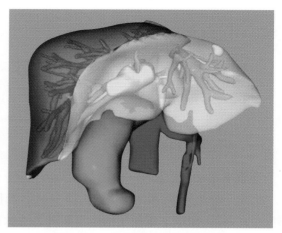

图 6-3-7　术前模拟手术预定切缘

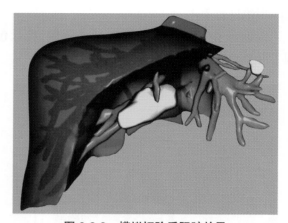

图 6-3-8　模拟切除后肝脏效果

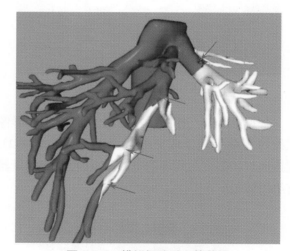

图 6-3-9　模拟切除后血管效果

图 6-3-10 术中应用,可以看到术中的肝脏表面切缘与术前设计的切缘几乎完全一致。因为术前已知整体的解剖结构关系,所以可以更加大胆放心地"切下去";术前已经清楚计算出残肝体积,不用担心肝脏体积够不够,避免了术中因为看不到肿瘤的准确位置而误切肝脏。术前规划可清晰观察

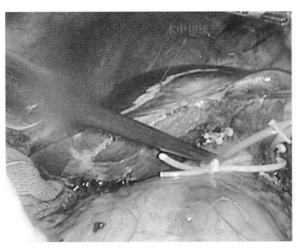 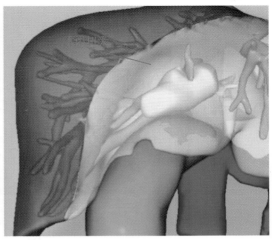

图 6-3-10　术中应用图像

术中可能要切到的血管，这是二维影像上无法直接看到的。

图 6-3-11 为手术后切除的肝脏切面。

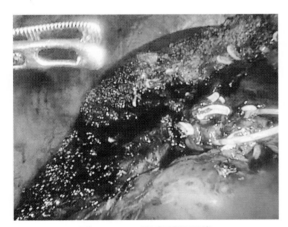

图 6-3-11　肝离断面图像

图 6-3-12 为术前设计的三维肝脏切缘，由术中照片可知术前三维结论与实际情况基本一致。

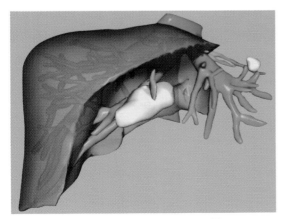

图 6-3-12　术前三维重建切缘模型

二、神经外科临床应用案例

案例 6-3-3

病史：患者万某，女，63 岁；无明显诱因出现下肢乏力，走路不稳，足趾背伸无力，伴足背感觉麻木，当时无头晕头痛，无视物模糊、四肢抽搐及二便失禁等症，有糖尿病病史两年余，未监控血糖，2015 年行胆囊切除术，2016 年行肠道修补术。有高血压病史多年，血压最高 190/120mmHg，有腰椎间盘突出病史。

体征：血压 130/76mmHg，呼吸频率 20 次 /min，脉搏 75 次 /min，体温 36.7℃，神志清楚，营养中等，发育正常，步入病房，精神尚可，头颅无畸形，粗测视力正常，颈软，双肺听诊呼吸清，未闻及干湿性啰音，心脏听诊律齐，未闻及病理性杂音，腹平软，无明显压痛反跳痛，右下肢肌力四级，肌张力可，余肢体肌力、肌张力如常。

影像诊断：见图 6-3-13、图 6-3-14、图 6-3-15，左侧额顶硬膜下见类圆形长 T_1 稍长 T_2 信号团块，病灶信号较混杂，边界较清晰，以宽基底与脑膜相连，邻近额叶呈受压改变，病灶大小约 2.9cm × 3.3cm × 3.7cm，增强扫描呈环状，不均匀强化，周围可见流空血管影，脑室系统未见明显扩大，脑沟、裂稍增宽，中线结构无移位，颅内未见明显异常流空信号。双侧筛窦、上颌窦黏膜增厚。左侧额部病灶未见纤维束走行，病灶周围纤维束较密集、紊乱，部分纤维束可见中断，部分呈受压改变。颅内上矢状窦、下矢状窦、直窦、窦汇粗细、形态、信号

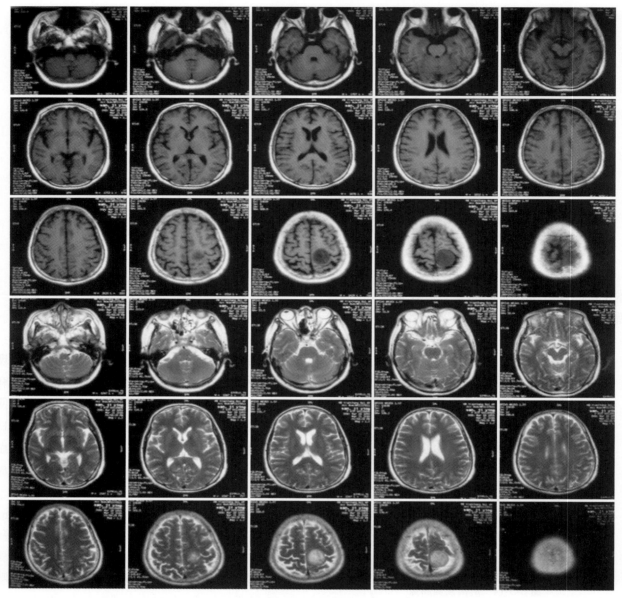

图 6-3-13　磁共振影像

未见明显异常,左侧横窦纤细,横窦、乙状窦呈右侧优势型。

印象:考虑左侧额顶硬膜下肿块,考虑脑膜瘤;左侧横突纤细,考虑右优势型所致;左侧额部皮肤小结节,鼻窦炎。

患者左侧额顶硬膜下存在肿块,考虑为脑膜瘤。计划通过开颅手术切除肿瘤。开颅手术前需

要准确体表定位。二维断层影像精确定位脑膜瘤位置难度很大。根据计算机手术规划系统生成患者颅脑的三维模型,并根据软件提供的测距功能做体表定位。图 6-3-16 显示三维重建后大脑模型,图 6-3-17 显示三维重建后脑血管模型,图 6-3-18 显示头部三维模型,图 6-3-19 显示颅脑组合三维模型。

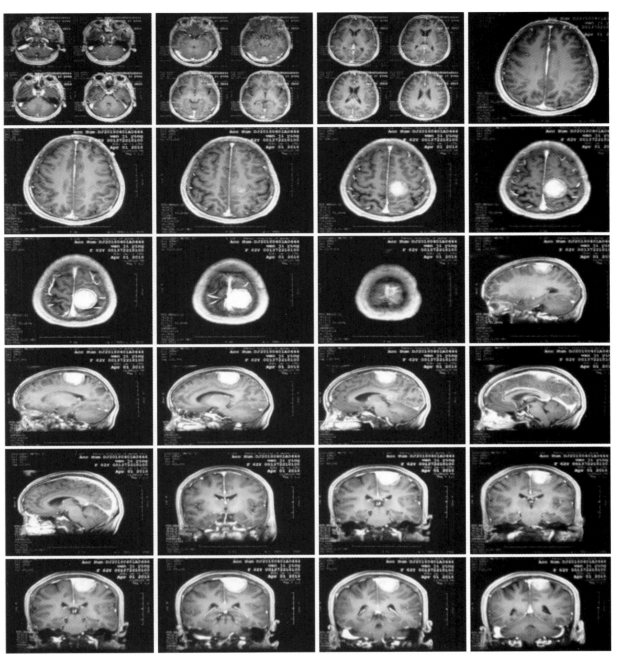

图 6-3-14　磁共振影像

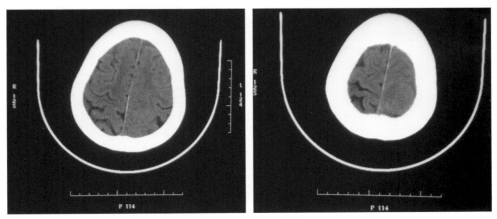

图 6-3-15　CT 影像

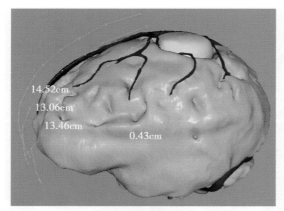

图 6-3-16　三维重建后大脑模型

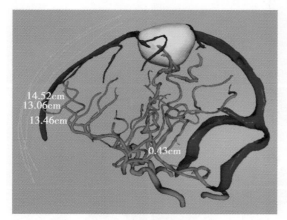

图 6-3-17　三维重建后脑血管模型

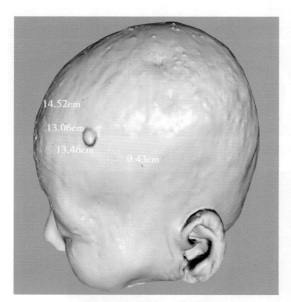

图 6-3-18　头部三维模型

利用计算机手术规划系统的皮尺功能,测量得到肿瘤距离眉心间的距离约为 13.9cm,脑膜瘤的大小约为 4cm×3cm。

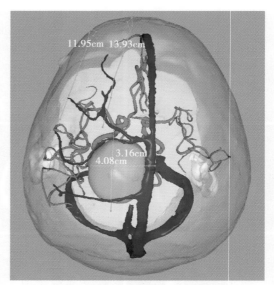

图 6-3-19　颅脑组合三维模型

据三维重建后所测量得到的眉心到肿瘤的距离和肿瘤大小数据,医生对患者进行术前的距离测量和位置标记。图 6-3-20 显示术前标记,图 6-3-21 显示术前体表定位。

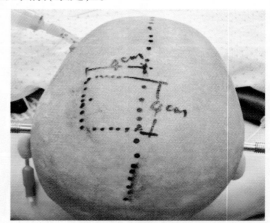

图 6-3-20　术前标记

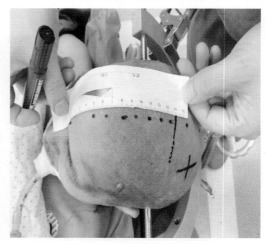

图 6-3-21　术前体表定位

三维重建后精确测量距离,肿瘤大小,图 6-3-22 显示医生成功切除肿瘤。

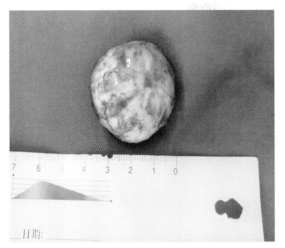

图 6-3-22　术后成功切除肿瘤

三、胸外科临床应用案例

案例 6-3-4

患者黄某,男,51 岁。

主诉:肺肿物(因发现肺部肿物三月余入院)。

既往史:体质良好。

现病史:体检胸部 CT 发现左上肺磨玻璃影,考虑恶性可能大,为寻求手术治疗入院。

图 6-3-23、图 6-3-24、图 6-3-25 为患者 CT 影像。

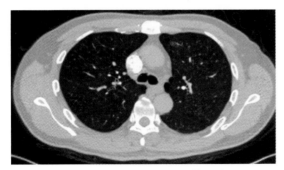

图 6-3-23　横断位 CT 扫描图像

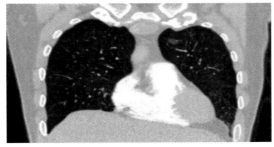

图 6-3-24　冠状位 CT 扫描图像

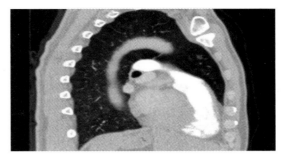

图 6-3-25　矢状位 CT 扫描图像

通过三维可视化手术规划系统(图 6-3-26),单独查看肺结节与支气管之间关系,通过三维模型展示结节与支气管的位置关系,看到结节与左肺上叶前段上亚段支气管的边界清晰。

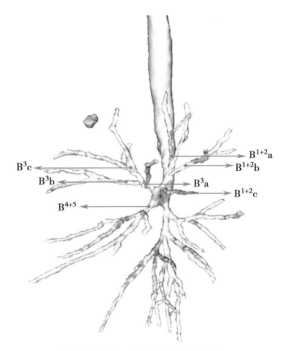

图 6-3-26　支气管与病灶关系

通过三维重建手术规划系统(图 6-3-27),根据支气管与血管的走行,提供个性化分段,在左肺上叶前段上亚段能够直观发现结节。

图 6-3-28 显示,如果没有发现变异血管,贸然行左肺上叶前段切除,将可能误伤切掉 A^4 动脉,导致上舌段失去功能。三维重建发现了变异血管,改变了原手术方案,保留 A^4 动脉。

1. 通过三维重建,依据支气管与肺动脉伴行的解剖关系,先看支气管才能判断,上舌段发至左肺上叶前段,与其共干。

2. 如果没有发现此变异血管,这支血管将被

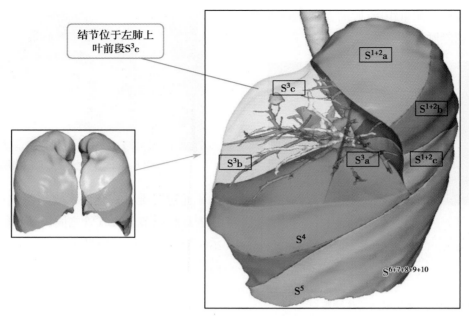

结节位于左肺上
叶前段S³c

图 6-3-27　左肺上叶分段

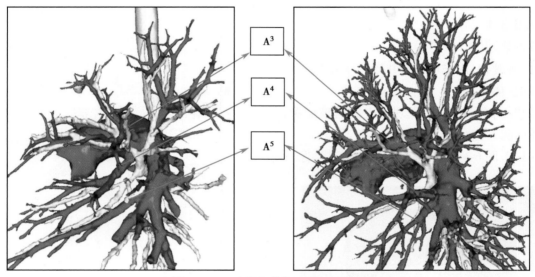

图 6-3-28　变异血管与正常血管模型

误认为是前段血管,术中可能会将其误断,导致上舌段失去其功能;通过三维重建术前分析解剖结构关系,制订了个性化的手术方案,有效规避了术中手术风险。

图 6-3-29 术中对比图像显示:

1. 通过三维重建可视化,模拟手术路径,切断 V^3c(左肺上叶前段上亚段静脉),清理 N12 组淋巴结。

2. 通过三维重建可视化,N12 组淋巴结与实际手术位置一致。

3. 实际手术路径:在肺门前切开纵隔胸膜暴露左上叶静脉,解剖暴露左上叶静脉三个分支,分别为 V^{1+2}、V^3c、V^3a+b,向远端分离 V^3c 至足够长度,结扎 V^3c 并切断,清理 N12 组淋巴结。

图 6-3-30 术中对比图像显示:

1. 通过三维重建可视化,可精准解剖血管位置关系 A^3b(左肺上叶前段内亚段动脉)位于 V^3c 后方。看到 A^4(上舌段动脉与前段动脉共干)。

2. 实际手术:提起 V^3 远侧断端,解剖、暴露 A^3b,分离 A^3b 足够长度,结扎 A^3b 并切断。从而避

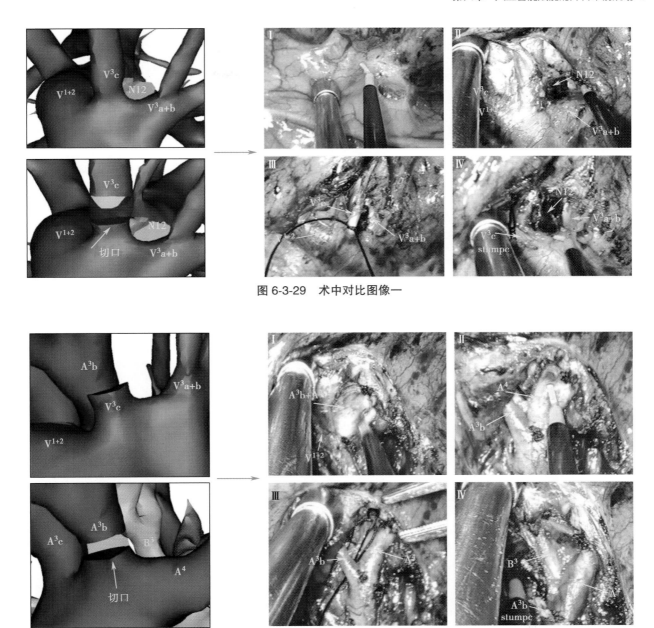

图 6-3-29　术中对比图像一

图 6-3-30　术中对比图像二

免损伤 A^4 上舌段动脉。

3. 三维重建术前模拟手术路径与术中操作一致。

图 6-3-31 术中对比图像显示：

1. 三维重建可视化精准解剖 A^3c（左肺上叶前段上亚段动脉）。位于 B^3 右后下方。

2. 术中实际操作：沿 B^3 下方游离，暴露 A^3c，游离一定长度结扎并切断。

3. 三维重建可视化模拟手术路径切断血管与实际手术切断血管一致。

图 6-3-32 术中对比图像显示：一般情况下鼓

肺需要 2~3 次才能成功，但是在三维重建指导下来，一次鼓肺成功。

1. 三维重建可视化精准解剖动脉与支气管关系，B^3 位于 A^3b 后方，切断 A^3b 后，故切 B^3。

2. 术中实际操作：提起 A^3b 远侧断端，解剖、暴露 B^3，试阻断 B^3，鼓肺，前段肺组织（S^3）不张而尖后段肺组织（S^{1+2}）及舌段肺组织（S^{4+5}）迅速膨胀，表明 B^3 判断正确，并切断。

3. 三维重建术前模拟手术路径与术中操作一致。

图 6-3-33 显示成功切除结节。

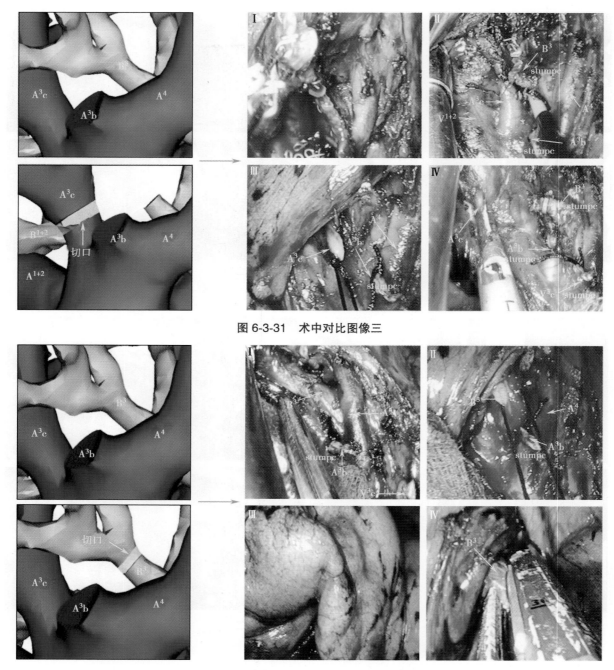

图 6-3-31　术中对比图像三

图 6-3-32　术中对比图像四

　　此案例准确判断了结节的位置及与周围血管的关系；为术中解剖路径提供了指导意义。通过三维重建展示出变异血管，避免了误断上舌段动脉，从而保留了上舌段，提高了手术的精准性及安全性能，缩短了手术时间，降低了手术风险。

四、泌尿外科临床应用案例

案例 6-3-5

患者王某，男，因前列腺电切除术后 1 年，腰痛加重 1 周后来院就诊。

　　图 6-3-34 显示 2018 年 6 月 25 日查泌尿系增强 CT：左肾内可见数个类圆形低密度影，最大者 10mm，增强期未见明显强化。左肾门可见肿块影，大小约 50mm×45mm，增强期边缘局部可见强化，内部无强化。左侧盆壁、骶骨右前方多发肿块结节影，较大者 19mm。

　　下图为肿瘤与肾动静脉及肾盏肾盂输尿管的解剖位置关系。

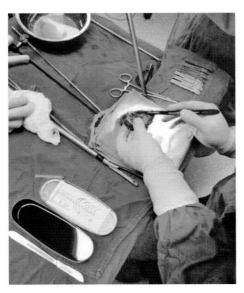

图 6-3-33　术后照片成功切除结节

1. 肿瘤紧贴腹主动脉及推移肾左动脉。
2. 肿瘤部分靠近肾盂。
3. 肿瘤紧贴左肾静脉。

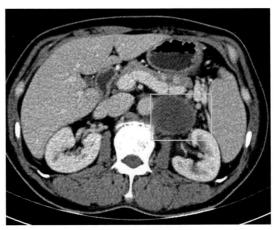

图 6-3-34　患者二维扫描图像

　　图 6-3-35 三维重建模型可以看到肿瘤与肾脏的位置关系,靠近肾门区域。另外通过算法计算后显示病灶体积为 80.79ml。经过术前评估未行手术处理,利用术前三维模型定位进行了穿刺活检,病理示腹膜后恶性肿瘤。

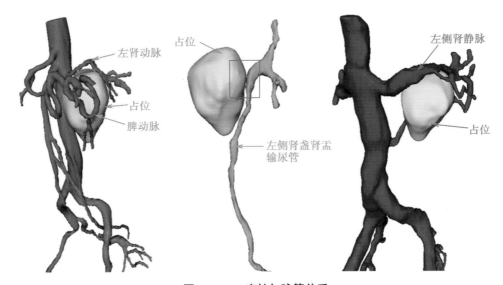

图 6-3-35　病灶与脉管关系

　　图 6-3-36 显示通过算法计算后显示病灶体积为 80.79mL。

　　图 6-3-37 显示病灶与肾门距离经过术前评估未行手术处理,利用术前三维模型定位进行了穿刺活检,病理示腹膜后恶性肿瘤。

　　该患者进行了 3 个月化疗,图 6-3-38 为化疗前 CT 影像,图 6-3-39 为化疗后 CT 影像,二者对比显示肿瘤明显缩小,但肿瘤体积,肿瘤与肾血管、输尿管的解剖关系,无法从二维影像直接获取。

　　图 6-3-40 和图 6-3-41 对比化疗前后患者三维模型,能够量化观察病灶体积变化。

　　图 6-3-42 和图 6-3-43 为化疗前后与肾脏距离的比对。化疗后,病灶与肾门拉开了一定的距离。

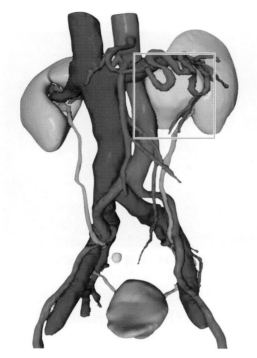

图 6-3-36　三维重建后模型

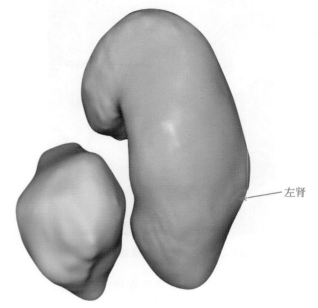

图 6-3-37　病灶与肾门距离

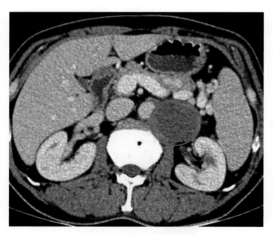

图 6-3-38　化疗前 CT 影像

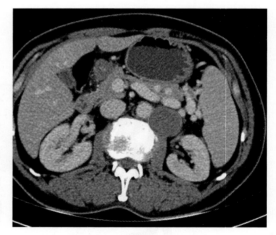

图 6-3-39　化疗后 CT 影像

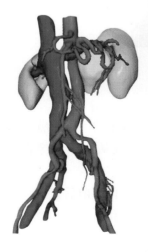

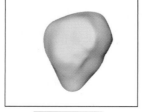

图 6-3-40　化疗前三维模型

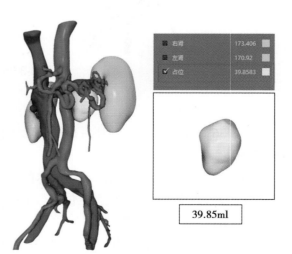

图 6-3-41　化疗后三维模型

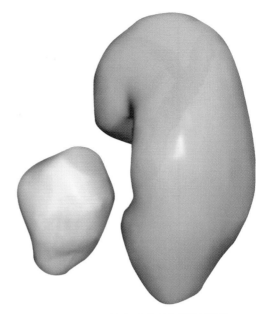

图 6-3-42 化疗前病灶与肾脏距离 图 6-3-43 化疗后病灶与肾脏距离

图 6-3-44 和图 6-3-45 对比病灶与输尿管的距离和位置关系。

图 6-3-46 到图 6-3-49 是肿瘤化疗前后病灶与肾血管的关系对比：

1. 化疗后肿瘤与肾静脉之间,存在一定的缝隙。

2. 化疗前后肿瘤与肾动脉的关系,特别是与腹主动脉的关系(因为腹主动脉是非常重要的大血管),此时也因为病灶的缩小有了一定的缝隙,再与肾动脉主干也拉开了距离,所以经过术前的解剖结构评估后,医生认为这次可行手术治疗。

基于以上充分的术前准备,图 6-3-50 显示,医生给患者进行了达芬奇机器人辅助下左侧腹膜后肿物切除 + 腹膜后淋巴结清扫。图 6-3-51 显示通过术中解剖引导剥离输尿管,避免损伤输尿管。

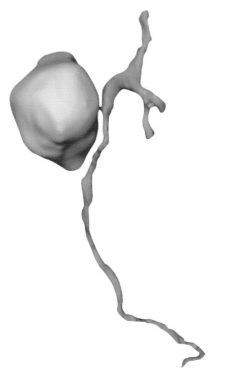

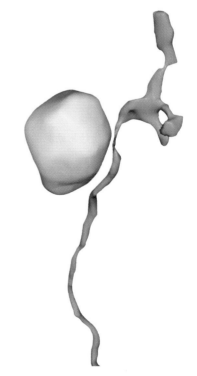

图 6-3-44 化疗前病灶与输尿管距离 图 6-3-45 化疗后病灶与输尿管距离

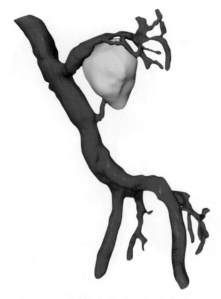

图 6-3-46　化疗前病灶与静脉关系

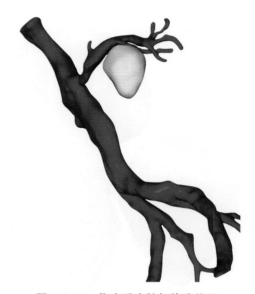

图 6-3-47　化疗后病灶与静脉关系

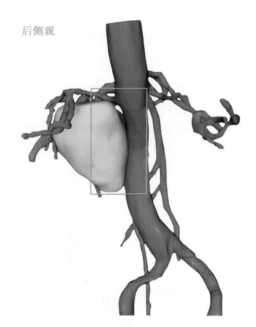

图 6-3-48　化疗前病灶与动脉关系

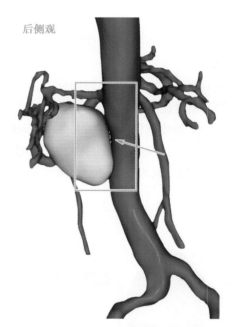

图 6-3-49　化疗后病灶与动脉关系

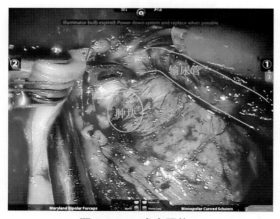

图 6-3-50　术中照片一

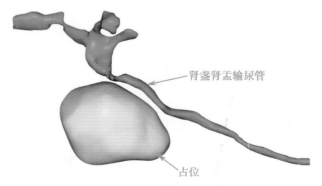

图 6-3-51　病灶与肾盏肾盂输尿管空间位置

图 6-3-52 显示剥离腹主动脉。图 6-3-53 显示
通过术中解剖引导避免损伤腹主动脉。

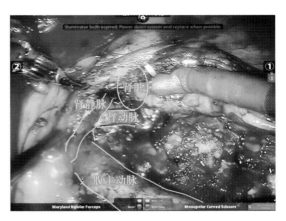

图 6-3-54　术中照片三

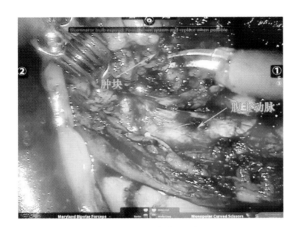

图 6-3-52　术中照片二

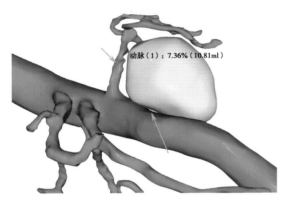

图 6-3-53　病灶与腹主动脉位置关系

图 6-3-54 为肿瘤切除后的剩余残腔与模型上
位置对比,图 6-3-55 显示的术前规划和与术中残
腔几乎完全一致。

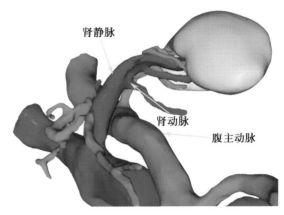

图 6-3-55　三维血管模型

术后总结:肿物与血管粘连明显,术前担心大
血管损伤,比如腹主动脉及肾动脉、肾静脉的损伤。
3D 可视化技术让关键位置在处理上有了参考,重
要血管得到保护。原估计腹膜后肿物切除的手术
时间 3 小时,但实际仅 1 小时就完成了腹膜后肿物
的切除,出血量不超过 100 毫升;术前备血 6 个单
位,但由于手术比较顺利,术中未输血。

第四节　前　景　展　望

一、人工智能在医疗影像领域的应用概述

近年来随着人工智能领域技术的飞速发展,人
工智能在医疗领域的应用快速推广,进入多个医学
应用场景,如医学影像、临床决策分析、病例智能决
策、医学语音助手、智能药物研制、健康管理、病理
学等。医疗数据的爆发性增长,硬件设备的提升,
人工智能算法的不断优化改进,使得人工智能在医
疗场景中的积累越来越成熟,现在更多的人工智能
技术被应用在医疗领域。

在医学图像方面,人工智能技术的应用前景更
辽阔,通过人工智能,医生能够极大地提高诊疗效
率和诊疗精确度,使得医学图像分析快速高效,患
者就诊时间缩短,医疗成本降低。

机器学习正在识别、分类、量化现有的医学影像，在数据中自动归纳出具有层次性的特征，而不需要拥有特定领域知识的专业人士来人工定义和发现特征。深度学习正在取代很多基于机器学习的算法。

二、人工智能与医学可视化

目前，医疗可视化技术与人工智能结合有以下方面：

（一）AI患者评估和方案制订

将医学三维可视化后的医学影像数据与临床数据、病理数据、基因检测数据相融合，通过AI决定选择最优质的治疗方案。信息集成的模型可以对疼痛减轻时间、毒性风险、生存周期等进行优化决策，提高患者的生存质量，提供高质量的患者评估结果，制订个性化治疗方案。

（二）AI治疗前规划

治疗过程中，首先根据需要对使用手术规划的医学影像进行预处理，对不同图像模式进行转换、降噪、配准等。其次，自动勾画靶区和危及器官，再通过三维重建技术将二维图像转换为直观的三维模型，使术前规划更加准确。在预测分割后器官会接受的辐射剂量上，深度学习通过勾画区域，可以提高手术精准程度和实施便利程度。

（三）AI治疗中管理

深度学习可以监管患者术中由呼吸导致的器官运动，采用嵌入模糊逻辑系统的神经网络来管理术中腹部肿瘤的运动，可以提升预测准确率，减少计算时间。

（四）AI治疗后随访

AI通过实时监控提取患者医学影像的特征点，对肿瘤标志物的响应程度，将这些信息和临床特征相结合起来，采用深度学习分析大小、形态、纹理、体素间关系、分形特征等，建立影像信息和病理以及临床疗效之间的关系，可以对治疗疗效进行评估。

三、软组织建模在虚拟手术规划中的研究

人体内器官大部分都是软组织，因此关于人体软组织的几何建模、物理模拟和医学仿真是现代虚拟手术系统要研究的基础问题。计算机手术规划系统软组织建模的核心包括几何建模、物理模拟、碰撞检测等模块。

（一）几何建模

建立三维模型主要有三维面绘制与三维体绘制两大类方法。三维体绘制方法的优势是生成的模型可视化效果好，三维面绘制方法的优势为交互性更好且算法运行的效率更高。

面绘制方法通过分割一系列目标的二维图像建立出三维模型，并通过二维平面的方式表现出来，为医生提供较为真实的三维模型，便于医生的观察和对三维模型的交互，在辅助医生进行疾病诊断、手术仿真、引导治疗等方面都发挥了重要作用。

体绘制方法是以人的视觉成像为原型，当体素在不同的光照模型下有不同的光强值和不透明度。沿着视线方向进行积分时能够生成三维投影。体绘制方法研究的是体素与三维数据场的直接关系，中间无须转换，使得生成的模型可靠性更好。

（二）物理模拟

物理模拟功能是虚拟手术系统的核心功能之一，因为人体软组织的功能与结构都相对比较复杂，而不同部位组织的物理特性又不尽相同。构建软组织的物理模型有质点弹簧模型和有限元模型。

质点弹簧模型是把要仿真操作的目标进行质点离散操作，将组织表面的平面划分为三角或者矩形网状结构，使用弹簧来作为网状节点之间的链接。质点除了受到弹簧的作用力外，与速度成正比的阻尼力同样会对其进行约束。除了能够同时进行动态和静态分析，对于软组织的受力变化模拟有较好的表现。

有限元模型是处理弹性力学问题的经典方法，对组织的物理模拟效果精度较高。但是问题在于该方法要求的计算量很大且复杂，使得该方法很难到达手术模拟所要求的实时性。

（三）碰撞检测

在计算机手术规划系统中，只有当虚拟手术器械与软组织发生作用时才会实施碰撞模拟操作。目前碰撞模拟的主要算法是层次包围盒技术，该算法的特点是能够有效地降低碰撞检测的复杂度。该算法包括方向包围盒、沿坐标轴包围盒、离散方向多面体这三种算法。目前大部分的碰撞检测引擎都是在这三种算法的基础上进行开发的。

（郑　军　鲍苏苏　吴李鸣）

第七章

人工智能在微创外科中的应用

第一节　人工智能与微创外科概述

一、微创手术简介

20世纪80年代以来,微创手术成为现代手术技术的重要进展。较传统治疗效果相当的前提下尽可能减少病人的近期和远期痛苦。微创手术与常见的开放手术相比具有许多优点,包括切口小、疼痛轻、出血减少、恢复时间缩短、并发症少以及免疫功能干扰少、应激反应轻。微创手术主要应用于腹部,本章提出的大部分案例都与腹腔镜技术有关。配备摄像系统的腹腔镜用于观察腹腔内部。它由一根包含镜头系统和光纤通道的刚性管构成。其中光纤通道连接冷光源,用于照亮操作场景,而镜头系统与摄像机和监视器相连。腹腔镜将图像呈现给外科医生,使其能够观察患者的内部解剖结构并控制器械操作。该手术技术通过患者皮肤中的小切口插入有限数量的圆形套管从而允许引入精巧的刚性器械来治疗患者的患病组织,微创手术广泛应用于普外科、泌尿外科、妇科、胸外科、骨科等学科。

二、微创手术历史

腹腔镜技术首先由德国外科医师Kelling(1902年)和Jakobeus(1910年)报道。Kelling利用过滤空气造气腹进行腹腔镜进行检查,而Jakobeus在无气腹环境下直接将腹腔镜插入腹膜腔。Fervers在1933年建议将造气腹的气体由空气改为二氧化碳。1938年,Verres推出了一种带有针芯的弹簧注气针(即Veress气腹针)。该设计可自动将锋利的切削刃转换为带有侧孔的圆头,实现气腹的安全产生。之后的几十年间,传统腹腔镜技术在冷光源、玻璃光导纤维及气腹机的问世中不断获得发展。很长一段时间,腹腔镜检查由妇科医生实施,很少由外科医生实施。第一例腹腔镜胆囊切除术由Mouret于1987年在法国完成。之后,其他开放手术也开始以腹腔镜技术进行,如阑尾切除术、疝修补术和结肠切除术。第一批腹腔镜外科医生使用了一个与腹腔镜相连接的手持式目镜。随着光学和电子工业的发展,微型摄像机和腹腔镜的结合使腹腔镜技术再次飞跃,跨入电视腹腔镜时代。电荷耦合器件摄像机(CCD摄像机)和视频内镜的开发极大地改善了操作条件,更多人能够看到腹腔镜图像,更复杂的操作也成为可能。手术机器人减少了腹腔镜检查的局限性,2000年前后,以达芬奇手术机器人系统为标志的计算机辅助手术系统获批,微创外科技术正式进入了人工智能时代。

三、微创手术与开放手术的比较

传统的开放手术通过大切口获得进入身体内部的通道。该切口允许外科医生和助手用手直接接触并切除病灶,简单的手术器械即可满足外科医生的操作需求。开放手术和腹腔镜手术之间的区别只是进入患者身体内部的方式改变。尽管腹腔镜方法对患者具有很大益处,但腹腔镜技术在外科医生观察和操作的方式上带来的若干变化也会导致一些问题。对于腹腔镜手术,手术过程是不同的,因为外科医生通过小切口插入的腹腔镜器械操作,移动自由度有限。由于不能直接接触组织(没有直接的"手动操作"),以及仪器的人体工程学设计不佳,感知信息的反馈受到干扰,外科医生可获得的感知反馈有限。此外,医生仅有的视觉信息源自助手控制的腹腔镜视觉信息反馈,感知和视觉反馈信息仅能被间接接收。因此,腹腔镜手术有别于开放手术,腹腔镜手术中没有大切口,因此散热较少,水分损失少,伤口感染机会也降低。在开放手术中,由助手使用金属撑开器来维持足够的伤口暴露,可能会对组织尤其是脾脏和肝脏等实质器官造成伤害。对患者而言,微创手术的缺点是需要机械通气和全身麻醉,因为二氧化碳注气会对患者的肺施加压力。此外,较长的手术时间导致较长的麻醉持续时间。与开放手术相比,涉及腹腔镜手术优势的讨论很多,特别集中在疝修补术、阑尾切除术和结肠切除术领域。该技术在癌症治疗中的应用仍存在争议。清除肿瘤组织和避免肿瘤细胞扩散是一个值得关注的问题。

微创技术为外科医生提供了更复杂的技术,而其固有缺点是触觉反馈(力度和触觉)、自然手眼协调和灵活性的丧失。由于使用插入器械,医生不再与组织直接接触。腹腔镜器械并不完全具有与人手相同的功能。例如,由于腹壁上器械的入口点固定,因此运动自由度减少,并且运动行为被镜像缩放,增加了操作难度。因为手和组织之间没有接触,所以组织特性相关的触觉信息会在很大程度上丢失。另外,由于手在腹腔外,因此关于手和手指位置的信息(称为本体感觉),并不直接支持对组织的操作。观察和操纵之间的配合,即手眼协调也受到了干扰。原因为以下几点:显示器上的图像与肉眼观察到的图像不同,外科医生必须通过 2D 屏幕执行一项 3D 任务;图像的呈现由相机助手执行,不再配合外科医生的头和眼睛运动;此外,腹腔镜的图像与本体感受信息不匹配,因为相机视线方向不同于外科医生的视线方向,这也会干扰手眼协调。最后,外科医生的生理性震颤很容易通过刚性器械传递。以上这些局限性使得更精细的解剖和缝合变得困难甚至难以实现。开发人工智能有助于克服当前腹腔镜技术局限性和扩大微创手术优势。

(罗卫庆　丁松明　田斯琦)

第二节　人工智能进入外科临床

20 世纪 80 年代中后期,美国国家航空航天局(National Aeronautics and Space Administration, NASA)艾姆斯研究中心的一组研究人员开始研究虚拟现实技术,利用这些信息开发远程手术。这种远程手术的概念成为手术机器人发展的主要驱动力之一。在 20 世纪 90 年代早期,美国国家航空航天局艾姆斯研究中心团队的几位科学家加入了斯坦福研究所(SRI),这些科学家与 SRI 的其他机器人专家和虚拟现实专家合作开发了一种灵巧地用于手部手术的遥控操纵器。而 Computer Motion 公司开发了自动内镜系统(automated endoscopic system for optimal positioning, AESOP)进行最佳定位,这是一种由外科医生控制的内镜摄像机械臂。

在自动内镜系统上市后不久,综合外科系统(现在的 Intuitive Surgical)获得了 SRI 绿色远程呈现手术系统(Green Telepresence Surgery System)的专利授权。该系统经过了大量的重新设计并作为达芬奇手术系统重新推出。1998 年,随着 Computer Motion 公司的 ZEUS 机器人手术系统和 Intuitive Surgical 公司的达芬奇手术系统上市,外科机器人领域进入一个开创性时期。两者都使用远程手术控制台操纵其铰接式机器人手臂。最初的达芬奇机器人手术是一种机器人辅助心脏搭桥手术,于 1998 年在德国进行。2000 年,首次报道的机器人辅助根治性前列腺切除术在法国巴黎进行。FDA 于 2000 年 7 月批准达芬奇机器人进行普通腹腔镜手术(胆囊切除术和胃食管反流手术),2001 年批准进行前列腺手术,2002 年 11 月批准进行二尖瓣修复手术,2005 年批准进行妇科手术。Intuitive Surgical 公司现在是非整形外科机器人手术市场的主要参与者。该领域的新进入者正在崛起,其前景是成本更低,效率更高,便携性更高。

手术机器人,美国 FDA 命名为计算机辅助手术系统(computer-assisted surgery system,CASS),是指以计算机和软件技术协助外科医生实施各种外科手术的辅助技术。不同类型的计算机辅助手术系统可用于术前计划,手术导航和辅助执行外科手术。机器人辅助手术(robotically-assisted surgical,RAS)系统是计算机辅助手术系统中的一种,有时又被称为机器人手术系统、手术机器人。外科医生能够利用 RAS 系统中的计算机和软件技术来控制手术器械通过患者体表的一个或多个微小切口(微创)完成各种外科手术。近年来手术机器人技术发展迅速,手术机器人的使用在减少医生疲劳的同时让医生的术中操作变得更精准,其作用相当于扩展了医生的手。目前商业化的腹腔镜机器人已在腹腔镜手术中广泛应用,如最负盛名的达芬奇手术机器人,使得腹腔镜机器人手术相比传统腹腔镜手术更灵活、稳定、精准。

RAS 系统可分为三种类型,取决于手术过程中外科医生互动的程度:监督控制、远程手术和共享控制。在监督控制系统中,该过程仅由机器人执行预编程的动作。远程手术系统,也称为远程手术,需要外科医生在手术期间操纵机器人手臂,而不是机器人手臂按照预定程序工作。通过共享控制系统,外科医生指挥机器人更加稳定地执行手术程序。在大多数机器人中,根据手术的复杂性和病例的特殊性,可以为每个单独的干预案例选择不同工作模式。

一、RAS 设备通常具有若干组件

1. **控制台**　控制台是设备的控制中心,允许外科医生通过 3D 内镜观察手术区域并控制手术器械的活动。

2. **床头推车**　包括三个或四个铰接的机械臂、相机(内镜)和外科手术过程中需要控制的外科手术器械。

3. **一个单独的推车**　包含支持的硬件和软件组件,如电外科单元(ESU)、抽吸 / 冲洗泵和内镜的光源。

二、达芬奇手术系统

实施手术时主刀医师不与病人直接接触,通过三维视觉系统和动作定标系统操作控制,由机械臂以及手术器械精准完成医生的技术动作和手术操作。达芬奇手术系统系列是 Intuitive Surgical 机器人辅助手术的主要技术平台。目前已有四代商业化平台:第四代达芬奇 X、达芬奇 Xi 和达芬奇 SP 手术系统,第三代达芬奇手术系统 Si,第二代达芬奇手术系统 S,以及第一代达芬奇标准手术系统。达芬奇手术系统包括以下组件:

(一)外科医生的控制台

达芬奇手术系统允许外科医生舒适地坐在符合人体工程学的控制台上,观看手术区域 3D 图像的同时进行操作。外科医生的手指操作显示器下方的仪器控制器,外科医生的手相对于眼睛自然定位。使用电子硬件、软件、算法和机械,达芬奇手术系统将外科医生的手部动作转换为精确和相应的位于患者体内的实时微动。最新的达芬奇 X、Xi 和 Si 系统提供第二个外科医生的控制台,可以通过两种方式使用:第一,在手术期间为主要外科医生提供帮助;第二,在外科医生检查培训课程期间提供帮助。此外,外科医生可以控制 3D 虚拟指针,以增强外科医生的体验。

(二)床旁机械臂系统

患者侧推车装有机电臂,用于操纵患者体内的器械。根据需要,最多可将四条机械臂固定在推车上并定位,然后锁定到位。至少两个手臂握持手术器械,一个代表外科医生的左手,一个代表外科医生的右手。第三臂定位内镜,由医生控制移动、缩放和旋转视野。第四臂可通过添加第三个器械来执行其他任务来扩展手术能力。

(三)3DHD 视觉系统

视觉系统包括 InSite 3D 内镜,带有两个独立的视觉通道,通过高性能摄像机和专用图像处理硬件连接到两个独立的彩色监视器。获得的 3DHD 图像具有高分辨率、高对比度、低闪烁和低交叉渐进。3DHD 视觉系统中的数字变焦功能允许外科医生在不调整内镜位置的情况下放大手术视野,从而减少内镜和器械之间的干扰。

(四) 达芬奇技能模拟器

技能模拟器是一种练习工具,使用户有机会练习他们的技能并熟悉外科医生控制台的控制。技能模拟器结合了 3D 技术,基于物理的计算机模拟技术,使用户沉浸在虚拟环境中。用户通过环境导航并通过从外科医生控制台控制虚拟仪器来完成训练。完成技能练习后,技能模拟器根据各种特定任务的指标提供用户成绩的定量评估。

(五) 达芬奇 Xi 综合桌面运动

随动一体化手术床(integrated table motion)通过通快医疗(Trumpf Medical)公司销售的 TruSystem 7 000dV 高级操作室工作台协调达芬奇机器人手臂的运动,以便在达芬奇手术机械臂保持对接的同时实时管理患者的位置。这使得手术室团队能够在达芬奇系统程序期间最佳地定位手术台。集成的桌面运动使外科医生能够最大限度地扩大操作范围便于进腹,并选择接近目标解剖的角度,以及在手术过程中重新定位桌面以辅助麻醉师对患者的管理。

(六) Firefly 荧光成像

Firefly 荧光成像在达芬奇 Si 手术系统上使用,系统结合了荧光染料和特制达芬奇摄像头、内镜和基于激光的照明器,允许外科医生识别组织表面下三维的脉管系统、组织灌注或胆管,显示关键的解剖结构。

目前,除达芬奇机器人系统外,市场上还有其他品牌的机器人操作系统,包括 ZEUS(宙斯)机器人手术系统、AESOP(伊索)医疗机器人系统,此外还有 Ion lung biopsy system、The Senhance System 等一些手术机器人操作系统。在其发展早期,研究者即发现机器人非常适合辅助腹腔镜手术——一项狭窄空间中进行的复杂任务,但是长时间的学习曲线、符合人体工程学和灵活性的挑战、感觉反馈降低以及与开放技术相比的可视化挑战,都阻碍了机器人辅助技术的发展。随着机器人技术的不断发展,外科医生可以坐在控制台上利用增强的三维视觉,以极高的精度和灵活性操作触觉传感器控制腹腔镜器械进行手术,增强了外科医生用户的易用性和人体工程学体验,并降低了传统腹腔镜技术的局限性。在许多学科中,与开放手术相比,机器人辅助技术已被证明可以减少住院时间并减少出血和住院死亡率等并发症。然而,在目前的更新迭代中,机器人辅助腹腔镜手术比腹腔镜手术和开放手术更昂贵,而且通常更耗时。在使用机器人时,在 20 个手术程序中增加了高达 13%(3 200 美元)的总平均手术费用。尽管需要额外的费用,但在普通外科、妇科、头颈外科、心胸外科和泌尿科等领域已经有超过 150 万次手术中使用了机器人辅助技术,在整形外科手术中则使用了超过 13 万例。

(罗卫庆　宁顺江　田斯琦)

第三节　手术机器人的普外科应用现状

尽管存在针对手术机器人的利益竞争和偏见,医疗领域中机器人技术在度过了最初的缓慢增长阶段后,目前正加速发展。在过去的十年中,机器人技术在全球参与了近 200 万例外科手术。除了上面描述的内在和外在刺激因素之外,医疗机器人系统的全球市场还受到其他因素的影响,如医疗保健行业自动化技术的进步、老龄化人口的增加、各种手术数量的增加以及对微创手术技术精确度的追求。研究数据预计全球手术机器人市场将从 2016 年的 49 亿美元大幅增长到 2023 年的 167.4 亿美元,年增长率将超过 20%。直觉手术(Intuitive Surgical)是一家占市场主导地位的手术机器人公司,仅在 2018 年,全世界的外科医生使用其技术完成了大约 1 037 000 例外科手术,而在 2017 年和 2007 年该数字分别为 877 000 例和大约 80 000 例。同样,尽管在机器人领域中发展较慢,膝关节和髋关节置换机器人市场从 2015 年的 8 400 万美元增长到 2017 年的 3.75 亿美元。而随着新一代机器人设备、系统和仪器不断被引入以应对迅速增长的肌肉骨骼疾病,全球整形外科医疗机器人市场预计将在未来 6 年内达到 20 亿美元至 46 亿美元。经过数十年的发展，手术机器人在普通外科已经取得了长足的进步。在很多普外科手术，如胃底折叠术、胆囊切除术和结直肠手术中，机器人已被证明是有效和安全的，具有与传统腹腔镜技术相当的失血量、临床结果、向开放手术的转换率、住院时间和并发症率。目前机器人已被用于多种普通外科手术中：食管裂孔疝相关手术、胃底折叠术、黑勒贲门肌切开术、袖状胃切除术、胃旁路术、全胃切除术、淋巴结清扫术、胆囊切除术、肝脏切除术、全胰切除术、肾上腺切除术、腹会阴切除术、腹股沟疝手术、非典型疝修补术、经肛门切除术、直肠结肠切除术、左右结肠切除术、直肠癌直肠系膜全切除术等。

一、食管裂孔疝和 Nissen 胃底折叠术

食管裂孔疝（hiatal hernia，HH）是指腹腔内器官（通常是胃的上半部分）通过膈肌的食管裂孔进入纵隔，是影响 10%~50% 人群的常见疾病。根据胃食管连接的位置和疝囊的容量，将食管裂孔疝分为四类：滑动型（Ⅰ 型，最常见型），食管旁型（Ⅱ 型），混合型（Ⅲ 型，由 Ⅰ 型和 Ⅱ 型组成）和巨大食管旁型（Ⅳ 型，腹腔内器官突出于胃旁）。食管韧带（Laimer 膜）的周缘松弛和膈肌裂孔的扩张可能导致胃食管连接处的头部移位，并可能进一步导致食管下括约肌功能下降。虽然食管裂孔疝可能在大多数人中无症状并且偶然被诊断出来，它们常常与食管下括约肌功能不足引起的胃食管反流病（gastroesophageal reflux disease，GERD）有关。如果出现症状性 HH 或 GERD，应考虑手术治疗，因为抗酸药物和生活方式改变等治疗方案无效。微创手术修复是治疗大多数食管裂孔疝的首选方法。对于食管裂孔疝修补，建议在修复期间进行胃底折叠术。Nissen 胃底折叠术是 GERD 和食管裂孔疝手术治疗最广泛首选的方法。它最早是由 Rudolf Nissen 博士（1896—1981）在 20 世纪 50 年代后期发展的抗反流手段，这个技术的背景是他在 20 世纪 30 年代后期作为土耳其伊斯坦布尔 Cerrahpasa 医院的外科部门主任时，为一台良性贲门溃疡手术将横切食管的吻合口强制深埋于胃底。自从腹腔镜手术开始实施以来，胃底折叠术的标准术式已

改进为一种微创方法。近年来，微创手术在新技术的指导下迅速发展。当外科手术需要在有限空间的解剖部位，如 Nissen 胃底折叠术中进行精细解剖和移动时，可以利用技术设备的优势，如机器人平台提供的高清三维视觉和增强的器械操作能力。自 2001 年第一个机器人手术系统推出以来，已有许多报告证明了有症状 HH 和 GERD 的机器人抗反流手术的成功开展。这些报告中的大多数是单机构回顾，作者在报告中展示了他们的手术经过。一些研究专门评估了机器人 HH 修复的效果，但目前该领域还没有开展前瞻性随机试验。在一份回顾机器人辅助食管疝（Ⅱ—Ⅳ 型）修复的最大系列（n=61）报告中，结论是与常规腹腔镜技术相比，效果相当的机器人食管裂孔疝修补术的学习曲线约为 36 例。在一项 42 例食管裂孔疝（>5cm）修复手术的病例对照试验研究（12 例机器人，17 例常规腹腔镜，13 例开放手术）中，表明机器人辅助手术可以安全地用于食管旁疝。此外，文章强调，虽然机器人手术在手术时间、术中并发症和患者术后早期恢复中优于开放手术，但并不优于传统的腹腔镜手术。Brenkman 等报道了 40 例接受机器人辅助腹腔镜下食管裂孔疝修补术加 Toupet 胃底折叠术（270° 后侧）的随访结果。在随访 11 个月（中位数）后，只出现了一次复发（2.5%）。此外，在本研究中围手术期的失血情况、手术时间、发病率和生活质量评分均令人满意。已有几项关于抗反流手术的研究比较了机器人辅助腹腔镜手术和传统腹腔镜手术。在这些研究中可以看出，Nissen 胃底折叠术是最常用的胃底折叠术。一项包含 12 079 例抗反流手术（9 572 例腹腔镜手术，2 168 例开放手术和 339 例机器人手术）的大样本回顾性多中心研究显示，机器人和腹腔镜 Nissen 胃底折叠术技术优于开放手术，其短期效果、住院时长和重症监护病房入住情况更为理想。将开放手术成本与机器人手术成本进行比较时发现前者更高，这与住院时间、并发症和重症监护室入住有关。

在一项前瞻性非随机试验中，在比较腹腔镜和机器人手术时临床结果没有差异；然而，平均手术时间（腹腔镜的 102min ± 31min，与机器人的 134min ± 19min）存在显著差异。抗反流手术的四

项主要随机对照试验比较了腹腔镜胃底折叠术与通过达芬奇手术系统的机器人辅助胃底折叠术。两种方法同样安全，中转开放手术或并发症发生率、术后症状、生活质量与功能评估无明显差异。仅有一份研究报告机器人辅助手术时间明显缩短。这种情况可能与机器人手术中经验丰富的外科医生和训练有素的手术执行团队有关。在一项包含 6 项随机对照试验（RCT）、共 221 名患者的荟萃分析中，111 名分配给常规腹腔镜 Nissen 胃底折叠术组，另外 110 名分配给机器人辅助组。关于手术并发症、术中副损伤（肝脏和脾脏的小胶囊撕裂、气胸、轻微出血、胃穿孔和轻微的技术事件）（$RR=0.81, P=0.62$）、消化不良（$RR = 0.83, P=0.58$）均没有显著差异。两组的术后抗分泌药物给药率无显著差异（$RR=0.43, P=0.12$）。患者满意度无差异（$RR=1.02, P=0.74$）。尽管两组的裂孔解剖时间以及从切口到闭合皮肤的时间相似，传统腹腔镜组的折叠术时间较短（95% CI 2.33~4.00, $P=0.000\,01$）。此外，机器人辅助组的手术费用（总手术费用和住院费用）似乎更高（$P=0.000\,01$）。在一项系统评价和荟萃分析中，Mi 等人评估了 11 项研究（7 个随机对照试验，4 个对照临床试验）用于比较机器人辅助，包括达芬奇、Aesop 和 Mona 手术系统（$n=198$）和传统腹腔镜（$n=335$）胃底折叠术。将 11 项研究中 7 项对围手术期（气胸、失血、相关器官损伤和转换）和术后（肺炎、吞咽困难、胃肠胀气和尿路感染）分别进行并发症发生率分析，2 套分析方法（$OR=0.67, P=1.00$）均显示两者之间没有显著差异。虽然 11 项研究中有 6 项显示两组的术后并发症发生率大致相同，但是固定效应模型的主要荟萃分析显示机器人组并发症发生率的相对概率显著降低了 65%。对于机器人方法（$OR=0.35, P=0.04$）。两组在住院时间方面无统计学差异（$P=0.97$）。有效手术时间被定义为腹腔镜器械的引入和最后一次皮肤缝合完成之间的时间，因为两种方法之间存在异质性，因此未对有效手术时间进行荟萃分析。然而，机器人方法的总操作时间延长了 24.5 分钟，主要由于设置时间、耗时的套管针放置，适应光学系统的时间以及摄像机移动对手术的中断。就成本而言，11 项研究中的 4 项调查了成本，结果显示手术费用和总费用机器人手术处于劣势（$P=0.01$ 和

$P=0.003$）。作者强调，目前没有针对长期效果的成本、高的投资和维护费用，以及一次性工具成本对两组手术方法之间的费用差异产生影响的文章研究。另一方面，最近关于机器人 Nissen 胃底折叠术的一份荟萃分析报道称，一些先前发表的荟萃分析存在方法学错误，如纳入标准偏倚和亚组分析错误。作者对 5 项随机对照试验进行了自己的荟萃分析，共纳入 160 例患者。由于荟萃分析显示出显著的异质性，两组之间在总手术时间、有效手术时间、再次手术发生率、住院时间和住院费用方面没有显著差异。在 1 个月内的再次手术和术后吞咽困难方面，荟萃分析显示没有显著的异质性，各组之间也没有显著差异。关于术中和术后并发症，由于数据不完整，没有引入荟萃分析。总体而言，目前文献的结果证明有必要开展新的前瞻性多中心试验以便更好地理解机器人辅助腹腔镜治疗 HH 和 GERD 手术与传统的腹腔镜方法相比的确切优缺点。

二、袖状胃减容术

袖状胃减容术是一种减肥手术，已经迅速取代 Roux-en-Y 胃旁路术成为美国最常见的减肥手术。袖状胃减容术的想法起源于 1976 年，当时 Lawrence Tretbar 注意到接受延长胃底折叠术治疗的患者也有明显的体重减轻副作用。延长的胃底折叠有效地减少了胃容量以限制食物摄入，除了治疗患者的反流外，还导致体重减轻。通过将胃容量减少 70%~80%，可以实现明显促进体重减轻的限制效果。除了具有限制进食特性外，研究人员推测袖套胃切除术通过促进胃排空和抑制生长素释放肽（一种作用于大脑以刺激食欲的激素）的释放而导致体重减轻。因为体循环中超过 90% 的生长素释放肽来自胃和十二指肠的释放。切除术产生的胃容积显著减少可以减少体循环中生长素释放肽的水平，从而抑制食欲。这些机制的共同作用很可能实现该患者群体超过 60% 的体重减轻。根据代谢和减重手术认证和质量改进计划（MBSAQIP）数据库，袖状胃减容术已取代胃旁路术成为美国最常用的减肥手术。同时，随着机器人辅助袖状胃减容术平台不断发展和外科医生的接受，该平台技术越来越受欢迎。一项荟萃分析比较了胃旁路术与袖

状胃减容术的治疗效果,结果显示胃旁路术对长期体重减轻治疗效果更显著,但两者在肥胖相关并发症(包括 2 型糖尿病、高血压、高脂血症和高甘油三酯血症)的改善情况相似。在另一项荟萃分析中,与胃旁路术相比,袖状胃减容术与较低的术后并发症发生率正相关(3.9% vs 11.6%,*P*<0.001)。当比较机器人辅助袖状胃减容术与腹腔镜袖状胃减容术时,机器人辅助病例的手术时间略长。一位作者将此归因于机器人辅助袖状胃减容术中常规的钉线切断术,该程序在腹腔镜手术并非常规。另一位作者将此归因于机器人的设置和准备时间,平均需要 16 分钟。两组患者的结果相似。在排除了与机器人手术相关的学习曲线因素,机器人组的住院时间相对略长(1.7 ± 1.8 天与 1.2 ± 0.5 天,*P*<0.01),但一般仅限于半天的量级。两者在再次入院(2.4% vs 2.2%,*P*=0.88),再次手术(1.2% vs 0.7%,*P*=0.60)等方面均没有差异。

三、全胃切除术与淋巴结清扫术

机器人胃切除术已成为全球治疗胃癌的外科医生不可或缺的手段。自 2002 年和 2003 年以来,来自日本和美国的外科医生分别独立报告了机器人胃切除术的初步安全性和可行性,机器人技术的采用超过了胃癌的腹腔镜手术。研究表明,机器人技术在胃癌治疗过程中的应用是安全可行的,遵守肿瘤学原则,并且与开腹手术相比显示出改善的患者预后以及与腹腔镜手术相当的结果。此外,机器人方法已被建议用于艰深的腹腔镜胃癌根治术的学习,展现了以更少的手术次数实现最佳微创手术结果的潜力。在美国,胃癌发病率和病例数量普遍较低且患者一般出现较晚期的疾病状态,对于胃癌患者来说,计算机辅助执行技术要求严格的全胃切除术是一种有吸引力的微创性选择。迄今为止,大多数机器人胃切除术的研究结合了机器人全胃切除术和远端胃切除术。与开放手术相比,腹腔镜和机器人手术已被证实可减少住院时间,改善外观,并减少开放手术后的术后疼痛,同时不影响肿瘤学结果。一项前瞻性试验比较了机器人和腹腔镜远端胃大部切除术治疗临床 I 期疾病,证明机器人术后并发症的严重程度和频率与标准术式相当。然而,与腹腔镜和开放手术相比,机器人手术的最大

缺点是手术时间较长。机器人全胃切除术与腹腔镜手术的直接比较在很大程度上是回顾性的。在这些研究的大样本荟萃分析中,机器人全胃切除术的并发症发生率为 10.4%,死亡率为 0.4%。据报道,机器人全胃切除术的学习曲线低于腹腔镜手术,稳定在 95~127 例之间,而腹腔镜为 262~270 例。目前韩国正在进行一项比较机器人与腹腔镜全胃切除术的前瞻性研究。超过十年的机器人手术应用于胃癌治疗经验说明,用于治愈性切除的机器人全胃切除术和淋巴结清扫术仍然是复杂的微创手术,其在适当采用时为患者和外科医生提供显著的优势。

四、胃旁路 / 十二指肠缩小术

2000 年,FDA 批准了达芬奇手术机器人可应用在普通外科手术中,因此第一个机器人 Roux-en-X 胃旁路术(RARYGB)和机器人辅助的胆胰十二指肠转位术(RABPD/DS)随之展开。在进行肥胖症治疗手术时,经常会碰到病人腹壁肥厚,大量皮下脂肪存在的情况。这些因素使得利用杠杆原理进行操作的直腹腔镜器械应用受限。另外,大量的内脏脂肪减小了操作空间。机器人包含了很多伸缩灵活,适应人体工程学原理的手术臂。

基于以上原因,特别是病人有更高的体重指数(BMI)或解剖学上的技术挑战时,一些外科医生更青睐运用手术机器人来完成手术。第一例 RABPD/DS 手术由 Sudan 等于 2000 年完成,报道称手术与 RARYGB 相比,具有类似的优点和挑战。高 BMI 病人肥厚的腹壁增加在器械上的扭矩。对于 RABPD/DS 来说,合适的 BMI 指数为 40~85kg/m²,而 34% 的病人 BMI 指数为 60kg/m²,手术成功的最高体重为 229.5kg。与 RARYGB 类似,机器人技术并没有显著影响手术效果。对于混合技术 RABPD/DS 来说,平均手术时间为 366.6 分钟。机器人技术的手术时间平均减少了 60 分钟,平均手术时间为 306 分钟。RABPD/DS 术后很少发生并发症。RABPD/DS 术后没有手术死亡病例,平均住院时长(length of stay,LOS)为 4.6 天。与此类似,4 例病人(8%)在十二指肠回肠吻合术中的渗漏率为 0%,没有深部静脉血栓形成,体重也没有

降低。

五、胆囊切除术

胆囊切除术是最常见的手术之一。腹腔镜胆囊切除术成为了有症状胆囊疾病的标准治疗并代替了大多数开放式胆囊切除术。无论是多孔还是单孔，机器人胆囊切除术都是一项获得认可的操作。机器人胆囊切除术不仅保留了微创操作的优点，而且增加了手腕器械、3D 浸入式体验、荧光成像和更好的手术舒适度。文献报道，机器人手术可降低 5%~10% 开腹转换率。让手术变得更困难并导致转为开腹的一些情况包括急性炎症（感染或坏疽）、再次手术或感染部位瘢痕化、严重出血、高龄、男性或胆道肠道受伤等。机器人胆囊切除术与腹腔镜胆囊切除术相比有更低的并发症率（3.8% vs 20.4%）和开腹转化率（0.0% vs 1.9%）。

另一项研究结果表明，机器人和腹腔镜胆囊切除术在临床上呈现不同的治疗结果。多孔机器人胆囊切除术的设置通常使用两条机器人操作手臂和一个镜头来完成手术。一些外科医生更喜欢机器人的第四条机械臂先钳夹胆囊。通常在右腹壁旁开一 5mm 的端口，利用腹腔镜抓手钳夹胆囊以节约成本。病人以 10° 至 15° 头高脚低仰卧。手臂通常收拢在身侧，但左手臂如有麻醉需要的话可放置在外。以达芬奇 Xi 系统为例，通常将镜头置于脐孔上 12mm 可自由活动的端口内，这也是稍后取样的端口。另一 8.5mm 端口位于腹壁左上，还有一个端口位于中腹部右方。此外还有 5 端口开口方式可供选择。单孔腹腔镜手术（laparoendoscopic single-site surgery，LESS），通过提供弯曲套管，机器人平台足以安全操作并且比传统的 LESS 好得多。随机化控制的机器人单孔腹腔镜胆囊切除术（RSSC）与多孔腹腔镜胆囊切除术（MPLC）相比，两种手术后的生活质量或治愈率没有差异。单孔切口通常呈沙漏型，切口包括一个气腹通道，一个镜头通道，两个操作通道和一个辅助通道。插入位置通常位于脐孔，切口可水平或垂直切开脐孔。通常 LESS 的皮肤切口大概 3cm 长。解剖至筋膜，切开筋膜 2~2.5cm，然后打开腹膜。

六、肝脏切除术

与手术中引入的任何新工具或技术一样，机器人辅助腹腔镜肝切除术在被推荐为患者的主流选择之前值得进行慎重评估。迄今为止的评估研究数量有限但结果显著。与开放式肝切除术相比，腹腔镜手术作为一种微创技术具有减少失血、减少围手术期发病率和减少住院时间的优点。而机器人辅助手术技术可以扩展腹腔镜切除术的适应证，为需要切除更大病灶的患者提供微创切除的机会。机器人平台活动范围更广，可用于缝合出血血管，此外改进的 3D 立体视觉可视化可以改善关键结构的断面。这些系统有助于克服腹腔镜技术遇到的 2D 成像、震颤放大和支点效应的限制。它们还解决了腹腔镜外科医生经常遇到的自由度有限和人体工学笨拙的问题。机器人系统的三维成像增加了深度感知，提高了内部手术器械灵活性，并增强了对精确组织切除时外科医生震颤的综合过滤，从而实现了对传统腹腔镜技术的改进。

在决定新技能的这些潜在优势是否值得花时间获得时，学习曲线显得非常重要。即使是没有经验的外科医生，控制台的学习曲线也相对较短。当使用机器人胆囊切除术作为基础训练模型时，完成学习阶段只需要进行 20 次手术，之后手术时间与传统腹腔镜手术时间接近。重要的是，为了进行先进的手术，开腹和腹腔镜手术的全面训练是必要的。这个学习阶段也可以作为培训手术室护理人员的重要起点。机器人胆囊切除术是教授机器人手术基础的优秀范本。

研究者分析了机器人辅助腹腔镜肝切除术潜在益处和缺点相关的文献报道。与开腹切除手术相比，腹腔镜技术已经显示出改善或相当的围手术期结果，包括失血、手术时间、并发症率和死亡率以及可接受的中转开腹率。Yoon 等人的一项研究报道了腹腔镜肝切除术与开放性切除后上段肝癌相比的缺点。他们报告腹腔镜手术时间较长、住院时间和术中出血量增加。几项报告显示，与开腹或腹腔镜切除术相比，机器人辅助手术的术中出血量减少或相当。Ji 等报告了他们在中国的一系列初步研究,包含 13 名患者。机器人组中的平均失血量明显较低为 280ml,与之相比腹腔镜手术为 350ml,开放组为 470ml。Sham 等人发现与开放手术相比,机器人失血量大约减少一半,且术后输血的概率减少2/3。一组 16 例患者接受了机器人辅助腹腔镜肝切除术,以微创方式完成了 15 例机器人辅助腹腔镜肝脏切除术,平均失血量为 245ml,仅 2 例需输血(13.3%)。

但是,机器人辅助腹腔镜手术的手术时间较长。一项单机构、回顾性队列研究包括了针对良性和恶性病变进行的机器人和开放式肝切除术,并使用调整的广义线性回归模型分析了 71 例机器人和 88 例开放肝切除术的临床和成本结果。机器人组的手术时间明显延长($303min$ 对 $253min$;$P=0.004$)。Patriti 等人对比了接受机器人或开放式肝切除术的患者,发现机器人组的手术时间明显延长(平均为 303 分钟对 233 分钟)。

与患者护理相关的最重要结果是并发症率和死亡率。系统评价发现机器人组的平均并发症率低(11.6%)且无死亡病例。Lai 等人分析了 104 例接受肝切除术的患者,包括全腹腔镜($n=17$)、手助腹腔镜($n=55$)和机器人辅助腹腔镜肝切除术($n=32$)。他们的研究特别针对手术并发症、术后病程、无病生存率和恶性病变的总体生存率。分别为 1.9% 和 1% 的病例从腹腔镜手术转开腹手术,从腹腔镜手术转手动辅助手术。总死亡率为 0%,并发症率为 17.3%。在 Lai 等人的另一项研究中,他们分析了肝细胞癌肝切除术后的短期预后。他们计入了 42 例连续机器人肝脏切除术,住院死亡率和并发症率分别为 0% 和 7.1%。在小肝切除的亚组分析中,与常规腹腔镜方法相比,机器人组有相似的失血量(平均值,373.4ml 对 347.7ml)、并发症率(3% 对 9%)和死亡率(0% 对 0%)。

在将该技术扩展到包括恶性病变之前,还应考虑评估肿瘤学结果的研究。Pelletier 等人在 8 项研究的系统评价中检验了 170 例手术,以确定机器人肝切除术的安全性和肿瘤学效果。它们的切缘范围为 11~18mm,14/15 的患者 R0 切除和 1/15 的 R1 切除。Montalti 的一项研究评估了结直肠癌肝转移患者的总生存时间(OS),机

器人组和腹腔镜组的 1 年、3 年和 5 年生存率分别为 92.3%、64.6% 和 40.4%,对 96.4%、70.8% 和 62.9%($P=0.24$)。另外,机器人组与腹腔镜组的无病生存率分别为 73.3%、46.2% 和 46.2% 对 63.7%、37.1% 和 32.5%($P=0.56$)。这些结果显示机器人和腹腔镜切除术之间总生存时间或复发生存率无差异。

腹腔镜手术可以减少住院时间,并且可以弥补设备成本的增加。Ji 等报告了他们在中国的一系列初步研究,包含 13 名患者。就住院而言,他们报告腹腔镜组 5.2 天,机器人组为 6.7 天,开放组为 9.6 天。与其他两组相比,机器人组导致更高的手术费用,这可以通过缩短住院时间来抵消,特别是在比较开放性切除术的总体费用时。Yoon 等人指出腹腔镜肝切除术治疗肝细胞癌的不足之处:手术时间较长,住院时间和术中出血量增加。此外开放率转换率较高,只有 38% 的研究患者完成了微创切除术。很明显这些因素中的每一个都会导致医院的成本增加。

Pelletier 的系统评价发现机器人辅助切除的平均直接成本为 12 046 美元,开放为 10 548 美元,腹腔镜为 7 618 美元。然而,另有单机构回顾性队列研究,包括机器人和开放肝脏切除良性和恶性病变,使用调整的一般线性回归模型分析了 71 个血管切除术和 88 个肝切除术的临床和成本数据,发现机器人组的手术时间明显延长($303min$ vs $253min$,$P=0.004$),机器人组住院时间缩短 2 天以上($4.2d$ vs $6.5d$,$P=0.001$),机器人切除组的围手术期费用较高(6 026 美元 vs 5 479 美元,$P=0.047$)。然而,与开腹肝切除术相比,术后费用显著降低,导致总院内直接成本降低(14 754 美元对 18 998 美元,$P=0.001$)。与先前的研究相比,腹腔镜与开腹手术相比,机器人手术成本增加,但整体机器人直接成本并不高于开放式切除手术。

使用腹腔镜技术切除右后外侧段可能具有挑战性。两个医疗中心评估了 2007 年 1 月至 2012 年 6 月期间使用机器人辅助与开放性的右后侧病变切除术的结果。通过将机器人队列中的患者与开放队列中的患者进行单独匹配,基于人口统计学、合并症、表现状态、肿瘤分期和部位进行分析。研究表明,通过失血、输血率、住院时间、总体并发

症发生率(15.8% 对 13%)、R0 阴性边缘率和死亡率比较,接受机器人和开放性肝脏切除术的患者在术后结果方面没有显著差异。

机器人肝脏手术与开放手术相比,手术时间明显延长(平均值,303min 对 233min),血流阻断时间较长(平均值,75min 对 29min)。文章得出结论,机器人辅助右后侧肝切除术和开放手术的安全性和可行性相似。在另一项研究中,36 名患者接受了机器人辅助肝切除术,并与 72 例接受腹腔镜肝切除术的患者相匹配。通过失血、住院时间、R0 阴性边缘率和死亡率来衡量,患者在术后结果方面没有显著差异。总体并发症率也相似[机器人和腹腔镜方法分别为(34.6 ± 33)% 对(18.4 ± 11.3)%,$P=0.11$]。机器人肝脏手术与腹腔镜手术相比,血流阻断时间显著延长(77min vs 25min,$P=0.001$)。尽管机器人组中并发症的数量和严重程度似乎更高,但是后上段保留肝实质切除术中机器人和腹腔镜显示出类似的安全性和可行性。总之,文献报道初步提示机器人辅助与标准腹腔镜肝切除术的结果类似。其中包括术中结果,如失血和输血率,尽管机器人手术中的血流阻断时间较长。短期术后发病率和死亡率相似。包括 R0 切除率和短期总生存率在内的肿瘤学结果也具有可比性。腹腔镜手术的成本通常较低,需要更多的数据证明患者能够从机器人辅助获得微创切除术中获益。

七、全胰腺切除术

自从 20 世纪 40 年代首次报道胰腺全切除术(total pancreatectomy,TP)以来,它一直受到外科界的密切关注。最初 TP 备受推崇,因为人们推测它能完全消除潜在的癌症来源和可怕的胰瘘。然而,这种热情逐渐减弱,因为术后的长期代谢并发症明显,包括因低血糖导致的死亡和血糖控制导致的高再入院率。因此,在 20 世纪 70 年代的初步上升之后,TP 在接下来的几十年中成为一种较少执行的手术。

近年来,由于几个因素,TP 再次复苏。首先是糖尿病管理的改善,尤其是胰腺切除术后的胰源性糖尿病。其次,胰腺肿瘤的肿瘤生物学以及慢性胰腺炎的病理生理学都获得了更好的理解,有助于扩大 TP 的适应证。最后,外科技术和手段的创新,特别是微创手术和自体胰岛移植领域的进步,为 TP 患者带来了手术效果和生活质量的改善。最新的机器人手术技术可以带来新的外科手术范例,所有数字信息都可以集成到系统中,从而进一步提高安全性、精密性和准确性。2010 年,Giulianotti 等报道了第一批机器人辅助胰腺手术。最初,由于达芬奇系统早期设计和胰腺手术的固有困难,机器人辅助胰腺手术遭到了误解。随着时间的推移,新型达芬奇手术系统(da Vinci surgical system,dVSS)技术逐渐改进且机器人辅助手术成为公认的微创手术,非微创胰腺外科医生在机器人胰腺外科手术中的兴趣和参与度重新增加。大量胰腺外科医生也越来越多地使用达芬奇手术系统进行具有挑战性和复杂的胰腺手术。在所有机器人胰腺手术中,TP在术前和术中的策略都是最具挑战性的。全胰切除术首先由 Giulianotti 等人报道,随后有其他研究报道跟进。据报道,开腹全胰切除术(RTP)的短期结果在所有研究中均可接受。两组报告了成功的自体胰岛移植 TP。由于该手术的高复杂性,这些研究报告都是由少量高级别的胰腺中心和经验丰富的胰腺外科医生报道的。每个中心在技术方面和达芬奇手术系统的设置方面都有自己的一套策略。由于机器人 TP 仍处于早期开发阶段,标准方法尚未建立。

八、肾上腺切除术

开放的肾上腺切除术曾经是肾上腺肿瘤的治疗标准。最早的腹腔镜肾上腺切除术报道于 1992 年,由 Gagner 等完成。接下来的很多年来,腹腔镜肾上腺切除术逐渐被证明是安全和有效的,并已成为肾上腺肿瘤的首选治疗方法。1999 年,Piazza、Hubens 等首次描述了机器人肾上腺切除术。研究显示机器人肾上腺切除术与腹腔镜肾上腺切除术效果相当,机器人辅助腹腔镜肾上腺切除术现在被认为是腹腔镜肾上腺切除术治疗肾上腺肿瘤的有效替代疗法。尽管其安全性和有效性已被认可,腹腔镜技术仍有一定的局限性,包括手持式镜头不稳定、二维视图以及刚性仪器的运动限制等。而机器人技术具有稳定的摄像机平台,可提供三维图像,且机器人手臂可实现七个自由度。鉴于这些相较腹腔镜肾上腺切除术的优势,机器人肾上腺切除术很可能在未来拓展微创肾上腺手术的极限。

机器人肾上腺切除术首先于 1999 年由 Piazza 等人和 Hubens 等人报道使用 AESOP 2000 Surgical System(Computer Motion 公司)完成。Piazza 等对康恩综合征(Conn syndrome)患者进行了肾上腺切除术,而 Hubens 等为库欣综合征(Cushing syndrome)患者进行左肾上腺切除术,两项研究均来自欧洲。在美国,克利夫兰诊所在猪的临床前研究中报告了第一次机器人肾上腺切除术经验。在美国 FDA 批准达芬奇机器人系统(Intuitive Surgical 公司)进行普通外科手术后,Horgan 等人报道了一系列 34 例机器人普通手术,包括一个双侧肾上腺切除术。在接下来的几年中,许多其他关于 RA 的研究被发表。2004 年,Morino 等人进行了一项前瞻性随机对照试验,以评估机器人肾上腺切除术的益处和不良反应。在这项针对 20 名患者的研究中,每组 10 名患者分别接受腹腔镜肾上腺切除术和机器人肾上腺切除术,发现机器人组手术时间较长(169.2 分钟 vs 115.3 分钟,$P<0.001$),总费用较高(3 467 美元 vs 2 737 美元,$P<0.01$)。Winter 等发表了 2006 年 30 项机器人肾上腺切除术的前瞻性研究,平均手术时间为 185 分钟,每次手术时间减少 3 分钟。围手术期发病率为 7%,并且都不转化为开放性肾上腺切除术或腹腔镜手术。在机器人组、腹腔镜组和开放组之间未发现医院费用的显著差异(分别为 12 977 美元、11 599 美元和 14 600 美元)。Brunaud 等在 2008 年 100 个机器人肾上腺切除术的前瞻性评估中研究了机器人肾上腺切除术的学习曲线。据报道平均手术时间为 95 分钟,转换率为 5%,并发症率为 10%,没有任何死亡案例。每 10 例患者,平均手术时间减少 1 分钟,并且在前 50 例患者中手术时间在初级外科医生中高于高级外科医生($P=0.006$)。手术时间的预测因素是外科医生的经验、第一助手的训练水平和肿瘤大小。2011 年,Nordenstrom 等人在一项针对 100 名患者的前瞻性研究中报告了他们的机器人肾上腺切除术经验,转换率为 7%,术后并发症发生率为 13%。据报道,手术时间中位数为 113 分钟。随着手术次数的增加,控制台时间

减少($r=0.37$,$P<0.001$)。同年,Giulianotti 等人发表了单个外科医生 43 例患者机器人肾上腺切除术系列的结果:平均病变大小为 5.5cm,肿瘤最大至 10cm,均可由机器人成功切除。总体而言,并发症率和死亡率为 2.4%,并且没有中转开腹。据报道平均手术时间为 118 分钟,住院时间中位数为 4 天。鉴于良好的术后结果,结论是机器人肾上腺切除术将是肾上腺肿瘤的有效治疗选择,并且可能会扩大微创肾上腺手术的极限。2014 年 Brandao 等报道了对 30 例机器人肾上腺切除术和 46 例腹腔镜肾上腺切除术的回顾性分析。除机器人组中较小的中位肿瘤大小(3cm vs 4cm,$P=0.02$)外,各组数据均具有可比性。机器人组术中出血量较少(50ml vs 100ml,$P=0.02$)。其他围手术期参数包括手术时间(120 分钟 vs 120 分钟,$P=NS$),住院时间(2 天 vs 2.5 天,$P=NS$),术后并发症发生率(20% vs 10.9%,$P=NS$),转化率(0% vs 2.3%,$P=NS$)组间没有显著差异。总体而言,良好的术后结果证明机器人辅助治疗肾上腺肿瘤的安全性和有效性。2016 年,Morelli 等人在病例对照研究中比较了 41 例机器人肾上腺切除术和 41 例腹腔镜肾上腺切除术。病例在人口统计学和病理学方面具有可比性。机器人组手术时间短于腹腔镜组。在亚组分析中,机器人组在肿瘤大于 6cm($P=0.002$),$BMI \geqslant 30kg/m^2$($P=0.009$)和有腹部手术史的患者病例中手术时间更短。

九、结肠直肠切除术

美国每年大约有 135 000 人被诊断为结肠癌。结肠切除术是多数病人最主要的治疗方式。手术的原则是提供一个安全的肿瘤手术,使病人恢复到正常功能。现在,我们都认为微创的方式能满足这一标准。机器人手术目的在于增加微创手术的灵活性。增强 3D 可视化和腕臂仪器增加了 50% 的手部灵巧度,降低了 93% 的基于技能的失误。尽管机器人结肠直肠切除术是相对新的概念,但不断增加的证据表明了手术过程中使用机器人的安全性和有效性。

自 2011 年 Pedraza 等首次在结肠直肠切除术过程中描述了机器人系统在直肠切除术的应用。

在最初的三例报道中,机器人首先应用在直肠切除术的盆骨阶段。Pedraza 等报道证实了混合机器人辅助的腹腔镜程序与传统腹腔镜相结合的灵活性和安全性。其中平均手术时间为 330 分钟,机器人对接时间为 16.8 分钟,外科医生控制时间为 122 分钟,平均预估出血量为 200ml。手术中没有发生并发症,没有病例需要转化为开放或其他微创形式。术后肠功能恢复平均时间为 5.6 天,没有病人发展到产生严重的术后并发症。这一研究报道后不久,McLemore 等报道了 3 例事先接受过腹腔镜全结肠切除术的毒性溃疡性结肠炎病人在盆骨解剖第二阶段(完成直肠切除术的回肠小袋重建)中机器人手段呈现的技术优点。另一项研究中,Miller 等对比了 17 例炎症性肠病的机器人直肠切除术(10 例回肠贮袋肛管吻合术和 7 例直肠切除术)和腹腔镜直肠切除术。总的来说,开放手术没有出现并发症,两者的术后并发症发生率类似。相对于完全直肠切除术亚组,除了平均手术时长不同外(前者 351 分钟,后者 238 分钟),两种方法围手术期的手术效果也类似。机器人手术组中,肠功能恢复时间也更慢(3.0 天 vs 1.7 天),住院时间更长(6.4 天 vs 4.1 天)。而对于回肠贮袋肛管吻合术亚组,研究者注意到两种技术的围手术期效果没有差异,包括手术时长(370 分钟和 316 分钟)、肠功能恢复时间(3.6 天和 2.6 天)、留院时间(8.5 天和 6.1 天)。回肠贮袋肛管吻合术后的生活质量和性功能也基本相当。可见,关于机器人结肠直肠切除术程序的数据还非常有限。然而,这些报道在机器人技术手段安全性和有效性方面提供了基本的数据,这对未来的研究有一定的指导意义。任何复杂的程序需要一个逐步接受过程,技术才能得到发展。

十、腹股沟疝手术

腹股沟疝手术是最常见的普通外科手术之一,每年仅在美国即进行大约 100 万例手术。腹股沟疝是常见疾病,男性和女性疝的终生风险分别约为 27% 和 3%,而女性的股疝发病率是男性的两倍以上。多年来,用于腹股沟疝修补的技术已经发生了很大变化。如各种组织修复技术中所述,早期修复主要通过使用患者的自身组织闭合缺损来完成。然而,由于疝闭合张力过大,这些技术复发率很高。假体网在腹股沟疝修补术中的应用是一项重大突破,与原发组织修复相比,疝复发减少了 50%~75%,慢性腹股沟疼痛的风险更低。随着腹腔镜技术的出现,腹股沟疝修补术进一步获得了发展。腹腔镜腹股沟疝修补技术旨在利用腹膜前的空间,在整个肌腱上放置一块合成网。这个空间可以通过切开腹膜直接从腹部进入,即经腹腹膜前补片植入术(transabdominal preperitoneal,TAPP),或者通过进入腹膜前空间而不进入腹部,即全腹膜外补片植入术(totally extraperitoneal,TEP)。无论采用何种特殊方法,与开放式手术相比,腹腔镜下疝修补术显示出较少初始疼痛和早期恢复正常活动的优势。

目前的指南认为开腹或腹腔镜腹股沟疝修补术是相对安全且有效治疗原发性单侧腹股沟疝的手段。而腹腔镜(或微创)方法是双侧腹股沟疝和先前使用开放手术的复发性腹股沟疝的首选修复方法。迄今为止,关于机器人手术在腹股沟疝修补术中作用的报道很少。但机器人平台具有优秀的灵活性和 3D 可视化,是帮助普通外科医生进行微创腹股沟疝修补术的绝佳工具。

(罗卫庆　丁松明　李启勇　张　武)

第四节　手术机器人在心胸外科临床中的应用

一、心脏疾患

达芬奇机器人最初是为心脏外科而设计的,目的是尽可能减小手术对心脏的创伤和危险。对于

心脏病患者来说,传统的手术需要断开胸骨进行,机器人主刀微创心脏手术最大的好处,就在于避免了开胸带来的痛苦以及感染,而且,患者没有了常规手术切口瘢痕。术后疼痛轻微,在监护室的时间

由原来的 2~3 天缩短到 1 天,患者第 1 天就可以下床活动,出血量、住院时间、术后恢复等指标明显优于常规心脏开胸手术。机器人心脏医生最擅长的是各种先天性心脏病、瓣膜病、房颤、冠心病、心包疾病、纵隔肿瘤等疾病的外科治疗。

二、肺癌

肺癌拥有多种治疗手段,包括手术治疗、化疗、放疗及最新的研究取得了重大突破的分子靶向治疗等,都取得了不错的治疗效果。然而到目前为止,肺癌的早期手术治疗依然是治愈肺癌的唯一方法。传统方案多采用开胸手术,但随着手术技术的提升,微创手术的不断发展,国内许多医院胸腔镜肺癌根治术已经逐步取代了开胸手术,成为了胸外科治疗肺癌的常规手术方式,而且其安全性和有效性已经被广泛肯定。通过多年的实践,胸腔镜技术在我国已经得到广泛应用和发展,美国国立综合癌症网络(NCCN)指南也推荐胸腔镜作为肺癌根治术的首选手术方式。而手术机器人系统的问世,又推动了外科微创手术进一步发展。随着手术机器人系统的不断完善和改进,目前已广泛应用于临床且被大多数医生和患者接受。2001 年,Yoshino 等率先将机器人应用于胸外科,成功地为一名 74 岁的老年男性患者行胸腺瘤切除术。手术机器人系统在胸外科的广泛的应用相对较晚,这可能与胸腔内手术操作风险较大,胸腔内重要脏器、神经和各大血管相对集中,操作困难、易发生误伤等原因有关。手术机器人系统的诞生与发展进一步促进了微创外科手术的发展,这也预示着第三代外科手术时代的来临,并将引领未来微创手术发展的新方向。目前,手术机器人肺癌根治术已成为胸外科常规手术方式。

手术方法

患者双腔气管插管麻醉后健侧卧位,健侧单肺通气,双上肢呈屈曲抱枕状折刀位。切口:于腋中线第 7 肋间行 12mm 小口为进镜孔,肩胛线第 8 肋间、腋前线与锁骨中线间第 5 肋间各切 8mm 小孔,放置 1 号、2 号操作臂,切口放置腹腔镜穿刺器

(trocar)。于腋中线第 7 肋间作 3~4cm 切口为辅助操作口。助手使用卵圆钳通过辅助孔帮助主刀医生暴露操作部位,主刀医生操作达芬奇机器人手臂首先游离下肺韧带,观察肺裂的发育状况,根据其不同的发育情况决定采用解剖式或单项式手术方式。游离出肺静脉、肺动脉、支气管等,分别由助手从辅助操作口置入切割闭合器,分别钉合、离断。顺利切除病变肺叶后常规清扫肺门、纵隔淋巴结。术毕,胸腔内倒入温生理盐水,嘱麻醉医生患侧肺通气,检查支气管残端无漏气后放置胸腔闭式引流管 1 根。

机器人手术系统与胸腔镜相比,具有许多优势。首先主刀医生的操作舒适感更好,尤其是在长时间的复杂手术中,可减少因疲劳而犯错误的概率,增加手术的安全性。其次机器人手术器械关节更为灵活,这使得手术医生的操作活动度大大提高;而且机器人操作器械细小、关节灵活度高,可在狭小的空间内灵活、自如的操作。最后手术机器人的手术视野更为清晰,内镜为高分辨率三维镜头,对手术视野具有 10 倍以上的放大倍率,使主刀医生在把握操作距离、辨认解剖结构方面比普通的电视胸腔镜更有优势,在组织结构更加清晰的情况下不容易损伤胸导管、喉返神经、气管膜部等结构,减少术后乳糜胸、声带麻痹等并发症风险。

虽然手术机器人与胸腔镜相比优势明显,然而机器人手术系统也有不足之处,首先是缺乏力的反馈,手术医生只能依靠视觉来分辨组织,无法辨别组织的软硬程度,这在探查肿块位置时带来不便,而在夹持组织时,容易因用力过大而导致微小血管破裂出血,影响手术视野。另外,单台手术机器人费用较高,暂时无法在全国所有医院配备;其机械臂上的持针器、抓钳等均为消耗品,使用次数有限,且价格不菲。这些因素的存在,造成了其手术成本费用高昂,目前国内许多家庭无力承担如此高昂的手术费用,选择手术机器人系统进行肺癌根治术的患者也较少,使其目前难以成为所有医院胸外科疾病的常规手术方式。

(罗卫庆　杨喆　田斯琦)

第五节　手术机器人在骨科临床中的应用

进入21世纪以来,骨科机器人的发展日新月异。骨科机器人能显著提高骨科手术的精确性与稳定性,并提供精确手术导航和规划,实现微创手术和数字化手术,在提高手术精确度、减少手术创伤和术中放射线损害、增加手术成功率、减少术后并发症等方面具有显著优势。

一、根据机器人与手术医师的关系以及自动化程度,机器人在骨科的应用分类

(一)被动机器人

术者通过遥控操作,直接或间接控制机器人参与手术过程中的部分环节,如在脊柱手术中,借助机械手臂的灵活性与防震颤性,达到精确切割、磨削。

(二)半自动机器人

此类机器人能够在医生操作遇到危险区域时予以限制或干预,也能依据预先设定的程序进行操作,同时也允许有手术医师的干预。

(三)自动机器人

不需术者加以限制或干预,也不需术者操作机器人,可自行完成手术过程。

二、根据骨科手术类型的不同分类

(一)关节骨科机器人

借助于术前影像数据的收集处理以及术中的判断,智能地计算和规划出最佳的位置,极大提高假体的位置、对线、关节线的准确性。减少在传统关节置换手术中因医师主观经验判断带来的误差。

(二)脊柱骨科机器人

机器人通过运动调节、震颤过滤以及机械臂的灵活操作,带来高精度、高耐力的操作,极大提高骨骼磨削或切割操作的精度与稳定。并且,借助术前影像资料的获取,术中的精确导航,尽可能避免重要的神经和血管的损伤。

(三)创伤骨科机器人

创伤复位脊髓内钉植入机器人的出现,为闭合复位、微创固定带来一种全新、高效的选择。

(罗卫庆　李启勇　张　武)

第六节　手术机器人在泌尿外科临床中的应用

美国绝大多数根治性前列腺切除术目前使用机器人手术系统进行。与开放性前列腺切除术相比,机器人手术技术有助于手术失血量、住院时间和并发症发生率的显著降低。尽管有这些潜在的益处,但多项研究发现开放和机器人技术的癌症治愈率基本相当,并且两者在术后效果或尿失禁方面没有显著差异。虽然绝大多数机器人辅助泌尿外科病例与前列腺疾病有关,但在一些医疗中心,机器人技术也已扩展到膀胱和肾脏疾病的治疗。与开放治疗相比,机器人辅助技术有助于病灶切除加快、出血减少并具有相当高的治愈率。

泌尿器官相对独立,并且血管与神经众多,目前以前列腺癌根治术为基础的机器人辅助手术逐渐成熟,已经成为泌尿外科必不可少的手术方式。在治疗前列腺癌方面,借助达芬奇机器人操作灵巧稳定、视野真实清晰的特点,神经血管束的保留容易,同时在结扎前列腺体、吻合尿道等步骤上可轻松完成多方向缝合,使得机器人手术相对于传统手术而言具有很多优势。传统手术一般是通过腹部做很大的切口,手术出血量大、风险高,愈合后的并发症也较机器人手术明显,有些还会影响病人的性生活。

就目前而言,达芬奇机器人手术作为最佳手术方式已成为广大泌尿外科医生的共识。在肾切除

手术方面,达芬奇机器人具有很好的前景。肾部分切除术的关键是切除时对肾实质出血的控制及镜下缝合,对术者的分离及缝合技术要求较高。借助达芬奇机器人,术者可以更精确稳定的实施手术。在切除的过程中,达芬奇机器人可以很快地更换适合的止血器械,使得出血量减少,缝合牢固,术后出血的情况明显降低。自 2000 年机器人技术被美国 FDA 批准用于外科临床治疗以来,近几年机器人技术在外科治疗的应用日益蓬勃。在 2000 年,全世界有大约 1 500 例机器人手术的报告,到 2004 年这个数字增加到 20 000 多例。机器人手术的最初报告是在心脏外科领域,机器人技术第一次应用于泌尿外科是 1989 年应用于经尿道前列腺切除术(TURP)。到目前为止,机器人手术开展最多的是前列腺癌根治术,在美国这一比例更是高达 90%,已成为前列腺癌根治术的"金标准"。除此之外,机器人手术还应用于肾部分切除术、膀胱癌根治术、肾盂输尿管成形术、肾上腺手术、肾结石手术等。

一、前列腺癌根治术

前列腺癌根治术是机器人在泌尿外科应用最广泛、最成熟的手术。不少研究证明,相比传统腹腔镜或开放前列腺癌根治术,机器人手术的优点在于:出血少、恢复快、减少切缘阳性率、减少尿失禁发生率、更好恢复尿控及性功能。由于前列腺位于盆腔纵深位置,术中操作空间小,而机器人机械臂,犹如人的关节一样,拥有 7 个自由度的活动度,所以操作更加精准,尤其是在缝合操作中,比如阴茎背深复合体缝扎和膀胱颈与后尿道的吻合,故能较好保留患者的性功能,减少尿失禁的发生率。另外,机器人手术简单易学,经过调查和学习曲线分析得出外科医师掌握该项技术只需要 50 例的临床积累。这说明许多年轻医生只要通过适当努力可以快速掌握机器人技术。综上,机器人前列腺癌根治术已被证明是治疗前列腺癌的一种安全、可靠的新术式,目前关于接受机器人手术的患者生存率、复发率的大型实验研究需要继续探究。

二、肾部分切除术

自 Gettman 等于 2004 年首先报道了机器人肾部分切除术(robotic partial nephrectomy,RPN)以

来,RPN 术在国内外逐渐开展。机器人肾部分切除术的适应证大致与腹腔镜肾部分切除术相同。目前认为最适宜行肾部分切除术的是:临床分期 Tla 期(肿瘤 <4cm);肿瘤距肾盂较远的肾癌患者。由于机器人手术系统清晰的 3D 视野及其在剪切及缝合上的灵活性,使得机器人能有效减少热缺血时间、肾创面缝合时间。综上,虽然大多数研究都表明机器人肾部分切除术是一种安全的手术方式,但笔者认为医生不能单纯为了追求手术量,而忽视医疗安全,术前仍需常规进行肾癌 R.E.N.A.L. 评分,仔细评估手术难度,再根据肿瘤部位、大小,为患者制定个体化治疗方案。

三、膀胱癌根治术

由于手术技术难度、费用等原因,机器人辅助腹腔镜膀胱癌根治术国内开展得较少。研究显示,机器人辅助下的根治性膀胱切除术(RARC)与根治性膀胱切除术相比,在术中出血量、术后并发症发生率、术后住院时间上有优势,但其所花费的手术时间更长。也有专家指出机器人辅助腹腔镜膀胱癌根治术更适合身体情况好、肿瘤体积较小的患者,手术对象应严格选择。由于膀胱癌根治术手术创伤大,涉及尿流改道,总体术后并发症多,所以围手术期护理对行膀胱癌根治术患者的术后康复显得极为重要。虽然机器人适合精细操作,能降低术中难度,但是否在减少术后并发症、降低肿瘤复发率等方面有优势,仍有待进一步探究。

四、肾盂输尿管成形术

肾盂输尿管成形术是治疗肾盂输尿管连接部梗阻(ureteropelvic junction obstruction,UPJO)主要的手术方式。随着技术的发展,机器人手术在治疗 UPJO 上日益增多,尤其是在小儿泌尿外科,在美国有较多应用,治疗效果满意。机器人辅助经腹腔镜和传统经腹腔镜肾盂输尿管成形术的临床对照研究显示机器人组患者在手术操作时间、术中失血量、术后住院时间和术后引流管留置时间方面均优于传统腹腔镜组。总结经验得出,由于机器人系统清晰的 3D 视野,并且机械臂可以滤过震颤,故能降低缝合输尿管与肾盂的难度,提高缝合精细度,

减少了术后尿瘘的发生率。但机器人也有缺点,如操作臂缺乏触觉反馈,术者无法感受到打结的力度,有时会使缝线拉断,或者打结过松,尤其是对初学者而言。

五、肾结石手术

目前国内报道机器人辅助腹腔镜手术治疗肾结石的报道较少。张祥等人报道了 31 例机器人辅助腹腔镜手术治疗复杂性肾结石,手术均顺利完成,术后未出现气胸、肠道损伤、尿源性脓毒血症或高热等严重并发症。术后复查肾图示梗阻明显改善或完全治愈,但机器人治疗鹿角形肾结石尚处于初步阶段,手术效果有待进一步研究。

(罗卫庆　丁松明　张　武)

第七节　手术机器人在妇科临床中的应用

美国食品药品监督管理局批准了两种远程操作系统:宙斯系统(Computer Motion 公司,美国)和达芬奇系统(Intuitive Surgical 公司,美国)应用于妇科。宙斯机器人手术系统最早应用于输卵管重建,是妇科手术领域使用的第一个机器人辅助外科手术系统。达芬奇机器人手术系统是宙斯系统的升级,2005 年 FDA 批准其在妇科手术中应用。

与传统腹腔镜手术技术相比,机器人手术系统的 3D 高清可视系统拓展了手术区域,机械臂提升了操作的准确性、稳定性和灵活性;但亦存在诸多不足之处,如术中缺乏触觉反馈、无触觉感知、价格较昂贵等。机器人手术系统应用日益广泛,并已显示出广阔的应用前景。机器人手术系统在妇科良性疾病手术中的应用主要包括阴道骶骨固定术、子宫内膜异位症手术、子宫肌瘤剔除术以及子宫切除术等。研究已证实其应用的可行性、安全性,具备与传统腹腔镜手术相似的围手术期预后及治疗效果,与开腹手术相比具有更好的临床结局。

一、阴道骶骨固定术

达芬奇机器人手术系统在盆腔器官脱垂中的应用较为广泛,最常用的术式是阴道骶骨固定术。Daneshgari 等最先进行机器人辅助经腹阴道骶骨固定术(robotic-assisted abdominal sacrocolpopexy,RASC)的可行性研究,发现其在解剖结构恢复方面优于传统开腹及腹腔镜手术,证实了 RASC 的安全性及有效性。

但两项对机器人辅助腹腔镜阴道骶骨固定术(robotic-assisted laparoscopic sacrocolpopexy,RSC)和腹腔镜下阴道骶骨固定术(laparoscopic sacrocolpopexy,LSC)的随机对照试验(randomized controlled trial,RCT)发现,RSC 与 LSC 两组患者的术中估计出血量、术中及术后并发症相当,但机器人组的手术时间同样明显长于腹腔镜组且花费高于腹腔镜组。研究证实,RSC 是治疗盆腔脱垂的一种安全、有效的手术方式,术后患者的生活质量及性功能均得到明显改善。但有研究提示,RSC 与 LSC 两组患者在术后 1 年的阴道支持和功能性结局改善方面无显著差异。随着人口老龄化进程的加快及对优质生活质量的追求,社会对盆腔器官脱垂矫正手术的需求将不断增加。RSC 为盆腔器官脱垂患者提供了一种新的、有效且微创的手术选择,其安全性和短期治疗效果已得到证实,但由于手术时间较长且花费较高,与腹腔镜手术技术相比未给患者带来更多益处,因此该技术尚需进一步优化。

二、子宫内膜异位症手术

在传统腹腔镜手术中,子宫内膜异位症手术是最具挑战性的手术之一。致密的粘连、正常解剖结构和功能的丧失以及生殖功能预后不良均给妇科医生带来较大压力。而机器人手术系统提供的高清 3D 视野,可帮助术者清晰地分辨组织、血管、神经,特别是对于一些特殊部位的深部内膜异位症病灶的切除具有更大优势。

三、子宫肌瘤剔除术

腹腔镜子宫肌瘤剔除术需要术者具备娴熟的肌瘤剔除和缝合技巧,否则术后并发症率和肌瘤复发率反而高于开腹手术。机器人手术系统中机械臂的应用，使打结和缝合简单易行，易于学习和掌握。机器人手术系统治疗子宫肌瘤安全有效，与开腹手术相比具有明显优势，与腹腔镜手术的围手术期预后相当，但具有克服腹腔镜手术局限、显著降低手术难度的优点，更适用于直径大、黏膜下及阔韧带的肌瘤，为患者提供了一种有效的微创治疗方式，但其术后复发率、妊娠率及生育率等长期结局有待进一步研究明确。

随着机器人辅助手术在妇科肿瘤领域的应用日趋广泛，机器人辅助腹腔镜内膜癌分期手术、根治性子宫切除/根治性宫颈切除术、早期卵巢癌分期甚至肿瘤细胞减灭术已应用于临床并显示出广阔的应用前景。国外医疗机构已将机器人系统作为部分妇科肿瘤患者手术治疗的首选方式，而国内开展较少。

四、子宫内膜癌

子宫内膜癌是机器人手术系统在妇科肿瘤领域最常见的适用指征。目前认为，机器人手术系统应用于子宫内膜癌分期手术安全可行，具有切除更多淋巴结的优点。子宫内膜癌患者多高龄，合并高血压、糖尿病、肥胖等疾病，此类患者更适合采用微创手术治疗，而机器人手术系统在这一方面更具优势。

五、宫颈癌

2008年，Fanning等首次报道了接受机器人手术的早期宫颈癌患者的预后，20例接受机器人子宫根治术（robotic radical hysterectomy，RRH）的宫颈癌患者均于术后第1天出院。Zhou等的荟萃分析显示，RRH组和腹腔镜组在淋巴结清除数目、肿瘤复发率、无病生存率及术后死亡率方面均无显著差异。机器人根治性宫颈切除术（robotic radical trachelectomy，RRT）是近年来宫颈癌保留生育功能手术中更微创、更具有技术含量的新术式。机器人手术与开腹手术或腹腔镜手术的短期效果相当，但由于其并发症少，已成为治疗宫颈癌患者的一种手术选择方式。但现有研究多为回顾性报道，且随访时间较短，未来需要多中心、前瞻性、大样本的RCT研究观察其长期疗效。

（罗卫庆 王硕 田斯琦）

第八节 手术机器人的现存问题和未来发展

一、机器人系统的治疗效果

与传统的腹腔镜手术一样，相比开放手术机器人辅助手术可能增加膀胱和输尿管损伤的风险。由于在常规和机器人辅助腹腔镜手术中使用电外科器械的增加，与开放手术相比，延迟热损伤也增加。

另外机器人手术也带来了的独特并发症，包括机器人设备的机械故障，由于缺乏触觉反馈对各种组织施加过大的压力，控制器的错误激活，机械臂的错误运动、定位或丢失。

2018年10月，《新英格兰医学杂志》刊发了MD安德森癌症中心专家对比早期子宫颈癌常规手术方式选择。发现微创根治性子宫/宫颈切除术与腹部开放式根治子宫切除术相比，前者的复发率更高、患者的生存率更差。提示肿瘤界需要重新审慎应用腔镜微创或达芬奇机器人辅助微创手术。

二、机器人系统的成本问题

首先，机器人手术是一项新技术，其用途和功效尚未明确。迄今为止，大多数研究只进行了可行性研究，几乎没有进行长期的后续研究，另外，还必须定期重新设计许多程序以优化机器人手臂的使用并提高效率。但是，每套设备价格高于一百万美元，其成本几乎令人望而却步。以达芬奇系统为例，它的每条手术机械臂都是在进行手术前临时安装到机器人身上的，可能会存在一定的风险；机械臂的造价昂贵，每条机械臂的造价大约为10万元人民币，且最多使用10次（超过10次即通过内部芯片锁住，无法再使用；此外，手术机器人本身也较为昂贵,一台机器的价格约为 2 000 万元人民币,每年都需要花费高昂的维护费用。这一系列的原因导致它始终无法在中国大面积推广开来。

一些研究者认为,随着技术的进步和机器人系统获得更多经验,价格可能会下降。另有研究者认为技术的改进,如触觉、提高处理器速度,以及更复杂和更强大的软件将增加这些系统的成本。此外,还有升级系统的问题,医院和医疗机构需要花多少钱进行升级?

无论如何,多数人认为购买这些系统是合理的,他们应当获得广泛的多学科使用。

三、机器人系统的尺寸问题

机器人系统的另一个缺点是这些系统的尺寸。目前常见的机器人系统都具有相对较大的占地面积和相对笨重的机械臂。手术团队和机器人都可能难以进入手术室。

一些人认为,使机器人手臂和器械小型化将解决与其当前尺寸相关的问题。

也有人认为,需要具有多个吊杆和墙壁安装件的更大的操作套件以满足机器人手术系统的额外空间要求。为这些机器人腾出空间的成本和机器人本身的成本使它们成为特别昂贵的技术。

确定的潜在问题之一是缺乏兼容的仪器和设备。缺乏某些仪器会增加对桌面助手的依赖,从而不能完成部分手术。然而,这是暂时的缺点,新技术的发展将解决这些缺点。随着时间的推移和技术的改进,大多数问题可能将会得到解决。

四、手术机器人的未来发展

"机器人手术"在手术圈中引起了越来越多的争论。事实是,我们还没有接近真正的机器人纪元。我们讨论的实际是高级腹腔镜装置或"远程操控者",即英文定义为"机器人(robot)"的词条。与此相符的是可承担自动化任务的机器,而此技能是程序化的或独立的。

通往真正的机器人手术的道路包含人工智能技术以使机器可以识别、处理、预测并最终执行任务。想要做到这一点,计算机算法需要非常多的数据。收集如此大量的数据意味着我们必须以十分坦诚的、透明的和协作的态度分享信息。但是,这

会带来病人秘密信息被滥用的担忧。如果能战胜这些主要障碍,我们仍需要面临的下一个问题是,所掌握的信息多是无条理和凌乱的并且以错误的格式呈现我们如何用来做有意义的应用。随着计算机技术的发展,过去十年间数字数据呈现爆炸式的增长,对人工智能来说,特别是应用深度学习技术,数据的获取是关键之一。人工智能植根于多个领域,包括机器人、哲学、心理学、语言学和统计学。计算机科学的重大进步,如处理速度和功率的提高,已经实现了人工智能出现所需的基础技术条件。

与其他领域相比,人工智能的未来在于将上述每个子领域的各个方面与数据管理和信号处理等其他计算要素相结合的应用。手术中人工智能的潜力类似于其他最近的技术发展(例如,移动电话、云计算),均源于硬件和软件的超循环发展(即软硬件的进步相辅相成)。

各领域之间的协同作用对于扩展人工智能的应用也很重要。结合自然语言处理(natural language processing,NLP)和计算机视觉,谷歌图像搜索能够显示相关图片以响应单词或短语等文本查询。此外,神经网络,特别是深度学习,已经成为许多人工智能系统基础架构的重要组成部分。例如,NLP 中的深度学习已经对翻译准确率进行了显著改进(谷歌翻译的翻译准确度提高了 60%),而深度学习在计算机视觉中的使用使得图像分类的准确率更高(AlexNet 使图像分类准确度提升了 42%)。

这类创新的临床应用包括成功利用深度学习来创建计算机视觉算法,用于分类良性和恶性皮肤病变的影像学图像,其准确度与皮肤科医生相当。对术后结直肠癌患者的 NLP 和聚类分析分析表明,当不同数据类型协同分析而不是单独分析(生命体征的准确率——65%;实验室值——74%;文本数据——83%)时,对吻合口瘘的预测准确率提高至 92%。

早期尝试将人工智能用于手术技能的增强,如任务解构和简单任务的自主执行(例如,缝合、打结)。这些努力对于为更复杂的人工智能任务建立知识基础至关重要。例如,由约翰斯·霍普金斯大学开发的智能组织自主机器人(STAR)配备了使其能够在动物模型中执行自主离断和体内肠道吻合

术的算法,其结果与人类外科医生相当甚至更优。

虽然真正自主的机器人手术在一段时间内仍无法进行,但跨领域的协同作用可能会加速人工智能增强外科医疗方面的能力。对于人工智能而言,其临床潜力大部分在于分析结构化和非结构化数据组合(例如,电子病历记录、生命体征、实验室值、视频和"大数据"的其他方面),以产生临床决策支持。每种类型的数据都可以单独分析,也可以用不同类型的算法进行分析,从而产生创新。

人工智能的真正潜力还有待观察,目前仍难以预测。不同技术之间的协同反应可能导致意料之外的革命性技术。例如,先进的机器人技术、计算机视觉和神经网络的协同组合促进了自动驾驶汽车的出现。同样,人工智能和其他领域内的独立部分可以结合起来产生倍增效应,对医疗保健服务进行改进。因此,外科医生应该评估人工智能进展的质量和适用性,以确保适当的临床转化。

(罗卫庆　宁顺江)

第九节　人工智能发展的挑战和展望

一、技术挑战

尽管人工智能有望为医疗带来革命性的变化,但未来仍存在许多技术挑战。由于基于机器学习的方法在很大程度上依赖于大量高质量训练数据的可得性,因此必须注意目标患者群体代表性数据的收集和预处理。例如,来自不同医疗保健环境的数据可能包含各种类型的偏差和噪声,这可能导致在某一家医院数据上训练的模型无法推广到其他不同医院的数据中。研究结果已经表明,当诊断任务的专家间协议不完美时,共识诊断可以显著改善数据训练机器学习模型的性能。足够的数据存量是处理异构数据所必需的。此外,获得患者临床状态的金标准要求临床医生单独审查他们的临床记录,这在人力资源上是非常昂贵的。最近提出了一项银标准,该标准采用自然语言处理技术和诊断代码来估算患者的真实状态。可以解决各数据集特征和噪声的复杂算法将增强预测模型的可靠性,从而提高在生死决策中使用它们的安全性。

已有几种高性能机器学习模型能产生对独立个体人类而言难以解释的结果。虽然这些模型可以实现比人类更好的表现,但是传达解释模型结论的直观概念、识别模型弱点,或从这些计算"黑匣子"中提取额外的生物学见解难以直接实现。最近用于解释图像分类模型的方法包括可视化卷积过滤器或使用显著性图可视化各图像区域的相关性。然而,对于除图像之外的数据训练的深度神经网络模型,模型解释仍然具有挑战性,这是当前研究工作的重点。

神经网络最近的许多进展都局限于定义明确的任务,这些任务不需要跨多模态整合数据。将深度神经网络应用于一般诊断(如对症状和体征的解释、既往病史、实验室结果和临床过程)和治疗方案选择的方法尚不明确。虽然深度学习在图像分类、翻译、语音识别、声音合成甚至神经网络设计中都取得了成功,但临床诊断和治疗任务往往比深度学习掌握的狭窄任务需要更多的背景(例如,患者偏好、价值观、社会保障和医疗史)。此外,尚不清楚如何应用转移-学习方法将大型非医学数据集里获得的见解整合到多模态临床数据分析的算法中。这意味着需要更大规模的数据收集和数据注释工作来开发端到端的 AI 临床系统。

构建一个收集、存储和共享电子健康档案(electronic health record,EHR)EHR 和其他敏感健康数据的计算环境仍然是一个挑战。隐私保护方法可以允许通过云服务(例如第三方托管的计算环境)进行安全的数据共享。然而,为了广泛实施这种基础设施,需要开发符合临床信息展示标准的互通应用程序。跨医疗保健应用程序实现深入而顺畅的数据集成仍然不稳定且相对缓慢。尽管如此,临床数据的新型应用程序编程接口已经开始在多个 EHR 供应商中得到广泛采用,如快速健康互通资源平台(the fast health interoperability resources platform)上的可替代医疗应用和可重用技术

(the substitutable medical applications and reusable technologies)。

几乎所有已报道的人工智能医疗应用都是在为研究和原理证明收集的回顾性数据基础上进行的。为了验证医学人工智能系统的实际效用,需要在临床环境中评估系统性能的前瞻性临床研究。前瞻性试验将更好地评估人工智能模型在现实世界异质和嘈杂的临床环境中的脆弱性,并指出将医学人工智能整合到当前临床工作流程中的方法。

二、社会、经济和法律方面的挑战

随着临床人工智能系统的成熟,其临床使用和部署将不可避免地增加,这将导致新的社会、经济和法律问题。Geoffrey Hinton(神经网络的先驱之一),及许多人工智能研究人员预想了医疗实践的急剧变化。人工智能可能通过减少人为错误和减少常规临床任务引起的医生疲劳来提高护理质量。然而,它不一定能减少医生的工作量,因为临床指南可能建议对有风险的患者进行更频繁的检查。如果用于常规临床任务的人工智能被成功部署,它可以为医生腾出时间,让他们专注于更复杂的任务,并获得更多与患者接触的时间。例如,人工智能可以帮助眼科医生分类和阅读眼底照片,使他们能够在手术前花更多的时间与患者讨论治疗计划。不可否认,人工智能可能会在执行日常工作时取代一些医护人员,这可能反过来重塑医疗保健人员并改变目前医疗保健方面的报销框架。尽管如此,目前几乎没有经验证据能表明这种改变会对临床工作人员产生影响。

除非它们被整合到临床工作流程中,否则即使最先进的人工智能应用程序也将无法发挥其全部潜力。然而,研究表明在医疗保健中实施人工智能并非易事。人们普遍认为,临床信息系统会导致许多意想不到的后果,包括警报疲劳,给临床医生增加额外的工作量,人际关系(包括医生对病人)和沟通方式的破坏,以及更高警惕性要求产生的特定危害。例如,当乳房造影 CAD 工具产生假阴性结果时,放射科医师比无 CAD 辅助解释乳房 X 射线照片时更容易出现误诊。尽管可以调整许多 CAD 模型以平衡每个临床用例所需的灵敏度和特异度,但

确定最佳的临床工作流程以最大化人工智能辅助诊断的性能仍是一项挑战。医护人员的经验表明,将信息系统纳入临床环境需要仔细设计和实施,但这种设计和实施往往会缺失。

从监管角度来看,临床人工智能系统需要在大规模部署之前获得认证。人工智能系统获得药监部门的上市前批准,须提交安全性和有效性评估结果,说明其潜在的伤害风险。在美国,人工智能系统也被药监部门视作一个医疗器械,想要进入商业销售,必须递交一个上市前通知,也就是"510(k)"文件,才允许合法销售。政策制定者需要为 510(k)提交中的非劣效性过程设定具体标准,如验证过程以及验证数据的质量和代表性。基于机器学习的模型给监管机构带来了独特的挑战,因为随着收集到更多数据和用户反馈,模型可以快速进化。目前尚不清楚应如何评估更新。例如,新模型平均可能更好,但对一部分患者的表现更差。FDA 于 2018年 4 月宣布,它正朝着人工智能软件的"预先确定的方法"迈进,这种方法可以持续学习和改进,提议的方法将首先关注技术开发人员,而不是主要关注产品。因此,需要就开发、修改和更新人工智能系统的团队认证制定明确的指导方针。

随着数据收集变得越来越普遍,需要达成一致意见以指导健康相关的数据共享。例如,由移动传感器记录的信息可以包含如患者的位置这样的敏感信息。在建立数据收集和共享的隐私政策框架时,必须让最具代表性和最广泛的利益攸关方参与进来。

医疗领域的人工智能不可避免地会受到将医疗过失归因于复杂的决策支持系统的法律挑战。当涉及医疗人工智能应用的医疗事故案件出现时,法律系统需要提供明确指导哪些实体应承担责任。当医疗保健决策部分由人工智能系统作出时,医疗专业过失保险需要明确保险范围。随着为特定临床任务部署自动化人工智能,需要更新诊断、治疗、支持和辅助医疗任务所需的凭证。并且随着人工智能模块被纳入护理标准,医疗保健专业人员的角色将继续变化。

为了应对这些挑战,人工智能研究人员和医疗实践人员需要共同努力,优先考虑和开发满足关键临床需求的应用。在引入新的人工智能应用程序

时,医院管理层必须评估和理顺临床工作流程。公司必须确定正确的框架,进行前瞻性临床试验,评估临床环境中人工智能系统的性能。保险公司应评估医疗人工智能系统创造的价值,并修改其报销政策以降低医疗成本,同时提高医疗质量。多学科和多部门合作才能促进医学人工智能应用的开发和部署。

三、展望

人工智能在不少医疗领域增强了临床诊断和决策绩效,这种表现如何转化为对医疗实践领域的影响,将取决于人工智能应用如何灵活地与医疗系统共同发展以及适应分子科学和基因组学的快速发展。临床医生需要适应其作为信息集成者、宣传员和患者支持者的新角色,医学教育系统必须为其提供这样做的工具和方法。谁将最终控制、认证或从人工智能的应用中获益仍有待确定,因此确保患者最大受益的监管保障和市场力量的平衡应该放在首位。

(罗卫庆　张　武　田斯琦)

第八章
人工智能在神经外科的应用

一、序论

神经科学是医学中最为复杂的学科。近年来，神经科学和人工智能相关的研究飞速发展。神经外科作为神经科学中非常重要的组成部分，也跟随时代潮流飞速进步。神经外科的发展与人工智能的发展相辅相成，神经外科医生可以零距离接触人类大脑，通过患者的临床症状、影像学数据、病损切除和神经调控术后脑功能的变化等数据，结合人工智能的方法，更系统地探究神经科学。人工智能在神经外科领域应用也由影像诊断，逐步向其他领域延伸，如神经外科疾病治疗决策、预后评估、医生评价和教学等。

二、影像诊断

神经系统疾病常用的检查手段包括 CT、MRI 和脑电图等，通过这些检查可以初步判断病灶的位置和疾病的性质，为后续治疗提供依据。临床医生根据图像特征来诊断疾病，但诊断往往受医生个人经验的影响，且需要消耗大量人力。近年来人工智能的方法学在自动化医学影像数据方面取得了巨大进展。深度学习是人工智能的一个子集，它可以从样本图像中自动学习特征，并在特定任务的应用中显示出超越人类的性能。已有的研究表明，在影像识别中，人工智能的准确性不劣于影像专家。传统评估神经系统肿瘤影像学主要依赖肿瘤密度、增强模式、肿瘤内细胞成分和非细胞成分（包括血液、坏死和钙化）、肿瘤边缘的规则性、与周围组织的解剖关系和对这些结构产生的影响等。

神经系统肿瘤的放射学评估目前存在三个主要挑战：①准确诊断疾病的类型和程度以利于临床决策；②随着时间的推移可靠地跟踪肿瘤改变，特别是治疗后对周围组织的影响；③在影像中从肿瘤的表型提取基因型特征的能力，因为分子分类学对肿瘤行为和临床结果的影响越来越受到重视。

近来迅速发展的放射组学，使放射影像通过数字解码成为定量特征，包括形状、大小和纹理模式等特征。人工智能的自动化功能可增强临床医师专业定性的能力，包括精确勾画肿瘤体积、平行追踪多个病变、解释肿瘤内表型细微差别对基因型的影响以及将个体肿瘤与相关的病例数据库比对并预后预测。此外，深度学习方法保证了疾病和成像方式的广泛性，对噪声的稳定性，减少错误，最终促使更早期的干预，并且显著提高诊断和临床治疗能力。

目前的研究显示，人工智能可以准确地判断疾病性质，如利用人工智能进行判别垂体瘤、胶质瘤和脑膜瘤等神经系统肿瘤分级，这在以往只能通过术后病理结果获得。术前对肿瘤性质有效地判断，可以协助外科医生决定更早期手术还是保守治疗，也可以帮助外科医生确定手术切除过程是否凶险。Zeynalova A 等回顾性分析了 55 例垂体大腺瘤患者，通过对术前 T_2 加权磁共振进行机器学习为基础的直方图分析，与信号强度比相比，其对垂体瘤质地软硬评估的准确性更高，而垂体瘤的质地对于垂体瘤的手术治疗至关重要。尽管使用样本量有限的数据，现代机器学习在预测和判别能力方面通常优于逻辑回归。这些特征使机器学习在统计学效能相对较低的情况下特别有用,例如对 WHO Ⅱ级脑膜瘤等相对少见的疾病患者的预后评估。Hale AT 等比较了传统的影像方法和人工智能方法预测脑膜瘤的 WHO 病理分级,作者纳入 6 个术前影像学和人口统计学变量:肿瘤体积、肿瘤周围水肿程度、坏死的存在、肿瘤位置、患者性别以及引流静脉的存在用以建模,研究发现人工神经网络在真阳性与假阳性之间优于所有其他机器学习模型(曲线下面积为 0.889 5),研究结果表明人工智能有效地预测脑膜瘤的病理分级。

不仅如此,人工智能甚至可以利用影像数据,来推测病灶的病理亚型。Iv M 等利用人工智能方法,从 109 例髓母细胞瘤患儿的 T_1 和 T_2 加权磁共振(MR)影像中提取出 590 个影像学特征,成功预测髓母细胞瘤的分子亚型。Dasgupta 等的研究也表明人工智能可用于推测髓母细胞瘤的分子亚型。基于计算机的算法(包括人工智能和机器学习方法)的引入不仅改进了语义特征的评估,而且还允许提取不可知的特征(直方图、纹理、微波和分形维度),这些特征通常超出了人脑能力范围。异柠檬酸脱氢酶 1(isocitrate dehydrogenase-1,IDH1)突变是胶质瘤预后重要评价指标,Li Z 等使用深度学习为基础的影像组学(deep learning-based radiomics,DLR)对 151 名低级别胶质瘤患者预测 IDH1 突变状态,正常放射组学方法的曲线下面积(AUC)为 86%,而对于 DLR,AUC 为 92%。使用基于多模态 MR 图像的 DLR,IDH1 预测的 AUC 进一步提高至 95%。董飞等通过提取 MR 影像结果中病灶区和周围水肿带的 542 个特征,成功预测胶质母细胞瘤表皮生长因子受体(epidermal growth factor receptor,EGFR)基因扩增状态。

疾病的早期诊断使疾病筛查成为可能,疾病筛查也是人工智能在临床应用的非常重要的领域,对早期治疗和改善预后意义重大。人工智能在影像识别上,除了准确度高的优点外,还具有远超人类识别速度,这也是筛查最需要的。Robert M Starke 等利用计算机辅助诊断系统,识别了 37 236 个头颅 CT 图像后,比较人工智能和神经外科医生诊断的准确性,发现两者并无统计学差异,而计算机辅助诊断系统的诊断速度为医生的 150 倍,这可以大大减少阅读影像资料所需要的人力。斯坦福大学的研究者开发了一个 AI 工具——HeadXNet,用于颅内动脉瘤诊断。他们的研究结果表明,使用这一基于 CTA 影像的 AI 工具,可以更加准确地发现并诊断颅内动脉瘤。Kong X 等通过对人脸图像特征识别,成功诊断出肢端肥大症患者,特异性和敏感性均高达 96%。

三、疗效监测和预后评估

神经外科疾病往往复杂多样,加上神经外科手术风险高,术前权衡手术干预给患者带来的获益和不良后果,并作出治疗决策,对患者尤为重要。在临床工作中,治疗决策通常取决于已有的指南,指南多来源于一系列的临床研究,而这些临床研究,通常会受统计学方法选取的影响。人工智能可以减少人为选择所造成的误差,更充分地利用已有的研究数据,从而更理性地分析最适合的治疗方案。此外,指南提供的建议往往是基于人群的,而人工智能则根据每位患者的特点,提供个体化治疗方案。

颅脑损伤(traumatic brain injury,TBI)在临床上十分常见,但并非所有 TBI 患者都需要住院治疗。Hale AT 等利用人工智能分析患者 CT 数据,准确地预测患者是否需要住院治疗,准确率超过 99%。TBI 患者的预后与多种因素相关,Eftekhar B 等比较了人工智能和传统方法对 TBI 患者死亡率的预测情况,发现人工智能可以准确预测患者死亡率。Nelson DW 等则用人工智能的方法,分析比较了 TBI 患者的 CT 影像资料和年龄性别等基本临床数据,成功预测患者植物人状态或死亡发生的可能性。Rughani AI 等则将人工智能和专业医师对患者院内死亡的预测进行了比较,发现人工智能的方法预测患者院内死亡更为准确,更敏感。Shi HY 等随后对人工智能分析学习的数据进行进一步扩大筛选,在纳入更多患者信息后,将患者院内死亡的预测准确率提高到了 95.15%。Zador Z 等后续又对人工智能预测 TBI 患者死亡的算法进行了进一步优化,使其敏感性和特异性进一步提高。Nelson DW 等又在进一步的研究中,将患者血糖、血白蛋白浓度、渗透压水平等指标加入人工智能分析的数据中,进一步提高了预测 TBI 患者死亡或植物人状态的准确度。大多数人工智能与 TBI 预后相关的研究与患者的死亡相关,Hsu MH 等则利用人工智能的方法来预测患者治疗后的生活状态,并且成功预测他们是否死亡、植物状态、严重残疾、轻微残疾或恢复良好,为临床医生在预后评估中给出了更多的建议和帮助。

脑卒中是神经外科最常见的疾病之一,也是目前人工智能投入临床实际应用的领域之一。FDA已经批准 mHealth 用于分析 CT 扫描结果,并根据结果告知医生患者是否发生脑卒中,从而能缩短患者接受治疗所需要的时间。Viz 是辅助临床治疗决策的工具,它可以帮助医生快速诊断脑卒中,并给医生提供治疗决策的帮助。

帕金森病患者长期药物治疗会降低药物敏感性,治疗的终末期患者可使用脑深部电刺激(deep brain stimulation,DBS)治疗。由于 DBS 电极需要植入大脑深部核团附近,核团定位就显得尤为重要。Valsky D 等用人工智能的方法成功定位底丘脑核,确定其边界,提供了实时准确的确定底丘脑核边界的电生理监测方法。锥体外系副作用的存在会使 DBS 治疗效果大打折扣。Baumgarten C 等通过分析刺激电流、三维电极坐标和轨迹角,预测DBS 是否会发生锥体外系副作用。

手术是癫痫治疗的重要手段,然而部分患者手术治疗效果不佳,合适的手术患者的选择是癫痫手术成功的重要因素。药物控制不佳是癫痫手术的主要指征,Cohen KB 等通过人工智能的方法学习分析患者脑电图、临床特点和影像数据等信息,明确了哪些癫痫患者需要手术干预,并且缩短了这部分患者接受手术治疗前药物治疗的等待时间。Arle JE 等使用人工智能的方法对脑电图进行分析,成功地筛选出 95% 手术治疗有效的癫痫患者。Bonilha L 等对 MR 影像结果和手术前脑电图结果进行学习分析后,成功预测颞叶癫痫患者颞叶切除后复发的情况,准确率达 88%。Memarian N 等对患者的家族史、癫痫发作时脑电图、年龄、性别、MR 影像等数据进行学习分析后,更准确地预测了癫痫手术的有效率,准确率高达 95%。既往癫痫手术切除病灶的确定依赖于医生的经验,而切除病灶的选择与手术治疗的效果紧密相关,Dian JA 等利用人工智能学习分析脑电图结果,准确定位手术切除病灶区域,改善了癫痫患者手术预后。

为了提高临床影像的可重复性和标准化,机器学习方法已作为计算机辅助诊断工具被应用于胶质瘤特征描述,以减少术者的测量误差。Emblem KE 等对来自两个中心的 235 名胶质瘤术前患者进行回顾性研究,这些患者术后病理均诊断为胶质瘤,以基于磁共振成像的局部脑血容量(rCBV)直方图采用支持向量机(SVM)学习技术,结果显示先进的机器学习技术可用于判别侵袭性胶质瘤患者6 个月至 3 年的存活率(AUC=0.794~0.851),其准确率高于专家(AUC=0.496~0.658),因此,机器学习技术有可能增强胶质瘤术前磁共振成像的可用性和促进影像标准化,从而改善治疗计划。Macyszyn、Malhotra 等也使用人工智能的方法,成功预测胶质瘤患者术后的生存时间。胶质瘤的术后生存时间与手术切除程度密切相关,而胶质瘤肿瘤边界肉眼难以识别,术中 MR 可以帮助提高手术切除率,但术中 MR 不仅对手术环境要求高,还会延长手术时间,增加手术风险和成本,因此,术前判断是否需要术中 MR 具有重要临床意义。Scherer 等通过人工智能的方法,将肿瘤影像、术者相关因素学习比对后,分析术中 MR 后需要扩大切除的患者,预测准确率达 65% 以上。

脑血管病也是神经外科临床工作中经常见的疾病。症状性脑血管痉挛是蛛网膜下腔出血后致死致残的主要原因,与蛛网膜下腔出血不良预后紧密相关。Dumont 等收集了动脉瘤性蛛网膜下腔出血患者的临床基本信息和 CT 影像结果,用人工智能的方法进行了学习分析,成功预测蛛网膜下腔出血患者发生症状性血管痉挛的可能性,准确率较常用的多元逻辑回归模型更高。Lo 等用人工智能的方法进一步对动脉瘤性蛛网膜下腔出血的预后进行了分析,在纳入了运动功能、脑梗死、入院时血管痉挛、脑室内出血、动脉瘤大小、高血压病史、年龄和平均动脉压等信息后,成功预测了患者的预后。动静脉畸形可选择介入、手术或立体定向放射外科等多种治疗方案。Asadi 等回顾性分析了 22 年间单一中心开展的 199 例脑动静脉畸形患者的数据,共进行 659 次介入操作,76 次放射外科治疗,61 次开颅手术治疗,深入分析其临床表现、影像、操作细节、并发症和预后等指标。研究发现经典的回归分析模型预测最终结果(死亡)准确率为 43%,并认为治疗并发症的类型是最重要的预测相关因素;而机器学习模型预测最终结果准确率为 97.5%,并发现畸形团内动静脉瘘的存在与否是最重要的预测因子。因此人工智能技术预测预后更准确,并且可以依据关键预测因子进行脑动静脉畸形的个体化治疗。许多因素,如临床异质性,可以影响脑动静脉畸形患者的预后,使得传统建模具有挑战性。然而,机器学习模型相对不依赖于这些因素之间潜在的相互作用,能够更好地模拟这一复杂系统的最终结果。但机器学习仍有局限性,模型表现为一组复杂的算法,需要大量训练数据集才能提高其性能和准确性,而影响因素之间的真正潜在关系仍然未发现。

四、临床监测

除了在预后评估和治疗决策中的作用,人工智能还在患者的管理和监测中发挥作用。Menon DK 等通过图像和声音识别,利用人工智能的方法判断重症监护室患者的意识状态,帮助医务工作者实时评估患者病情。颅内压在神经重症监护中十分重要,然而常规的颅内压干预通常需要颅内压超过某一标准持续一段时间,而这段监测时间和采取措施所需要的时间会使脑组织受到损伤,Xiao Hu 等利用人工智能的方法,通过分析有创颅内压监测记录,提前预测颅内压升高的出现,为进一步治疗和预防提供时间,减轻脑组织的损伤。表 8-1-1 汇总了人工智能在中枢神经系统肿瘤影像应用中的主要研究。

五、人工智能设备

一些用于治疗的人工智能设备正在进行开发研究。脑机接口(brain-computer interface,BCI)是指通过电极等仪器设备,将大脑和计算机连接,其目的是产生信息交互。脑机接口的发展需要医学、工程学、信息技术等多学科专家团队共同参与。早在 20 世纪 60 年代,Brindley 等在一个盲人女性大脑皮层植入电极,并对电极进行电刺激后,使其成功"看到"光点。目前临床上使用的人工耳蜗,也是脑机接口的一种。20 世纪 70 年代,第一种商业化的人工耳蜗诞生,用于治疗听神经完

好的耳聋患者。后续又有直接将电极植入脑干的设备被开发生产出来,用于帮助听神经功能丧失的耳聋患者。

目前研究的脑机接口主要包括以下几种:

1. **运动接口** 运动接口的主要目的是帮助瘫痪或失去肢体的患者能够使用假肢或机器来完成指定动作。Garmena JM 等在非人灵长类动物上进行实验,他们将电极植入猿猴大脑运动皮层,并通过一定的训练,使猿猴可以控制机械臂完成简单的动作。Hochberg LR 等首次将电极植入到四肢麻痹的患者的运动皮层,这名患者可以通过脑机接口控制光标打开电子邮件,并控制多关节机械臂进行基本操作。随后,Kim SP 等通过对输出信号进一步处理,改进了脑机接口控制光标移动的速度,使得脑机接口操作电脑光标更精准。Glijia V 和 Orsborn AL 等对脑机接口信号收集处理的程序算法也进行了改进,使得数据获取速度和准确度进一步提升。抓握等更复杂的动作需要更精细的信号读取、识别和翻译,这需要更多学者和工程师的共同努力。目前,已经做到获取识别 15 种日常生活中常用的动作和 27 种全方位移动。然而,目前最好的脑机接口设备也只能提供简单的几个独立信号。此外,患者需要训练一段时间才能够顺利操作机械手臂。更复杂的运动如运动轨迹和运动类型等信号在人类后顶叶皮层中记录到,破解这些信号可以使我们更准确地控制机械手臂。这还需要更多细致的研究才能做到。

2. **感觉接口** 精准的运动操作离不开触觉的帮助,在接触物体时,触觉可以帮助人们精细地调整运动的幅度和强弱。虽然早期灵长类动物的研究已经表明,人工刺激可以产生相应的感觉,但由于这种人工刺激会对神经信号记录产生不良影响。目前市场上尚未有商业化的触觉脑机接口。

Clemente F 等在 5 名截肢患者使用传感机械手臂,并在患者残肢上固定震动装置,当传感器接触到物体时,震动装置会发生震动。通过长期的训练,患者可以在不破坏鸡蛋的情况下成功抓起鸡蛋。

在感觉接口的研究中,还有着额外的治疗作

表8-1-1　人工智能在中枢神经系统肿瘤影像应用中的主要研究汇总表

应用类型	参考文献	肿瘤类型	应用	病例数	影像类型	算法	影像特征	验证类型	统计效能
诊断	Fetit 2015	髓母细胞瘤，毛细胞型星形细胞瘤，室管膜瘤	鉴别中枢神经系统肿瘤亚型	48	常规MRI	多监督技术	纹理	弃一法交叉验证，单中心	AUC, 0.91~0.99
	Coroller 2017	脑膜瘤	鉴别1级和2~3级脑膜瘤	175	常规MRI	随机森林法	影像组学特征	独立验证，单中心	AUC, 0.76~0.86
	Zhang 2017	胶质瘤(WHO II~IV级)	鉴别低级别(WHO II级)和高级别胶质瘤(WHO III~IV级)	120	常规MRI，灌注，弥散，磁导率	支持向量机	灰度和纹理	弃一法交叉验证	AUC, 0.945
	Zhang 2018	垂体腺瘤	无功能性腺瘤和其他亚型	112	常规MRI	支持向量机	密度，形状，大小和纹理	独立验证，单中心	AUC, 0.804
	Kang 201	胶质母细胞瘤，淋巴瘤	鉴别胶质母细胞瘤和淋巴瘤	198	常规磁共振，灌注，弥散图谱	多监督技术	体积，形状和纹理	独立验证，单中心	AUC, 0.946
生物学特征	Korfiatis 2016	胶质母细胞瘤	MGMT甲基化预测	155	常规MRI	支持向量机，随机森林法	纹理	交叉验证，单中心	AUC, 0.85；敏感度0.803；特异度0.813
	Zhou 2017	胶质瘤(WHO III~IV级)	IDH突变和野生型鉴别	120	常规MRI，表观弥散图谱	随机森林法	灰度，纹理和形状	独立验证，单中心	ACC 89%, AUC 0.923
	Zhang 2017	胶质瘤(WHO II~III级)	1p/19q, IDH突变情况预测	165	常规MRI	逻辑回归	VASARI特征	表单验证，单中心	AUC 0.86
	Chang 2018	胶质瘤(WHO II~IV级)	IDH突变和野生型鉴别	496	常规MRI，表观弥散图谱	深度学习网	灰度，纹理和形状	独立验证，多中心	ACC 89%, AUC 0.95

续表

应用类型	参考文献	肿瘤类型	应用	病例数	影像类型	算法	影像特征	验证类型	统计效能
监测治疗反应	Larroza 2015	脑转移瘤	鉴别肿瘤和放射性坏死	73	常规 MRI	支持向量机	纹理	交叉验证，单中心	AUC>0.9
	Tiwari 2016	胶质瘤和脑转移瘤	鉴别肿瘤和放射性坏死	58	常规 MRI	支持向量机	密度和纹理	独立验证，多中心	ACC 80%
	Kim 2017	高级别胶质瘤	鉴别肿瘤和放射性坏死	51	MRI 弥散、灌注和磁敏感	回归	密度和灰度	前瞻性无验证研究，单中心	ACC 82.3%
	Kebir 2017	高级别胶质瘤	鉴别肿瘤和放射性坏死	14	PET	无监督一致性聚类	纹理	单中心回顾性研究，无验证	敏感度 90%，特异度 75%；阴性预测值 75%
预测治疗反应和生存时间	Chang 2016	胶质母细胞瘤	预测 OS	126	常规 MRI，弥散	随机森林法	形状、密度、灰度、体积和纹理	训练／验证分组，单中心	HR 3.64,P<0.005
	Grossmann 2017	胶质母细胞瘤	预测 OS 和无进展生存时间 (PFS)	126	常规 MRI	无监督生成、分特征选择、随机森林监督训练	形状、体积、纹理	训练／验证分组，多中心 II 期临床试验	OS：HR2.5 (P=0.001) PFS：HR4.5 (P=0.000 021)
	Liu 2017	胶质母细胞瘤	预测 OS	117	MRI 灌注	无监督一致性聚类	密度、灰度	训练／验证分组，单中心	HR>3.0,P<0.01

注：VASARI——伦勃朗视觉感受图像；AUC——曲线下面积；HR——风险比；OS——总生存时间；ACC——准确率。

用。Donati AR 等为了帮助患者恢复运动功能，对 8 名脊髓损伤瘫痪的患者进行了长达 12 个月的长期康复训练——多阶段步态神经康复模式。这种模式结合了虚拟现实训练，具有丰富的视觉触觉反馈，并由两个由脑电图控制的机器人帮助行走，包括定制设计的下肢外骨骼，能够向受试者提供触觉反馈。经过 12 个月的训练，所有 8 名患者在多个皮肤区域的躯体感觉(疼痛定位、精细/粗糙的触摸和本体感觉)功能得到改善。根据肌电图测量，患者还恢复了对脊髓损伤水平以下关键肌肉的自主运动控制。

除了肢体触觉相关的脑机接口外，目前还有听觉、视觉等相关设备。人工耳蜗的广泛临床应用就是听觉脑机接口应用的最佳实例。目前已有 2 种商业化的视网膜仿生装置问世。然而，这些设备的适应证是色素性视网膜炎，并且由于大部分盲人缺少必要的视神经网络，这些设备在他们身上也无法得以应用。

同样的，这种记录和刺激大脑运动或感觉刺激信号的方法也可以用于其他大脑结构，如记忆区域。Deadwyler SA 等在大鼠海马区插入电极，进行短期记忆任务并记录信号后，将设备移植到另一只大鼠海马区，发现受体大鼠可以快速完成相应的任务，表明这种技术可以增强记忆。Hampson RE 等还将这种装置用于非人灵长类动物中，他们将电极植入到猿猴的前额叶皮质，将收集到的信号传输至另一只猿猴的相同区域，发现可以提高猿猴在任务中的表现，还可以在决策系统受药物影响时完成相同的任务。他们的研究可能为治疗神经认知功能障碍等疾病提供依据。

六、教学

在神经外科领域中，培养合格的神经外科医生需要消耗很长时间。由于神经外科精细复杂的特点，年轻医生往往难以入手，使得培养周期大大延长。人工智能的发展契合了神经外科年轻医生培养的需求，将其应用于神经外科的教学中，可帮助学生和年轻医生提高知识水平，丰富操作经验。

神经外科手术技巧的掌握需要在有经验的手术医生监督下进行大量术中操作训练，然而当前的政治、经济和社会因素限制了年轻神经外科医生进行术中操作。基于计算机的虚拟现实平台可以在不影响患者安全的情况下重现手术，为年轻医生训练手术技能提供了可能。目前已有多个模拟手术的人工智能产品问世，帮助年轻外科医生锻炼手术技能。不仅如此，人工智能还可以在操作中记录动作，并据此判断操作者的技能水平，并分析出技能熟练的操作者的动作和操作特点，可以对操作者进行评价分类，进一步帮助年轻医生掌握手术技巧。

七、总结与展望

21 世纪无疑是属于电子信息科学的世纪。毫无疑问，人工智能为神经科学的发展带来了巨大的冲击，它改变了许多临床医生思考和解决问题的方式，同时也带来了新的问题与挑战。

医学知识随着信息的发展呈指数增加，疾病的治疗受到越来越多因素的影响，如免疫、基因、年龄等各种因素。每位患者个体本身就是一个"大数据"，而这么多的数据使得我们无法思考，但却又不得不思考。人工智能可以帮助我们处理海量的数据，甚至帮助我们做出"最佳"选择。

诚然，医生们经常做出错误的决定，在医院中，误诊也并不罕见。使用人工智能的方法可以帮助我们减少"错误"的决定，帮助我们更好地进行个体化医疗，为我们提供了更多的问题解决方法。

计算机算法可以处理大量数据，可以发掘人们未注意到的内在联系，看似可以代替人作出相应决定，但计算机算法的基础是人类的思维方式，它所学习的知识是人类传输的，是否也会得到人类思考所得的错误结论尚未可知。

就目前来看，人工智能为神经外科带来了诸多便利，在临床疾病的诊断、治疗和临床医生的培养中都起到了重要作用。但需要注意的是，人工智能的发展才刚刚起步，将人工智能更好地融入到医学应用中还需要更多科学家和医生的共同努力。

（童鹰 李永达）

第九章
人工智能在超声领域的临床应用

第一节　人工智能在超声领域的应用现状

人工智能（artificial intelligence，AI）发展至今天，已经成为研究、开发用于模拟、延伸和扩展人的智能的理论、方法、技术及应用系统的一门新的技术科学，在超声医学应用情景下衍生出多样的实际应用。

超声检查作为医学影像的一种重要检查手段，覆盖了疾病早期筛查、风险预测、辅助诊断、治疗方式选择、术中导航、随访跟踪和康复计划制定等全流程，是一个涉及面广和影响巨大的领域。目前，医院存储的超声医学图像数据多由医生进行人工分析判读，存在以下的局限性：数据量巨大，医生人工分析容易疲劳，从而导致漏诊；医生判读时缺乏量化标准，由主观经验进行判读，易造成误诊。目前超声影像医生增长速度远不及超声影像数据的增长速度，超声医生严重紧缺。统计数据显示，我国超声医生缺口数为 10 万，这一现象在未来更加不容乐观。超声临床工作中产生的大量数据，亟须通过流程优化和数据挖掘来发挥更大的价值。

AI 提供了量化重复分析和解释图像的条件，可解决临床工作中超声影像分析主观性问题，量化超声图像信息可指导临床决策。计算机辅助诊断通过采集图像、对图像进行预处理、分割感兴趣区域、提取特征和分类识别，并结合计算机分析，提高发现病灶的能力和诊断的准确率，已应用在甲状腺超声特征的定量分析与临床诊断效能的验证。

人工神经网络较早应用于超声图像的分析，但由于梯度消失、过拟合等问题，导致缺乏深层次的架构供模型学习，数据量过大和计算能力不足之间的矛盾造成研究不能深入。而深度学习这一技术的出现改变了这一局面。深度学习分为监督学习和无监督学习。监督学习包括递归神经网络、卷积神经网络和普通深度神经网络等模型，它们在对具有相关特征的训练数据进行分类时，数据含有人工标注的标签；无监督学习包括自编码器、深度生成模型等，其分类数据无人工标注的标签。深度学习技术可以对大量超声图像进行分析和学习，利用不同学习模型，针对不同具体临床问题，建立输入的超声特征与所输出的目标结果之间的对应关系，发挥不同模型的优势，为相关问题中的图像识别和分析提供更优化的解决方案，大大拓宽了其应用的范围。AI 通过训练和学习，分别分析提取良性和恶性疾病各自超声图像所带有的特征，然后通过计算，得出新输入的样本的判定结果。

本章将结合临床超声应用实例，介绍目前 AI 在超声医学领域的应用。

第二节 人工智能在超声诊断中的应用

一、人工智能在甲状腺超声诊断中的应用

超声医学具有便捷、高分辨力、实时、动态、多角度等优点,在甲状腺结节的诊断、治疗和预后评估等方面已经显示出 MRI、CT 及 X 线不可比拟的优势。

AI 应用在甲状腺超声诊断领域,主要依托于深度学习技术,通过大量的具有标注结果的甲状腺结节超声影像样本,对计算机进行训练,使其能够根据输入的影像资料,提取出结节特征,进而判断出结节良恶性。该技术的应用离不开两个关键因素:一是计算机系统具备深度学习能力,另一个是基础数据库能提供足量的具有精确特征的样本。两者结合,可以使 AI 像经验丰富的资深超声医生一样,只需获取一张超声影像图片,系统便会进行自动识别出结节的位置、特征及结节良恶性等信息。

甲状腺的 AI 超声判断,关键在于标记结节特征,如结节边缘、边界、方向、钙化、形状、轮廓、内部回声和后方回声等,通过计算机处理转化声学特征为对应的描述符,这些声学特征参数通过数学语言被识别和量化。

(一)早期甲状腺结节良恶性诊断

早在 1966 年,就有学者已经提出计算机辅助诊断系统,但受到当时技术限制,CAD 经历了十几年的沉寂期。直至 20 世纪 90 年代,随着数学及计算机硬件软件的发展,大量相关算法被提出,CAD 在医学影像诊断领域才获得快速发展,CAD 在乳腺 X 线图像与肺 CT 图像的研究最广泛,近年 CAD 进入甲状腺超声图像研究。

国内外研究在可疑恶性甲状腺结节的超声特征象上达成一定共识,多数认为实性低回声、微钙化、周围晕环缺如、不规则边界、纵横比大于 1、内部探及丰富血流信号往往提示恶性。但是,由医生的肉眼视觉来判断这些特征往往是主观的、定性的,可能会导致漏诊及造成不必要的穿刺活检,

不同医生判读也存在操作者自身及操作者间的差异。因此,许多研究尝试用计算机的方法对上述特征进行定量分析,以期客观地指导临床。例如,用计算机算法定量计算甲状腺结节内部回声的均质性,即异质性指数(heterogeneity index,HI),发现恶性结节的 HI 明显高于良性结节。HI 与医生视觉来判断甲状腺结节内部回声是否均质具有较好的一致性,其鉴别甲状腺结节良恶性的能力优于医生。CAD 不仅应用于灰阶超声,也可用在彩色多普勒超声图像方面,利用计算机定量计算甲状腺结节彩色多普勒血流指数(vascular index,VI)。有研究发现恶性甲状腺结节无论是结节周边、结节中心及整个结节的 VI 明显高于良性结节。灰阶超声联合 VI 相较于单独使用灰阶超声,其诊断准确性从 58.6% 提高至 79.3%。

AI 也可以进行超声诊断效能的验证,将人工神经网络(artificial neural network,ANN)和二元逻辑回归(binary logistic regression,BLR)两种算法应用于甲状腺结节的良恶性诊断,与两位分别有 10 年与 4 年工作经验的超声医生相比较。ANN 与 BLR 的 ROC 曲线下面积分别为 0.9492 ± 0.0195 和 0.9046 ± 0.0289,两位超声医生的 ROC 曲线下面积分别为 0.8300 ± 0.0359 和 0.7600 ± 0.0409。ANN 与 BLR 的 ROC 曲线下面积明显高于两位医生($P<0.05$),证明 CAD 的诊断准确率高于医生。临床样本验证表明,CAD 的敏感性可达高年资医生的水平,但是其特异性低于医生,诊断准确率也低于医生。根据目前有限的报道,甲状腺 CAD 可以更精确地分析甲状腺结节超声特征,评估结节的恶性可能,具有可观的诊断效能。但仍需海量样本进行进一步验证研究。

(二)甲状腺影像报告和数据系统联合深度学习的甲状腺结节良恶性诊断

甲状腺影像报告和数据系统(thyroid imaging-reporting and data system,TI-RADS)现已广泛用于甲状腺结节分类及恶性风险评分。然而这种方法

耗时、费力,打分系统重复性、一致性不够稳定,其诊断的准确性不仅受检查医生个人经验影响,而且受结节回声变异性限制。而计算机对不同模态下基于离散小波变换特征的声像图归类,能够取得98.9%~100%的准确性,"计算机决定的特征"完全不同于医生主观经验判断的微小钙化灶分类,为深度卷积神经网络的应用开创了前路。

与传统特征提取方法相比,深度卷积神经网络具有两个优点:针对操作时不同灯光条件、垂直和水平位移等所致的诸如形状等失真改变,表现更稳定;特征提取时,耗费更少的计算资源,故结合预处理和微调等方法后,训练出的 AI 在二维声像图上识别甲状腺良恶性的准确性、灵敏性和特异性分别可达 96.34%、82.8% 和 99.3%,明显优于传统方法。

深度卷积神经网络的研究还用于甲状腺结节良恶性诊断,由于医疗资源普及和定期体检的推广,很多人都在超声检查中发现甲状腺结节,为进一步判别其良恶性,不得不施行细针穿刺活检或定期随访,给医院诊疗和患者均增加了负担,为了提高单次诊断的准确性,可以利用甲状腺结节的形状、边界、回声、质地、钙化、晕环作为输入值,训练工神经网络模型,以诊断结节的甲状腺结节良恶性,其准确性、敏感性、特异性分别可达 82.3%、84.5% 和 79.1%。

(三)甲状腺超声人工智能辅助诊断产品化应用实例

我国自主研发的 DE- 超声机器人已进行临床前期试验,这是一款基于超声影像数据的智能诊断系统,能辅助医生进行甲状腺结节良恶性识别。测试环节中选取省级三甲教学医院不同年资的超声医生对同一帧图像进行识别,医生的诊断准确率为 70%~80%,采用 DE- 超声机器人设备同步进行诊断,自动采集图像并作出独立诊断及其概率值,准确性为 87%,如图 9-2-1 到图 9-2-8 所示。该系统大大减轻了医生工作量,提升了超声影像诊断的精准性,节约患者就医时间和医院人力资源成本,符合国家分级诊疗医改方向,但由于智能程序还是不能排除潜在的不稳定性及可能的运算错误,如何安全有效运用该类 AI 产品仍需进一步探索。

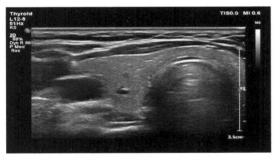

图 9-2-1 右侧甲状腺横切面常规灰阶超声图像
右侧甲状腺内可见一囊性为主的结节,超声医师判读为良性。

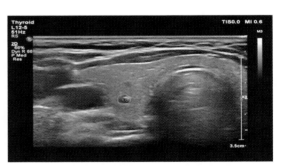

图 9-2-2 右侧甲状腺横切面人工智能判读超声图像
与图 9-2-1 为同一病例,绿色标记为人工智能识别并勾画的甲状腺结节,绿色代表良性可能。

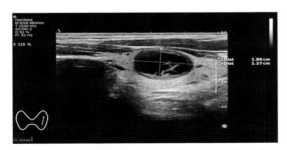

图 9-2-3 左侧甲状腺纵切面常规灰阶超声图像
左侧甲状腺内可见一囊性为主的结节,超声医师判读为良性。

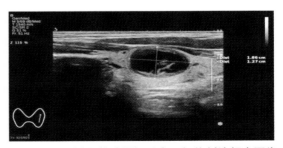

图 9-2-4 左侧甲状腺纵切面人工智能判读超声图像
与图 9-2-3 为同一病例,绿色标记为人工智能识别并勾画的甲状腺结节,绿色代表良性可能。

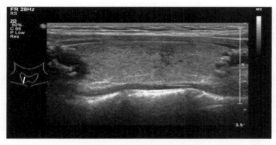

图 9-2-5 右侧甲状腺纵切面常规灰阶超声图像

右侧甲状腺内可见一实质性低回声结节,边界
模糊,伴有砂粒样强光点,超声医师判读为恶性。

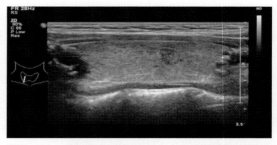

图 9-2-6 右侧甲状腺纵切面人工智能判读超声图像

与图 9-2-5 为同一病例,红色标记为人工智能识别
并勾画的甲状腺结节,红色代表恶性可能。

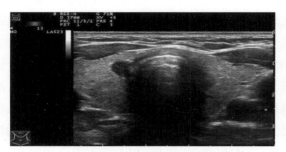

图 9-2-7 甲状腺横切面常规灰阶超声图像

右侧甲状腺近气管旁可见一低回声结节,边界
模糊,纵横比失调,超声医师判读为恶性。

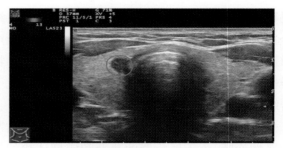

图 9-2-8 甲状腺横切面人工智能判读超声图像

与图 9-2-7 为同一病例,红色标记为人工智能识别
并勾画的气管旁甲状腺结节,红色代表恶性可能。

未来随着标准化甲状腺超声数据库的建立和
优化的基于深度学习的神经网络智能算法的改进,
人工智能辅助超声在甲状腺结节的发现、干预、良
恶性鉴别等方面将发挥重要的作用。

二、人工智能在乳腺超声诊断中的应用

(一)目前乳腺结节超声诊断的困难和问题

乳腺疾病是女性患病率最高的疾病之一,且有
逐年增长的趋势,威胁着女性的健康,极大影响了
生活质量。临床上,乳腺结节往往是患者就诊的首
要原因。早发现、早诊断、早治疗有助于提高乳腺
疾病的预后生存率。超声诊断技术作为一种便捷、
经济、无创、无辐射的检查手段,在乳腺结节的诊断
方面发挥着重要作用。但是,常规超声检查也存在
以下局限性:

1. 结节自身的原因 乳腺结节大小对结果产
生影响。当乳腺结节较小时,尤其是直径在 1cm
以下的乳腺结节,常规超声诊断率就会大大降低。
良性和恶性乳腺结节的超声表现有相似之处,难以
肉眼区别。两者常常在大小、形态、边界、内部回声

是否均匀、有无后方回声衰减、彩色多普勒、与周围
组织的关系等方面存在交叉重叠现象。此外,恶性
乳腺结节存在图像多样性的特点,有时难以与良性
结节在超声图像上加以区分,加大了诊断的难度。

2. 常规超声自身局限 由于常规彩超无法评
估结节软硬度,而乳腺结节软硬度与良恶性呈一定
相关性,容易导致漏诊及误诊。

3. 操作者因素 乳腺结节的诊断也常常受到
操作者主观影响,如探头的切面及角度的选择、扫
描是否全面等,都会影响图像的采集质量。

4. 其他 患者的年龄、采集图像时周围的环
境等都会对结果的判定产生影响。因此,如何进一
步提高超声诊断与病理诊断(乳腺结节诊断的"金
标准")的符合率,简化检查步骤,节约医疗资源,
是当前超声科医生亟待解决的难点和痛点问题。

(二)人工智能对于乳腺超声的意义

临床上对乳腺结节良恶性诊断的要求不断提
高,各种新技术如"超声弹性成像""超声引导下
穿刺""超声造影"等技术应运而生。虽然在一定
程度上解决了常规超声诊断乳腺结节的不足,但

却远远不能满足需求。AI 为解决这个问题提出了医工结合的交叉解决方案。医学影像学,由于其拥有"对机器操控依赖性强"和"需要庞大的信息数据分析能力"等特点,为 AI 的应用提供了广阔的发展平台。AI 所包含的新技术,如云存储、机器学习、语音和医学图像处理、卷积神经网络等飞速发展,能减少超声医生在数据处理方面的工作量,投入更多的精力进行疾病诊断,也会减少医生主观原因造成的误差。

结合人工智能与超声诊断并运用于乳腺结节的诊断,提高乳腺疾病患者的早期诊断效率,成为超声医学发展的新趋势。当前运用在乳腺超声的人工智能技术有,结合乳腺影像报告和数据系统(breast imaging reporting and data system,BI-RADS)的乳腺计算机辅助诊断和自动乳腺全容积超声成像及图像解析。结合 BI-RADS 的乳腺计算机辅助诊断是在 BI-RADS 的基础上,运用了 AI 的强大的图像处理技术。BI-RADS 是美国放射学会联合多家机构制定的乳腺影像报告和数据体系,能够帮助超声科医生对乳腺结节进行量化分级,减少操作者技能或主观判断对乳腺结节诊断带来的影响,旨在提高对乳腺结节良恶性判定的准确性。但在临床实践中却发现,常规超声结合 BI-RADS 分级仍存在不足。比如,其对小于 4 类的乳腺结节诊断较为准确,但对第 4 类结节的诊断效能较低,需联合其他诊断方法对结节性质进行评价。而 CAD 弥补了常规超声下 BI-RADS 分级的不足,提高了诊断的准确性、客观性及其与病理诊断的一致性。同时,由于我国女性与国外女性的乳腺结构不尽相同,仅仅使用 BI-RADS 会带来一定的误差。运用 CAD 建立符合我国女性乳腺特征的图像数据库将大大推进 BI-RADS 在我国的应用,从而使乳腺结节的超声诊断标准更符合我国的实际情况。而自动乳腺全容积超声成像及图像解析采用了自动乳腺全容积扫描技术(automated breast volume scanner,ABVS),打破了传统二维超声扫描不能显示乳腺冠状面图像的局限性,能够更清晰和直观显现乳腺结节内部结构和形态特征,为超声医生阅片带来便利,极大提高了准确率。

(三)目前乳腺超声人工智能应用的主流方法

乳腺计算机辅助诊断系统(computer-aided diag-

nosis breast,B-CAD)是专门用于乳腺的超声辅助诊断软件。首台 B-CAD 是由加拿大 Medipattern 公司研制,B-CAD 是一种包含自动图像分析、分割和分类的功能的工具,已在 2005 年获得 FDA 许可,与 BI-RADS 结合使用可以增加乳腺超声诊断的准确性。

B-CAD 的工作方法主要由以下几个步骤组成:图像分割、特征提取和选择、肿瘤分级。

1. 图像分割　运用 BI-RADS 对乳腺结节超声分级时,需要阅片医生从结节的大小、形状、边界是否清晰、边缘是否模糊等方面进行主观评估。而这些参数可以通过图像分割这一功能得到客观量化数据。目前所使用的 CAD 算法主要包括以下几类:边缘检测、形变模型、基于纹理特征的分割、基于多尺度的方法和混合算法。不同算法的选择会影响分割结果。需要根据结节的特征选择适合的算法,才能取得满意的分割结果。

2. 特征提取和选择　这一步骤建立高质量分割结果的基础上,对最后的分级至关重要,需要在提取和选择上尽量选择具有代表性的特征。常用的特征包括形态特征和纹理特征。不同的特征在 BI-RADS 分级中具有不同描述。如描述形态特征时常用:边界清晰、边缘模糊、形状圆形等。在描述纹理特征时常用:高回声、中回声、低回声、等回声、无回声、后方回声有 / 无衰减。这些特征可在 CAD 中通过相应算法来量化描述。

3. 肿瘤分级　完成前两个步骤后,即可进行分级。传统的乳腺超声 CAD 只对乳腺结节的良恶性进行分类判定,而结合 BI-RADS 的 CAD 系统实际上是计算机辅助分级(computer-aided classification,CAC)系统,要求将诊断结果按照 BI-RADS 分成 7 级。CAC 虽然打破了传统意义上"非良性即恶性"的局限性,但也为分级判定增加了难度。现有的分类判决算法各具优缺点,医学和数学专家们正在研究如何最大化其优点,将其灵活运用在肿瘤分级中。

(四)人工智能辅助乳腺超声诊断的结果和存在的不足

乳腺超声与人工智能的结合使用目前仍在起步阶段。临床应用仍存在不足之处,有待改善。例如,B-CAD 在对乳腺良性结节进行诊断时,准确率较低,容易出现假阳性的结果,说明 B-CAD 软件虽然提高了乳腺恶性结节检测的敏感性,却牺牲了检测的特异性。B-CAD 的开发生产在国外完成,提出标记和勾画的病例来自不同人群,不完全符合中国女性乳腺良恶性结节的解剖和病理特征,需要针对中国人群制定相应的数据标准。此外,临床需要描述结节的血供情况及腋窝淋巴结转移情况,这对良恶性的判定及后续治疗方案极其重要。这就意味着 B-CAD 还需要进一步完善,增加多普勒超声数据及腋窝淋巴结参数,提升为集成数据体系。

三、人工智能在肝脏超声中的应用

超声检查是我国肝脏疾病的首选筛查手段,虽然肝组织活检和病理学检查是肝脏病变诊断的金标准,但随着超声造影和超声弹性成像等新技术出现,肝脏超声检查在分析病灶性质、评估弥漫性肝病,如脂肪变、炎症和纤维化等方面均可以提供有效信息。

慢性肝炎或肝损伤所致肝纤维化是肝硬化的共同特征,肝纤维化是可逆的病理过程,及时有效的治疗可避免其进一步发展为肝硬化。为了在治疗过程中定期评估纤维化或硬化的程度,常常选择超声作为监测手段。将 AI 技术融入超声监测,可以避免样本取材的偏倚及医师经验水平差异所导致的误差。例如,将肝脏实质、脾厚度、肝动脉搏动指数、衰减指数及肝静脉频谱等客观数值输入系统,经过学习训练,让计算机与已有的肝纤维化分级进行比较,训练直至错误总和至最小,训练出的相应模型经过评估,其准确性可达 88.3%。为慢性肝病患者的临床决策提供了肝活检以外的另一种无创方法。

AI 技术还用在肝脏的弥漫性疾病智能诊断上,肝脏纤维化相比于正常肝脏,体现在超声图像上就是纹理信息的改变,所以肝脏超声图像纹理信息这种特征有助于诊断肝脏疾病及分期,诊断准确率在各个时期的肝脏纤维化病变中均可达到 80% 以上。例如,从肝脏超声图像中提取出灰度统计特征及纹理特征,可以对肝脏超声图像进行正常肝、脂肪肝和肝硬化的三分类判别诊断;从灰度共生矩阵中提取并选择特征,使用支持向量机分类,可以将肝脏超声图像的粗略分类研究扩展为区分肝囊肿、脂肪肝和肝硬化。利用超声图像

算法适合评估肝硬化程度,可以对肝脏包膜连续性和平滑度几何特征、肝实质粗糙度和形状不规则度、肝血管平滑度及僵硬度等纹理特征进行定量分析,分形维度纹理分析(fractal dimension texture analysis,FDTA)、空间灰度独立矩阵(spatial gray level dependence matrix,SGLDM)、灰度共生矩阵(gray level co-occurrence matrix,GLCM)、灰度运行长度统计(gray level run length statistics,RUNL)、一阶灰阶参数(first order gray level parameter,FOP)等这些特征参量都可以通过几何图形模糊装置向网络输入训练,以可视化智能手段无创、客观量化评估肝硬化患者的肝功能,智能化识别肝脏弥散性病变,对脂肪肝、肝纤维化和正常肝脏做出客观量化的区分。特征的选取对结果影响巨大,基于传统机器学习算法或信号处理算法需要手工提取特征,非常费时费力且需要专业知识。

我国已经研发出具有自主知识产权的影像引导介入穿刺手术机器人,可以在影像引导下行各种介入诊断和治疗,集合了三维可视化、导航、人工智能等技术,实现了介入诊疗术中的精确定位及手术规划的准确执行。介入穿刺手术机器人系统通过机器人手臂进行介入诊疗的复杂操作,可以达到一位医生需要几年乃至十几年训练才能达到的精准手术操作效果,既提高了介入手术的精确度和操作一致性,又降低了手术的难度和手术时间。

四、人工智能在心血管超声诊断中的应用

(一)大脑中动脉痉挛所致狭窄的诊断方法效能评估

大脑中动脉痉挛是蛛网膜下腔出血的严重并发症,早期诊断和干预对预防卒中十分重要。数字减影血管造影(digital subtraction angiography,DSA)是作出该诊断的金标准,但数字减影血管造影是有创性操作,可导致很多严重并发症,不宜作为常规监测手段。经颅多普勒超声(transcranial Doppler,TCD)作为一项非侵入性监测方法,可在床旁操作,被广泛应用;经颅双功能彩色多普勒超声(transcranial color-coded duplex sonography,TCCS)在大脑中动脉痉挛所致狭窄的诊断上比 TCD 具有优势,超声医生解读这些结果的时候,可以利用传统人工神经网络建模,并将经 TCD 和 TCCS 获得

的数据处理后的输出值与 DSA 的结果进行匹配，以匹配程度最高的模型作为评判 TCD 和 TCCS 诊断准确性的仲裁者，该模型能够将大脑中动脉平均流速（mean velocity，V_{mean}）、收缩期峰值流速（systolic peak velocity，V_{ps}）及舒张末期流速（end of diastolic velocity，V_{ed}）整合为集合参数，建立受试者操作特征曲线并进行比较，避免了超声医生解读数据的主观影响，减少了混杂因素，有利于超声医生对大脑中动脉痉挛的客观量化的诊断。

（二）颈动脉相关参数及病变测量

颈动脉内-中膜厚度（carotid intima-media thickness，CIMT）对预测心血管病风险十分重要，超声检查时需医师测量声像图中远端血管壁管腔与内膜交界至中膜与外膜交界的距离。此人工标记非常耗时，难以保持操作一致性，可以利用 AI 进行操作。首先分别标识出管腔—内膜交界平面和内膜—中膜交界平面作为训练的图像块，进而建立卷积神经网络，经过特定训练的卷积神经网络即可自动分割出需要的界面，交由电脑测量，结果优于人工测量。卷积神经网络模型可以用于颈动脉斑块的测量，相较以纹理特征作为输入支持向量机分类器的传统机器学习方法，卷积神经网络的结果在准确度、敏感性、特异性等方面均更优，提示了卷积神经网络在临床图像识别中应用的可行性与巨大潜力。

（三）超声心动图标准切面及相关参数测量

二维及多普勒超声心动图的研究常常伴随大量的参数测量，这些参数对于评价心肌及瓣膜的结构和功能十分重要。然而在实际工作中，操作者的手法、技巧、经验对于最终测量结果影响较大，甚至由于不同时间操作者本身状态不同，同一个人所测量的结果也很难保证可重复性。AI 将供训练的数据集（心脏四腔心切面图）由心脏专家按不被接受（0 分）至极佳（5 分）进行总体质量评分，利用卷积神经网络模型更不容易过拟合、更容易训练、加权调整更少的特性，数据集即时生成自动化回声评分（automated echo score，AES）作为质量反馈，促进低年资医生获取更高质量、更标准的相应切面声像图；运用算法对左心室射血分数进行自动测量计算，相对于传统的手工裸眼标记测量，平均处理时间仅需 8 秒，且可重复性高，结果相对精确。

第三节　人工智能在超声诊断的前景和展望

临床诊疗对提高超声诊断效率和准确性的需求日益增长，AI 技术发展与超声医学领域的结合日益密切，对影像医生来说，AI 成为未来医疗工作中的重要辅助工具。AI 在超声图像的使用需要进一步提高算法和算力，医学方面需要进一步明确诊断金标准。未来机械臂与影像自动化分析的共同发展，有望实现无人干预的实时全自动化超声图像的获取、识别和定量分析。

（赵齐羽　蒋天安）

第十章
人工智能在介入放射学的应用

机器学习并不是介入放射学领域的新概念,它的应用可以追溯到 20 世纪 90 年代初。最近放射学中机器学习的激增是由深度学习算法的进步驱动的。机器学习是计算机科学的一个分支,专门用于算法,可以改善执行任务并通过暴露于数据进行预测。深度学习算法不同于传统的机器学习模型,因为它们是由多层或深层人工神经网络构建的。传统的机器学习需要精确设计的特征提取器来从数据中学习,而深度学习算法可以自动识别来自数据的相关特征,能够从大量原始数据中学习。

第一节　人工智能在介入放射学中的应用场景

一、介入治疗患者筛选

机器学习技术可用于预测肿瘤对动脉化疗栓塞的反应。这是通过定义两组分类问题来实现的:应答者和无应答者。使用来自患有经动脉化疗栓塞的肝细胞癌患者的回顾性数据,输入数据包括从临床基线、实验室、人口统计和影像数据特征,在排除具有低方差和对结果变量贡献较低的特征后,将其过滤到核心特征。使用逻辑回归和随机森林两种模型类型。这项有限队列中的可行性研究表明,人工智能系统可以预测动脉化疗栓塞治疗结果。在适当的数据支持下,最终有可能取代目前的治疗推荐和分期系统。

由机器学习算法驱动的临床决策支持工具可以通过提供治疗方案选择来帮助介入医生。目前可用于指导肝细胞癌管理的分期系统,如巴塞罗那临床肝癌分期系统,将众多异质患者归入 5 个分期中,限制了个体化治疗的选择。目前还没有哪个预后评分系统确定对患者的进一步分层最有用。例

如,Child-Pugh 评分或白蛋白 - 胆红素分级。机器学习有可能用于以患者为中心的临床决策支持和识别患者预后的关键决定因素。有一项研究就展示了机器学习是如何在一组接受经动脉化疗栓塞治疗的患者中,评估 Child-Pugh 评分和白蛋白 - 胆红素分级的相对预后意义。涉及预测模型的传统机器学习方法可以预测出介入治疗的应答者与无应答者。通过在具有代表性的数据集上进一步的训练和验证,类似模型可以为介入患者的选择开发有价值的工具。

开发以介入放射为中心的临床决策支持工具面临着巨大挑战,主要是可用于算法训练的数据有限。尽管传统机器学习算法可以在相当小的数据集上的使用,提供治疗计划和预测分析,但是利用深度学习算法的分析和预测能力将需要使用大量的、筛选过的数据。由于快速变化的临床实践模式,有价值的临床数据的半衰期变短,这也可能限制回顾性数据在机器学习中的有用性。

二、术中引导

机器学习有可能改善介入放射学的许多方面。机器学习可用于通过配准算法进行图像融合,将高分辨力术前磁共振成像与实时全程荧光透视叠加。此外,通过开发能够分析导管位置、治疗效果和患者预后之间关系的模型,可以开发出导管导航辅助系统,智能地将术中操作与改进的患者护理联系起来。这种方法可应用于消融治疗,估算消融边缘,指导探针的最佳放置位置和消融能量的选择设置。同样可以应用于不可逆的电穿孔,其中高级模型可以预测治疗效果,并尽可能减少对邻近结构的影响。机器学习模型可以在毫秒级运行,保证模型计算不会减慢术中决策。

1. X 线引导的介入诊疗　在血管内介入中,医生在腹股沟、手臂或颈部切一小切口,将导管在导丝的引导下放置到目标位置,而导丝为柔性导管提供稳定的跟踪,同时减少导管与血管壁的接触来减少血管损伤。为了能够在不同的血管内操纵这些导管和导丝,操作医生通过二维的荧光透视影像获得视觉反馈,并通过指尖对器械传导来的较小的力量和扭矩的触觉反馈,来调整导管和导丝的插入、缩回和扭转。在这个过程中,主要依赖于操作医生的经验,包括对导管、导丝形状和动态变化的理解,以及对实时二维影像数据在操作者的解剖学理解。

目前这些血管内手术的实践有几个局限性。首先,通过使用 X 射线荧光透视法实现引导,操作医生将被暴露于大剂量的 X 射线辐射中,即使穿着保护性铅衣,手和脸仍然会暴露于辐射中,这可能导致癌症、白内障和其他疾病。其次,通常采用二维透视法进行导管在血管内的引导,虽然可以通过对比剂注射和静态二维路图来描绘血管,但是对于操作医生而言,无法获得血管三维解剖学信息,而且大剂量的对比剂也可能导致患者肾毒性等并发症,包括肾功能衰竭,因此在手术过程中的关键时刻才会使用对比剂,比如需要获得血管走行、血液流速等信息时。最后,与所有微创介入一样,操作医生操作导管时难以接受到导管头端的阻力或触觉反馈,这对新手来说更难体会到。另外,导管和血管鞘之间的摩擦也会影响操作医生在操纵导管时的触感。

传统的预成形导管,其活动及转向范围有限,尤其是在通过扭曲和病变的血管时,可能进一步增加并发症。血管弯曲和角度过大可能导致导管等器械通过困难,无法到达目标部位,这是导致血管内介入手术失败的主要原因之一。导管和导丝与动脉壁的相互作用也可导致并发症,包括栓塞、穿孔、血栓形成等,特别是对于薄弱和病变的血管壁。身着重型防护服以及长时间的手术操作可导致操作者严重的骨科并发症,包括脊柱问题及颈部和背部疼痛。

导管在通过导丝时的通畅性,以及血管内器械能够在目标部位保持稳定性,对于安全插管是至关重要的。这推动了对可控的转向导管头端相关技术的研究。导管技术的另一个关键趋势是结合力量感应和触觉反馈。由于临床操作成功高度依赖于操作医生的技巧和灵活的操作策略,因此手术技能评估已成为放射介入医生培训的重要内容。为了降低放射介入治疗的难度及对操作医生的经验依赖,美国公司开发了机器人血管内导管系统。

第一代机器人血管内导管系统,由可控导管及机器人导管系统构成。最初是为心脏电生理学消融而开发的,也应用于其他手术中,如血管内动脉瘤修复、单肺移植术后肺动脉狭窄的治疗、开窗支架置入术中右肾分支支架置入等。其可控导管外径为 14F,具有优良的稳定性和顺应性。然而,因为其外鞘管径较大以及单向弯曲的特性,导致其可控导管不适用于较小的导管鞘。

第二代专门设计用于外周动脉系统的医疗机器人。其医学血管导管控制系统简化了三个主要元素:控制台显示屏、患者体侧的电磁机器人导管操作、一系列定制导管。该工作站显示器为操作医生提供 X 线荧光透视成像,以便在距离辐射源至少 3ft(1ft=3.048×10⁻¹m)远的地方远程控制导管。另外,它提供了重要的参数,如扭矩、导管角度和旋转位置。目前,该系统有 3 种美国食品药品监督管理局认可的具有 7 个自由度的导管,可 180° 和 90° 多向弯曲,外径为 10F、9F 和 6F,长度 50~120cm。该机器人系统及其可操纵导管是血管内手术的一种新方法。通过机器人系统可以改善弓形血管插管,显示该技术能够降低栓塞风险,减少血管壁接触和时间。可使用在经肝动脉化疗栓塞治疗肝细胞癌、主动脉瘤修复及髂动脉和股动脉病变的导航和治疗中。与传统技术相比,机器人导管插管术可以提供更好的机动性,特别是在复杂和扭曲的解剖结构中。机器人辅助手术的多功能性也应用于骨盆病变,主动脉扭曲和动脉通过不顺利是常见问题,这可能会增加血管内介入的复杂性,尤其是血管内动脉瘤修复。对于这样的手术,该机器人系统及其专用导管可以帮助克服这些障碍,避免破裂等并发症的发生。

机器人导管插入术已经显示出超越传统技术的优点。机器人辅助系统最大的好处之一是能够在辐射区域外实施操作。这使得介入实践更加安全,特别是在 X 线荧光透视下引导介入操作。介入医生使用 6F 机器人血管内导管系统操作了 7 例经动脉化疗栓塞。显示了机器人系统的安全性和可行性,对介入医生的辐射暴露平均减少了 80%以上。通过机器人实施可以获得更安全的操作环境,操作机器人在现场进行操作避免了场外医生暴露于辐射。通过使用机器人系统可以改善操作医生穿戴铅防护衣引发的疼痛。当处理复杂的解剖结构——特别是髂血管扭曲和动脉粥样硬化时,机器人插管术也可以提供许多潜在的优势。传统的导管使用可能因其内在的曲线设计和预成形的形状而限制了机动性,特别是尖锐的角度和血管弯曲限制了操作者对导管尖端的控制。由于机器人具备更好的活动范围和自由度,可以 360° 控制导管,从而更容易进入难以接近的解剖部位。

人机互动可以挖掘操作者的高级决策能力,同时增强机器人控制,如提高精度、灵活性、可重复性或力量反馈。将术者的技能操作模式结合到系统设计中,对于确保系统直观易用非常重要。人机互动采用触觉互动或操纵杆的形式,这些交互通过提供触觉反馈来增强术者操作的能力。该系统可以感知主导管的位置和方向,以控制子导管的插入和旋转。导管尖端的微型力传感器和集成在系统中的应变仪,可以提供基于近端和远端测量的力量反馈。通过使用安装在导丝尖端的微型压阻力传感器来测量施加在血管壁上的力,为操作者提供触觉反馈。外套管由术者直接操纵,通过在导管尖端使用力传感器来向操作者提供力反馈,以测量预弯曲导管在与血管接触时的侧向偏转。该系统的力

传感器显示施加到脉管系统的力显著减少,突出了在血管内导管导航中触觉反馈的重要性。为了进一步增强人与机器人在机器人辅助导管导航过程中的相互作用,使用虚拟佩戴装备对操作者进行额外的感觉反馈,以便在优选方向上引导导管。该技术已经通过测试,通过测量导管尖端和血管中心线(从二维造影图像获得)之间的距离,并通过触觉交互向操作者提供反馈来引导静止血管内的心脏电生理导管。人工势场法利用 3D 重建 MRI 图像进行虚拟引导,用于治疗主动脉瘤。使用虚拟固定装置进行导航的优点包括无须使用嵌入式力传感器定制导管,以及预测导管位置的能力。

2. 磁共振成像(MRI)引导的介入诊疗　X 射线、超声和磁共振成像等不同影像模式都可以提供血管内手术的术前诊断和术中指导。近年来,MRI引导的介入推动了 MRI 兼容的导管技术和机器人导航平台的研究。通过运动捕获传感器,基于图像的追踪和生物力学模型等不同手段跟踪导管、导丝和其他血管内工具,减少 X 射线辐射暴露,增加精确度和运动稳定性,减少血管壁接触,增加操作舒适度,消除抖动。力感应与反馈特别适用于机器人系统,以补偿术者在传统导管导航过程中可感觉到的一些触觉提示。

血管内手术中使用的导管是预先弯曲的,具有不同的形状和弯曲度数,根据手术和解剖结构,需要选择不同型号的导管以达到靶病灶;也需要根据实际需求,选择不同刚度的导丝。由于导管的长度、导管头端形状以及导管和血管壁不可避免的摩擦,传统导管的转向和在近端的扭矩的有效传递可能变得复杂。介入机器人将可操纵技术集成到导管中,使得操作者能够改变导管的远端形状,并选择理想的运动方向。

最常见的可操纵导管使用四种主要作用机制:磁力、拉线、智能材料驱动和液压驱动。磁性操控依赖于专用导管和导丝,其尖端具有磁性植入物,并通过永磁的磁场进行控制。由于磁导管的尖端软,它比拉线和智能材料驱动的导管更安全,因为它们需要一定的刚度来维持导管形状。然而,它们在材料安装和维护方面更加昂贵。拉线导管依赖于基于腱的连续系统,其中超弹性镍钛合金导管可以利用终止于导管尖端的腱系统进行操控。控

制手柄可以在多方向上控制引导导管。智能材料驱动导管包括形状记忆合金,其弹性性质随温度变化,允许导管尖端通过加热和冷却而弯曲和偏转。但是,由于过热可能导致潜在危险及其机械复杂性,它们未广泛应用。电活性聚合物是智能材料驱动技术,尺寸小、成本低。液压驱动的导管使用一系列波纹管段,通过向波纹管注入溶液可在单个平面内弯曲。液压方法可以满足电气通信或驱动电路的需要。然而,其缺点是难以连续控制相关区段的弯曲,目前处于科研试验阶段,并未应用于临床。为了测量导管尖端与血管壁之间的接触力量,已经开始应用多种力量和压力测量系统。这些技术中多用于心脏插管术,以避免导管头端力量过大导致出血和脑卒中,或者用于在手术中保持导管电极与心肌壁之间的良好接触以进行心脏消融。由于光纤传感器具有 MRI 兼容性且无需电线,已经成为集成心脏导管的标准选择,从导管尖端向术者提供力度或压力反馈。商业化的消融导管内部集成了力传感器,在远端使用三个光纤来测量作用在导管头端的力量的大小和角度。集成在导丝内的光纤传感也用于测量球囊导管内的充气压力及血压。大多数的力传感解决方案都用在心脏导管上,也有用在周围血管和脑血管领域,使用不同的传感技术(如压阻式微传感器)测量导管头端和侧方的压力。

MRI 引导机器人技术也用于立体定向装置,如用于前列腺介入的 0.5T 开放式扫描仪,以及用于乳房介入治疗的闭孔式扫描仪。这些机器人被归类为手术计算机辅助设计 / 计算机辅助制造(CAD/CAM)机器人。这与被称为手术助手系统的机器人类别不同。与诸如达芬奇手术系统、主 - 从机器人等手术辅助系统不同,CAD/CAM 机器人的主要目标是手术工具的高精度引导。已经提出了许多兼容 MRI 的机器人,用于不同的 MRI 引导介入,如肝脏、肾、前列腺、脑、乳房和经皮手术。在影像引导肾癌冷冻治疗中,即使在存在身体运动的情况下,机器人仪器导向器的探测精度(4.05mm),也明显优于没有机器人仪器导向器(6.25mm, $P<0.001$)。使用机器人仪器引导,无论器官运动的存在如何,穿刺冷冻探针尝试的次数和总手术时间均减少。

当临床医生可以利用协同机器人时,通过手动界面保持最终控制,并且设备仅根据临床医生的指令移动;设备的穿刺路径会被自动引导,到达预期的靶点。利用视觉和自动化技术来提高设备定位的精确度,是影像引导的机器人技术的未来发展方向。采用机器人技术,以临床可行且安全的方式,利用新型远程操作进行半自主的穿刺针放置,临床医生保持对介入安全性的直接控制。协同机器人的另一个关键创新是触觉传感和显示。对于介入医生来讲,触觉反馈在穿刺手术过程中很有价值,在机器人辅助针穿刺中也很有用。机器人辅助微创手术中的触觉反馈增加了医生的操作感受,使操作更快、更准确地完成。实时影像引导的治疗中使用手动协作机器人在精准医学时代的需求日益增加。

使用实时 MRI 进行介入诊疗的明显优势在于 MRI 图像提供丰富的生理和解剖信息。介入医生可以通过观察血管周围的软组织而不仅仅是血管腔,在执行手术时评估器官的功能。例如,在治疗由血栓引起的脑血管急性缺血性脑卒中时,可以观察到梗死灶(通过 MRI 弥散加权成像)周围的缺血半暗带(通过 MRI 灌注加权成像),从而确定是否会发生动脉闭塞。这种对组织损伤的实时评估,可以防止因再次开通造成脑梗死动脉出血。此外,MRI 灌注加权成像和测温功能可以监测热消融和冷冻消融手术的效果。进行实时的组织可视化可用于引导多种介入手术,例如:肿瘤栓塞、动脉瘤栓塞、血管成形术等。MRI 不需要注射碘对比剂,避免了碘对比剂的肾毒性和过敏反应。MRI 无电离辐射,不会危害健康。

MRI 引导介入治疗同样也面临着很多挑战,常规的手术室内设备和机器人系统均使用电磁部件,这在临床高磁场扫描仪中是无法使用的。与磁环境不相容的设备可能会影响图像质量。许多磁共振扫描仪的孔径长而窄,任何与 MRI 结合使用的设备必须连接到距离 MRI 扫描仪 5 高斯线以外的电子控制器。

(朱统寅　孙军辉)

第二节　人工智能在介入放射学中的应用展望

随着将机器学习整合进介入放射学的诊断、治疗和管理过程,可以提供先进的术中支持工具,改进临床决策。人工智能可以使医生能够提供高质量的个性化治疗满足现代临床实践的要求。人工智能通过将"大数据"快速分析,可能发现需要数十年的前瞻性试验才可能获得的新发现。此外,更客观的基于机器学习的分析可以减少临床决策的偏差。当前的肿瘤分期系统仅根据几个临床特征,将患者分为有限的几个组,并提供治疗建议。基于人工智能的方法可以将患者的所有临床数据整合到治疗决策中,从而改善患者分组。由于影像学和疾病程度是每个分期系统的关键方面,诊断和介入放射科医师可以帮助设计更加个性化的未来分期系统。只有通过行业开发人员和医生之间的协作努力,才能在介入放射学中探索人工智能的各种可能应用,不断改进医学实践的工具,最终为患者提供卓越的个性化治疗。

（朱统寅　孙军辉）

第十一章
人工智能在放射肿瘤治疗领域的应用

第一节 人工智能在放射治疗领域的应用现状和前景

本节将总览介绍 AI 在放疗领域的发展历史；应用现状和主流的商用软件；浅谈 AI 在放射治疗中的作用和新进展。

据最新统计资料表明，我国恶性肿瘤发病率和死亡率目前均居全球第一，每年报告的新病例超过 400 万例。随着人口基数的增长和老龄化社会的到来，新病例的数量也在不断地增加。这也意味着我国每天有超过 10 000 人诊断出癌症，平均每分钟有 7 人。然而与巨量的肿瘤治疗需求相比，我国肿瘤医疗现状供给依然存在较大缺口，且区域发展不平衡，这严重制约了广大人民群众健康水平的提升。当前肿瘤治疗的三大常用手段分别是手术、化学药物治疗（化疗）和放射治疗（放疗）。其中 70% 的患者在肿瘤病程中的各个阶段需要接受放射治疗。

1895 年，物理学家伦琴在他的实验中意外发现了一种新射线并命名为"X"射线。尔后居里夫人等物理学家又发现了存在于自然界矿物当中的活性放射性物质，并把这种新元素命名为"镭"，意为希腊语中的"光"。1896 年，美国物理学家格拉比在芝加哥采用 X 光管，为一名多发性乳腺癌复发患者实施了治疗，并暂时缓解了患者的痛苦。自此预示着肿瘤学的一个全新学科——"放射肿瘤学"的开启。经过 100 多年的发展，放射肿瘤学已经成长为一个集肿瘤学、医学影像学、计算机学、工程科学于一身的重要学科。如今，随着计算机技术和统计科学的迅速发展，AI 智能技术在肿瘤精准放疗中的应用程度已远超了手术和化学疗法，行业实现了跨越式发展。这都将给这个百年学科发展带来一波强劲的发展新动力。

AI 技术在恶性肿瘤放疗领域中开始崭露头角，因此也得到了放射肿瘤学行业前所未有的重视，诸多国内外的顶尖行业人士开始关注相关开发与研究，图 11-1-1 显示了来自谷歌学术搜索引擎

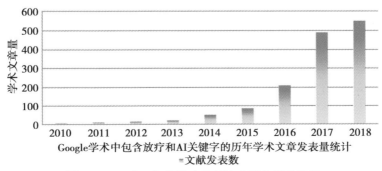

图 11-1-1 人工智能肿瘤放射治疗学文献发表量

中至少包含放射治疗（或放射肿瘤学）且包含深度学习、深度网络、卷积网络等 AI 关键词的历年文献发表量。

目前的临床放疗治疗过程中，AI 技术主要应用在多模态图像智能配准融合、肿瘤靶区及正常器官自动勾画、自适应智能计划设计与评估以及 AI 云计算等多个方面。

当前国内外能够面向放疗领域提供自动化工具的主要有 Varian、Elekta、连心医疗、联影智能、医诺智能、MIM software、Brainlab、RaySearch 等企业以及各大研究机构的科研项目如：Google 的 DeepMind Health 项目、中国医学科学院肿瘤医院的人工智能项目等。

AI 技术加持将是未来人类医疗发展下一阶段的必然趋势，在医学领域将来能否完全替代医生的工作，目前我们不得而知。不过 AI 技术势必能很好地协助医生的日常工作，减轻医生的重复劳动量，缓解区域医疗发展的不平衡现状，快速提高广大人民群众的医疗服务质量，进一步促进人类医学事业的发展。基于人工智能的大数据聚合技术可以有效减少人工干预，提高工作效率。多模态影像相关的智能图像配准、图像分割和放射剂量优化等技术是进行智能放疗的核心关键技术，分布式计算机系统、多核心算力优化等技术的研发与应用为临床大量开展基于 AI 的自动化放疗应用提供了设备保证，高质量和多中心海量数据是提高 AI 模型泛化适应能力的前提基础。

AI 技术结合海量数据智能汇集引擎再加上云计算能力的辅助，构成了驱动医学信息新发展的强大动能。多种前沿科学交叉融合在这个新平台上，实现优质放疗技术资源共享，同质化提升基层医疗机构技术水平，最终使广大肿瘤患者能够享受到高效可靠的精准放射治疗服务。

第二节　人工智能在多模态图像智能配准中的应用

本节将主要介绍多模态图像在放疗中的重要价值；目前对于多模态图像的处理方法的局限性；以及应用 AI 进行多模态图像智能配准的方法；评价 AI 配准的结果以及对不足提出的思考。

一、多模态图像在放疗中的重要价值

高精度、个体化的放疗往往需要以高精度的解剖影像为前提基础，在临床中常使用 CT、MRI 和 PET 三类影像用于恶性肿瘤诊断、放疗靶区选择、定位勾画和肿瘤生物调强放射治疗计划设计和评估。

CT 影像获取价格低廉，扫描速度快，器官的各种伪影影响较小。它较高的分辨率便于显示出体内器官及骨性结构的差异，但对软组织病灶的分辨率较差且不能显示生物功能信息。MRI 是根据在磁场作用下使人体中的氢质子受到激励而发生磁共振成像的一项检查技术，可直接生成各种角度的断层解剖层面和各种曲面的体层图像。有利于病灶的确定，但受限于其成像原理，MRI 不适用于体内留有金属物品、重症患者、怀孕 3 个月内及有心脏起搏器的患者。MRI 影像相较于 CT 能更好地展示体内软组织结构，优势在于能更好地分辨体内软组织的细微差异，同时实现如弥散加权成像等功能成像。

目前在临床上，通常使用解剖影像（定位 CT、MRI）勾画肿瘤靶区，使照射野能完全覆盖靶区的同时给予合理的照射剂量。但在治疗靶区内，癌细胞的生长常常是不均匀分布的，而且不同的癌细胞组织类型的放射敏感性也具有一定的差别，这就需要一种能显示生物活性的功能成像设备。PET 是将发射正电子的放射性核素（通常是 ^{18}F- 氟代脱氧葡萄糖等）标记到能够参与人体组织血流或代谢过程的化合物上，并将放射性核素注射到受检者体内，然后在 PET 设备检测范围内进行快速成像。PET 是一种对活体的生物化学显像，在临床放疗中使用 PET 的根本原因在于 PET 能够显示比 CT 和 MRI 图像更精确、更直观的放射生物学与放疗敏感性等生物学范畴的信息。这些信息可用于恶性肿瘤诊断、放射治疗靶区确定以及各种其他靶区的勾画、肿瘤生物调强放射治疗方案的设计以及放射剂量学评估。但 PET 影像的空间分辨力不如 MRI 和 CT 图像,不能精确地反映肿瘤解剖形态结构。因此,将功能影像(PET)和解剖影像(CT/MRI)结合起来用于放疗靶区勾画、生物调强放射治疗计划制定,可以更精准的定位肿瘤放疗靶区,并使整个肿瘤放疗靶区获得更高的非均匀照射剂量。

通过智能图像后处理技术将这不同模态的影像进行融合处理,在同一幅图像中同时呈现组织的形态和功能信息,则可弥补常规单一形态影像的不足,实现对同一病灶的多模态、全方位的探测,从而有利于更精确的定位肿瘤放疗靶区,在最大限度保护正常组织的同时,定向增大肿瘤放疗靶区以及肿瘤高复发抗辐射子靶区的照射剂量,提高肿瘤放疗增益、局部控制率和远期生存率,最终提高肿瘤治疗的疗效。

二、多模态图像的传统处理方法

不同模态的影像是在不同时间、不同的状态、以不同的成像原理得到的影像信息,这将导致不同模态的影像存在形态和位置差异。这些差异主要体现为灰度值、分辨率、比例尺、非线性形变、位置平移和旋转等的不同。如果只是简单地将两幅图像叠加,那么他们在一般情况下是无法实现精确匹配的。因此,通过高精度的多模态影像配准将不同的影像进行配准融合就显得尤为重要。

一直以来,基于特征的图像配准方法是比较常用的配准方法,它包含关键点检测和图像特征描述信息采集、特征数据匹配、图像图形变换三个步骤,即人为地选择参考图像与待配准图像中的感兴趣点,通过将两个图像中的相似感兴趣点进行关联,最后变换感测图像使两个图像对齐。

图像配准可以划分为基于感兴趣区和基于特征的图像配准,并且可以按此进一步细化配准方法。基于感兴趣区的图像配准方法,也称为模板匹配方法,不需要考虑图像的具体结构信息,并使用感兴趣区相关的方法来匹配图像的灰度信息。然而,对于复杂的图像变换来说,大大增加了算法的计算强度,而且缺乏更多的自由度选择,它可能就无法实现精确配准了。基于感兴趣区的图像配准

方法也包括互相关(交叉相关,CC)、序列检测(相似性检测算法,SSDA)、基于傅里叶变换的傅里叶 - 梅林变换相位相关方法以及互信息匹配方法(互信息,MI)和 Levenberg-Marquardt 频域值优化等诸多方法,这种方法更合适于局部配准,缺乏全局运用的方法。

基于特征的图像配准方法采用空间关系法中的最佳近邻迭代点方法(iterativecloest point,ICP)、尺度不变特征转换法(scale-invariant feature transform,SIFT)、一致性标记问题(CLP)、小波变换法和金字塔法等。这些方法通常不匹配所有图像区域,而是通过图像上的代表特征信息来实现图像配准。由于该配准方法只需要提取特征信息,并能对变形和噪声等因素有较强的抗干扰能力,因此计算量较小、鲁棒性高。该方法可根据是否基于图像的外部特征进行配准分为有框架(基于图像外部特征)配准与无框架(基于图像内部特征)配准两大类方法。其中有框架配准是指基于患者体外一些人工标记点来对不同模态的影像进行匹配,其准确度较高,配准方便快捷,但该方法仅适用于有刚体轮廓的对象,也不易对历史图像进行回溯性的配准研究,更不适用于不同患者间的配准以及患者图像与图库之间的配准。

无框架配准可分为基于标记信息的配准方法、基于像素特性的配准方法与基于图像分割的配准方法。其中,基于标记的配准方法包括体内解剖标志点法、曲线法、主轴面法等,但是体内解剖标志点因其植入式的标记点设置方式,往往会给患者带来不必要的痛苦;基于像素特性的配准方法包括部分运用像素灰度信息的配准(基于灰度和梯度信息的配准法及矩阵配准法等)以及全部运用灰度像素信息的配准(相关校准、傅里叶变换或熵的配准等);基于分割的配准方法又包括刚性配准(图 11-2-1)与弹性配准(图 11-2-2)。

此外,根据配准操作是否需要人工交互,图像配准可分为自动配准和人工配准。自动配准意味着整个图像配准过程无须人工干预,并且最终图像配准是通过配准过程直接实现的。自动配准以其良好的配准效果、较强的抗干扰能力和较强的鲁棒性受到人们的追捧。人工配准是指在图像配准工作流程中,需要手动选择配准控制点,从而实

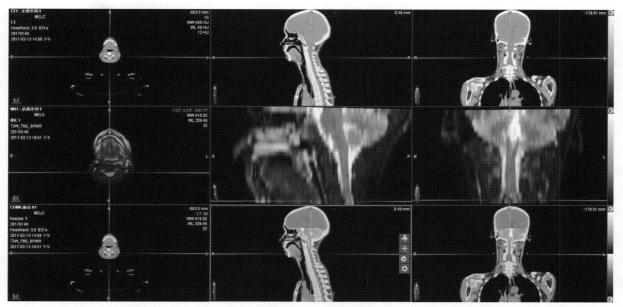

图 11-2-1　刚性配准

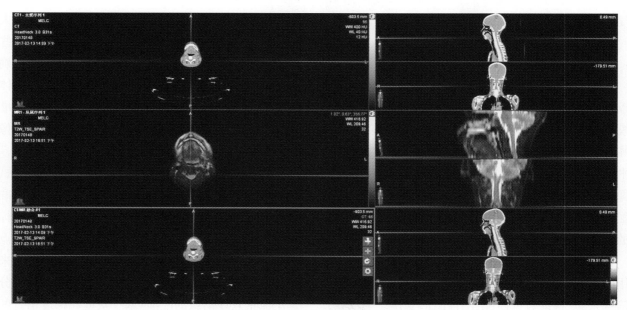

图 11-2-2　弹性配准

现图像配准。人工配准容易受到人类主观判断误差和视觉误差等的干扰，从而无法避免由此带来的配准不当等问题。但是对于不同来源的图像，由于人类先验知识在图像判读方面的先天优势，仍需人工对自动配准算法的某些参数进行初始化，或由人工接受或拒绝某些配准的假设，此时的手动配准比自动配准的效果要好，因此当处于某些需要进行交互的工作流中，也需要人工配准的协助。

这些基于人工的多模态图像配准方法中仍存在一系列共性缺陷，如配准速度无法满足实时要求、高精度问题、异构传感问题以及大形变适配问题等。目前临床上主要使用的放疗计划系统（TPS）软件自带图像配准功能实现手工配准，也存在配准标准不统一、个人经验导致的配准差异等问题。

三、应用 AI 进行多模态图像智能配准的方法

应用 AI 进行多模态的图像配准问题通常可表示为一个模型参数的优化问题。近年来,随着图像分辨率的提高,配准数据集的扩容,原有的人工处理方法已逐渐无法满足现有的多模态图像配准要求,而人工智能的引入可以为这个参数模型的优化提供更为简便、快速及有效的解决方法。

深度学习技术用于图像配准的第一种方式是通过深度卷积神经网络对复杂的图像特征进行提取与学习,这种方式往往因为可以提取更为全面、准确的特征点而具有更好的配准效果。

深度学习用于图像配准的第二种方式是单应性变换(homography)学习,它不再仅仅局限于提取学习多模态图像的特征,而是利用神经回归网络直接对多模态图像进行学习。基于 homography 学习的多模态图像配准又可以分为有监督和无监督两种模式。有监督的深度图像单应性估计方法是以端到端的方式同步学习图像单应性和 CNN 模型参数,以有监督的方式反复训练用于得出全局最优解与真实单应性之间的欧几里得损失,直接学习几何变换从而实现多模态图像之间的智能配准。与其他有监督学习的方法一样,这种同形估计方法需要高质量的标记数据集。这就造成了它虽然很方便获得真实图像的单应性,但在获得具有标记数据的训练集将耗费大量人力。

无监督的深度图像单应性估计方法保留了与有监督模式相同结构的 CNN 模型,但是使用的损失函数内核不同,它使用的是适合无监督方法的不需要人工标记的光度损失函数(photometric loss),它计算目标是参考图像与目标变换图像之间的相似度,最终得到全局最优解。

此外,基于深度学习的一些其他复杂变换模型在多模态图像智能配准中的应用也受到越来越多的关注。如具有较好的体现物体几何形变等特点的高度形变微分同胚度量映射表(large deformation diffeomorphic metric mapping,LDDMM)及强化学习方法等。举例来讲,强化学习是目前机器学习的一个主要方向,具有其他方法不具备的一些特殊优势。它无需特定目标数据也没有明确的目标,只需给定奖励信号即可,而且奖励信号也无很强的实时性要求,主要用来研究时间序列相关的数据,而不是独立同分布的数据,当前行为影响后续数据。图 11-2-3 和图 11-2-4 比较了配准前和配准后的区别。

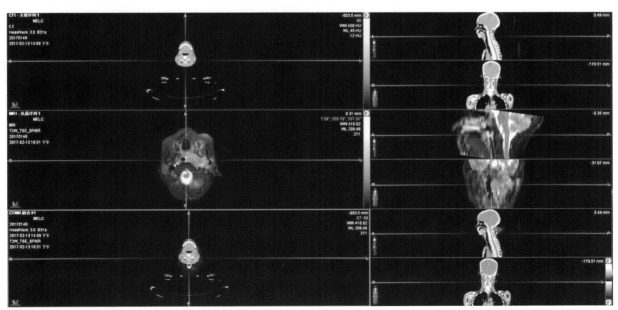

图 11-2-3 配准前

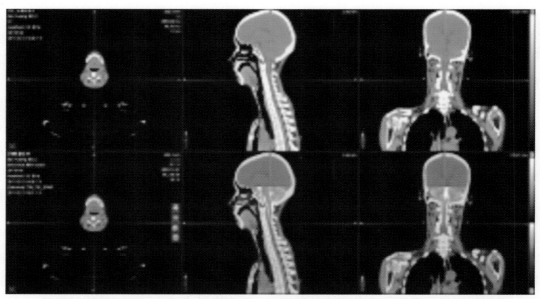

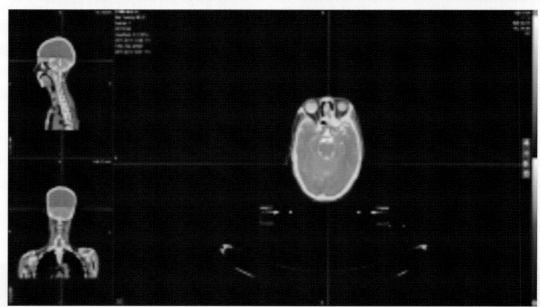

图 11-2-4 配准后

第三节 人工智能在自动靶区勾画中的应用

本节将主要介绍靶区勾画的定义和对于放疗的意义；目前手动勾画的流程及带来的问题；应用AI进行自动靶区勾画的方法；AI勾画的结果以及存在的不足。

一、靶区勾画的定义和对于放疗的意义

肿瘤靶区的勾勒主要依靠临床医生和物理师手工操作，往往需要耗费很多的时间和精力，导致勾画效率低，而且结果依赖于勾画医师的经验，勾画结果因人而异且稳定性差，影响放射治疗计划制定的精确性和最终的疗效。

随着调强放射治疗（IMRT）等先进技术在临床的广泛使用，器官轮廓描绘的准确性受到更多关注。国际辐射单位与测量委员会（ICRU）发布的第

83 号报告,以规范器官划分。主要分为以下几个区域:

1. GTV(肿瘤区,gross target volume) 通过影像学手段和临床检查技术可以直接看到肿瘤区域(包括术后肿瘤床区)。

2. CTV(临床靶区,clinical target volume) 包括 GTV 以及潜在的肿瘤可能浸润的区域或亚临床病灶。

3. ITV(内部靶体积,internal taget volume) 包括 CTV 以及同时考虑器官运动带来的 CTV 边界位置的变化范围。

4. PTV(计划靶区,planning target volume) 通过设置误差和 GTV/CTV 生理运动增加 CTV+ 外部区域。

5. TV(治疗区,treatedvolume) 至少受到靶区最小剂量照射的区域,即 $D_{98\%}$ 的区域。

6. OAR(危及器官,organs at risk) 正常组织,具体范围依赖于当前 CTV 的位置和所给处方剂量的大小,同时勾画范围需考虑组织器官类型。

7. PRV(计划危及器官区,planning organ at risk volume) OAR+ 预计的最优治疗计划所能包括的安全边界范围。

8. RVR(其他敏感区,remaining volume at risk) 其他危及体积,治疗范围内除 OAR 和 CTV 以外的影像区。

9. **调强放射治疗(IMRT)技术** 相比较于传统的三维适形放射治疗(3D-CRT)技术具有更多的剂量优越性,即满足靶区剂量覆盖的同时又能更大范围地降低周边危及器官的剂量。

医学图像准确识别是决定医学图像能否为临床诊断和治疗提供可靠证据的核心问题。医学图像识别及分割技术的进展直接影响了医学图像处理中其他核心技术的发展水平,如 3D 重建、智能分割等,而且在多模态医学图像分析中也有着举足轻重的作用。近年来,由于深度学习算法在医学图像分割中的应用,医学图像自动识别与分割技术也取得了很大的进展。

二、手动勾画的流程及带来的问题

肿瘤解剖结构、几何形状与空间位置复杂。对于肿瘤周边的诸多危及器官,虽然可以参照行业规范的指南勾画,但是逐层人工进行器官部位轮廓的手动勾画不仅费时费力,且存在个人经验不足、注意力不集中等带来的勾画偏差。因此,越来越多的研究关注于正常器官以及治疗靶区的自动分割和自动勾画,希望能保证自动勾画的效果与手工勾画一样准确。

放疗过程中,目前手工勾画的另一个问题是它无法实现行业标准化。同一医生对同一组病例在不同时间的勾画方案可能就会不同,而且不同医生对同一病例的勾画方案也可能存在很大差异。因此难以保证治疗效果的可重复性,同时给一致性评价也带来了困难。在放射治疗计划的制定中,危害器官和正常器官的标准化制定是实现正常组织保护的前提,这不仅可以能提高放疗的安全性,而且可以有效地缓解放疗并发症的发生。统一的勾画标准也能给年轻医生的培训带来一致的参考,保持行业统一的可评价性标准,实现行业的同质化教育。为患者实现具有统一评价性的、可比较的治疗方案提供了可能。

三、传统的自动分割技术方法

自动分割算法伴随着基于先验知识在图像分割任务中的应用而得到了早期发展。但是受限于计算机资源和有效标记数据的缺乏,大多数分割技术不使用或很少使用先验知识,称为低级分割方法。这其中包括强度阈值、区域增长、启发式边缘检测等算法。

为了避免低级分割法所导致的计算模型优化失败,开发人员设计了更多先进的技术。诸如活动轮廓、水平集、分水岭算法等基于区域的技术,已经被用于医学成像的自动分割。由于使用能够收缩或扩展的闭合表面以符合图像内的不同图像特征,活动轮廓和水平计算法被认为是可变形模型。分水岭算法采用基于图论的原理来最大化图像体素之间的相互联系。随着统计科学和计算机性能的提升,还有一些基于概率的自动分割技术,如高斯混合模型、聚类、k 近邻分类器、贝叶斯分类器、浅层人工神经网络等,近些年越来越受开发人员的欢迎。这些方法的特征在于它们能够将图像中的各个体素分类为已知类别中的一个。然而,这些方法通常缺少来自相邻体素的关联信息而使分割结果得到的是局部最优解而非全局最优解。

在过去的二十年中，在先验知识的利用方面投入了大量的探索性工作。其中一个例子是利用解剖结构的形状和外观特征来对软组织对比度较低的 CT 数据进行补偿，用以提高解剖学边缘定义的精度。根据算法中使用的先验知识的多少，这些方法可以分组为基于（多）图谱的分割和基于模型的分割。

基于单个图谱的分割通常使用单张已进行感兴趣结构分割的图像作为参考，以此作为先验知识来执行新的分割任务。新图像的分割依赖于可变形配准，找到图谱和新图像之间的最佳转换关系，从而将图谱轮廓映射到新图像上。多种变形配准算法已被用于实现这一功能，其中大多数是基于强度的算法，用以实现完全自动化。图像分割的效果仅取决于可变形配准的性能，而上述性能主要取决于图谱与新图像中的感兴趣器官形貌的相似度有多高。为了获得较好的分割结果，多种图谱的选择策略被提出。此外，使用映射患者平均解剖结构的图谱可以潜在地提高分割性能。

基于图谱的分割通常会受到个体间差异性的影响。相较于单一图谱方法，多图谱方法会使用多个图谱（通常是 10 个左右）作为先验知识来进行新的分割任务。与基于单一图谱的方法类似，可

变形配准是使个体图谱轮廓可映射到新图像上的分割技术。此外，通过多重的轮廓或标志物融合，可以将多个图谱中的个体分割进行组合，从而最终获得一个用于实际分割效果的最佳评估。多图谱分割被证实可以降低个体差异性所带来的影响，相较于单个图谱分割方法，其精度得到了提高。在过去的十年中，多图谱分割已被证明是几个重大挑战中非常有效的分割方法之一。这种方法已被应用于临床放疗中头颈部正常组织、心脏次级组织、臂丛神经等。多图谱分割也实现了商用，如 Elekta ABAS（Elekta Oncology Systems，英国）和 RayStation（RaySearch Laboratories，瑞典）多图谱分割。图 11-3-1 展示了基于图谱的自动分割系统。

当有足够多的勾画样本数据后，可以使用感兴趣结构的形状或外观的特征变化来训练统计模型。这种方法可以将最终分割结果限定为由模型描述的符合解剖学定义的形状。然而，受限于特殊形状的统计学限制，基于模型的分割缺乏灵活性，而且训练数据的数量和内容限制了分割模型的泛化性能。在放射肿瘤学应用中，基于模型的分割主要用于结构较统一的骨盆区域中的结构分割。

基于图谱和特征的自动配准系统准确度依赖于所建立的配准库的规模，以及所包含的各种变化

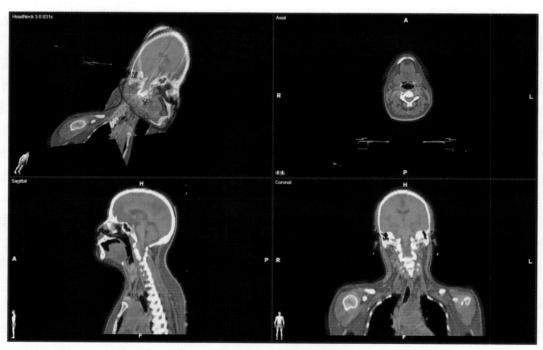

图 11-3-1　基于图谱的自动分割系统

方案是否全面,如脑、肺等相对规则且边界清晰的器官,但如是一些个体变化较大的器官,如下图的食管等往往就不够理想,图 11-3-2 展示了基于图谱和特征的自动勾画系统的不足。绿色结构为基于图谱系统勾画,蓝色结构为基于深度神经网络系统勾画,淡紫色结构为医生手工勾画。

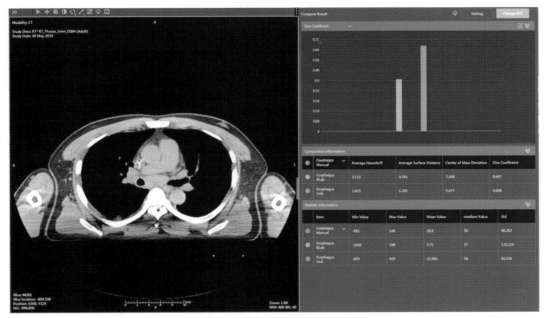

图 11-3-2　基于图谱和特征的自动勾画系统的不足

四、基于 AI 进行自动靶区勾画的方法

近年来,基于深度卷积神经网络(CNN)的人工智能目标分割技术开始广泛应用于医学影像的自动分割技术研究中。CNN 网络通过多层卷积操作可以从低层到高层逐层抽象出图像特征,通过对给定的标注数据集进行迭代学习,对自动抽取的特性进行像素级别的分类,从而实现对医学影像中的目标分割。Olaf 等人于 2015 年提出 U-Net 网络架构并应用于生物细胞图像的自动分割。此后,基于 U-Net 架构及其衍生架构的医学影像分割技术开始得到广泛研究和临床应用。

在深度学习目标分割技术兴起之前,用于医学影像目标分割的计算机辅助勾画技术主要包含图谱匹配法和主动轮廓模型法。其中,图谱匹配法(ABAS)依赖于建立器官模板,并需要做图像配准,对图像完整性的要求高,分割准确性和适应性不高;主动轮廓模型(ACM)法无须建立器官模板,也无须做图像配准,但依赖于有较好的初始轮廓作为算法输入,效果依赖于有明确边界的器官,更适合于半自动勾画的场景。相比之下,基于第三代人工

智能技术的深度学习目标分割方法无须建立模板,也无须先验轮廓,更无须人工定义分割标准,深度学习神经网络通过对符合勾画标准的大规模数据进行自主学习,自主习得器官和靶区的分割标准,训练完成后得到的分割模型对图像完整与否、分割目标的边界是否清晰的适应性都很高。总体而言,用深度学习神经网络技术打造的危及器官和靶区自动勾画产品,具有较好的准确性和稳定性,能够帮助临床医师显著降低工作量,提高治疗效率和治疗精度。图 11-3-3 展示了基深度神经网络进行自动靶区勾画,图 11-3-4 比较了各种自动勾画方案与人工勾画的 Dice 系数。

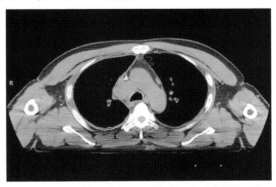

图 11-3-3　基深度神经网络进行自动靶区勾画

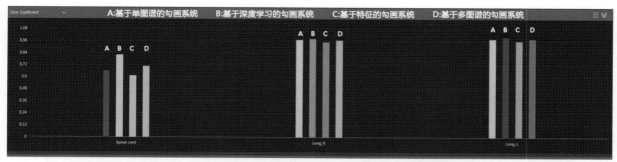

图 11-3-4　各种自动勾画方案与人工勾画的 Dice 系数比较

人工智能技术在放射治疗中的应用价值不仅是提高了医生的工作效率，还在于可以减少人为差错，统一勾画标准，并通过与其他的放射治疗自动化系统相结合可以在更大程度上优化自适应放射治疗的工作流程。从而保证所制定的放射治疗方案的一致性。

五、当前的深度学习自动分割的局限性

深度学习自动分割有几个重要的限制。一个重要的限制是，深度学习算法只能提供非常小的可解释性（黑盒算法）来解释在分割预测期间哪些特征（基于解剖学和/或图像强度）会影响训练的网络以及这些特征是如何影响训练的网络的。这限制了其对产生不准确分割背后的原因充分理解的能力。目前针对深度学习的应用也出现了许多与数据相关的挑战，尤其是对高质量分割数据集的需求。深度学习方法取决于用于训练模型的经过标识的分割（先验知识）数据的质量。这种限制可以通过采用国际共识来规范化手动勾画。观察者间和观察者内部勾画误差的减少可以进一步提高现有模型的预测准确性。最后，图像采集设备及协议的差异性可能会影响深度学习算法的性能，该限制适用于所有自动分割技术。

深度学习自动分割算法已迅速发展成医学图像分割领域的最新技术，这表明我们已进入第四代算法开发阶段。这些算法已经应用于自动分割许多解剖部位中的靶区和正常组织，包括胸部、腹部、骨盆、头颈部以及脑部，其中一些自动分割技术的应用产生了比临床医生勾画更好的结果。在接下来的几年里，随着自动分割工具在临床实践应用中的增加，我们期待更多可用于放射治疗的基于深度学习的自动分割工具（商业或者开源）。虽然这些工具已被证明具有良好的前景，但进行系统的调试和定期的维护以确保患者安全依旧是很有必要的。

当前，人工智能技术正在促进肿瘤放射治疗中的 OAR 和 GTV/CTV 自动化勾画来克服上述问题。基于深度学习技术的放疗危及器官和靶区自动勾画需要大量由临床医生按行业标准勾画好的数据进行神经网络模型训练。另外，对于靶区勾画，由于高度依赖于放疗医生的临床经验、放疗患者的病情、治疗意愿等因素的约束，需要更加细致地制定出不同病种、不同病程、不同治疗方案下的靶区勾画共识和数据评估标准，从而进一步推动 AI 技术在放射肿瘤学中的临床使用。

第四节　人工智能在智能治疗计划系统中的应用

本节主要介绍放疗 TPS 的组成及作用；人工制定放疗计划的流程和带来的问题；介绍智能治疗计划系统的工作原理及优势；智能治疗计划系统具体算法及存在的不足。

一、放疗计划系统的组成及作用

放疗计划系统（treatment planning system，TPS）是一整套通过计算机进行患者治疗计划设计和患者放射剂量评估的医疗设备系统的总称。该系统

使用一个或多个剂量算法模型设计和计算放疗患者的吸收剂量,并能将能量通量分布进行模拟评估与显示,系统计算结果由放射治疗规划者评估和确定。放射治疗计划系统是放射治疗质量保证和质量控制不可或缺的组成部分,治疗计划的设计需要在治疗计划系统中由物理师进行设定和调整,计算的剂量分布结果需要医生基于患者实际情况进行评估和修正,最终生成用于放射治疗的计划方案。

二、人工制定放疗计划的流程和带来的问题

在 TPS 上,物理学家根据临床医生给定的治疗方案和临床剂量学原理进行计算机模拟计算,最终得到放疗实施的具体方案,确定满足临床治疗要求的各项参数。以确保重要器官不出现超量照射。这些参数包括:照射野数量、分布、角度、各个野分配权重、单次照射剂量、总的照射剂量、各个靶区及危及器官的剂量及限制剂量等多项重要参数。最后,治疗计划的制作过程是不断试错的过程,物理师在这一过程中反复不断调节目标函数的权重或者添加删除有关的约束条件或者感兴趣区。如对于一些极限条件不能满足,还需要与临床医生进行协调,修改各项优化函数,直到 TPS 产生一套被临床使用所能接受的治疗计划方案为止。因此对于经验技巧的依赖性十分之大。图 11-4-1 展示了放疗计划的设计思想。

三、智能治疗计划系统的工作原理及优势

AI 驱动的放疗自动计划:第三代人工智能技术通过采用深度学习技术,并基于自动计划评估技术与蒙特卡罗三维剂量验证技术,自动获取成百上千例的高质量的放疗计划数据为训练样本,进行机器学习,最终自动得到高质量的放疗计划,并再次利用自动计划评估与蒙特卡罗三维剂量验证技术确认机器学习成果的优秀性与可靠性。

AI 技术赋能了此领域三大技术创新,从而大大提高了此领域的生产放疗计划的效率与治疗病人的疗效。

1. **自动计划评估技术** 通过统一的处方标准与 AI 结合,给予每个放疗计划客观的评分,大大减少了医生的处方评价的差异性,从而获得了更客观的评价,确保机器学习的训练集与学习成果在满足各方要求方面是高质量的,提高了训练集与学习成果的优秀性,从而提高疗效。

2. **蒙特卡罗三维剂量验证技术** 蒙特卡罗法是放疗的剂量计算的金标准,但现有的放疗计划大多采用了基于非均匀修正的解析算法(如笔形束、卷积叠加算法),这些算法在有些计划中可能产生较大的误差,表现在三维剂量验证中的 γ 通过率比较差。如果引入蒙特卡罗三维剂量验证,通过图形处理单元(GPU)等并行算法改进,可以用于临床的

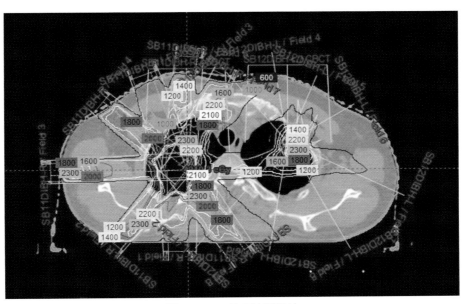

图 11-4-1 放疗计划设计

三维剂量验证,将蒙特卡罗剂量计算结果与现有放疗计划的剂量计算结果对比分析获得γ通过率,选取高γ通过率的放疗计划用作训练样本,确保机器学习的样本满足剂量准确性方面是高质量的,提高了训练集以及学习成果的可靠性。

3. 自动计划预测技术　AI与放疗计划数据集结合,建立深度学习神经网络模型,通过深度学习方法对优秀的放疗计划数据集进行训练后,可产生高质量的自动计划模型,利用该模型可根据用户输入的医学影像进行放疗计划预测,并通过自动计划评估与蒙特卡罗三维剂量验证技术确认机器学习成果的优秀性与可靠性。上述整个过程在无人干预下完成,只占用计算机算力资源,大大提高了生产放疗计划的效率,从而大大减少了病人等待治疗的时间,也间接地提高了疗效。

目前基于第三代人工智能技术打造的剂量自动计划产品,具有较好的准确性、稳定性和规范性,能够提高医院单位时间内肿瘤患者治疗数,提高医疗软硬件资源利用率,从而提高患者生存率,还能解决基层医院较难制定高水平放疗计划的问题。之所以有诸多的优点,是因为基于第三代人工智能技术打造的自适应智能放疗计划设计系统,具有较好的剂量计算准确性、方案设计稳定性和技术规范性,具有如下几个特点:①制定计划过程中更少的人工干预,节省人力;②生成的计划质量高,符合行业标准或者国家标准;③快速生成多个备选计划,充分满足高精度、个体化的治疗方案的需求;④基于云端技术,可以远程协助基层医院制定高质量的放疗计划,弥补区域医疗资源的配置不足。

基于AI的剂量自动计划旨在解决当前物理师在现有的放疗计划系统上在进行逆向优化的计算过程中需要反复不断的手动调节约束与目标项的各项参数的问题。为了满足临床、法规要求以及考虑到计划的可执行性,物理师需要不断修改这些参数来提高计划靶区(PTV)的剂量分布覆盖率,同时避免OAR(危及器官)接受的剂量过高。这个过程非常耗时且对物理师经验的依赖性很强,每次调整目标参数都会对下一次的结果有影响,导致最后生成的计划的差异可能很大。由于过程耗时,物理师往往没有足够的时间和精力来生成高质量的治疗计划,从而使得计划生成的效率很低。而通过AI

自动生成计划,整个过程中几乎没有人工干预的过程,生成计划的效率就很高,并且能够减少人为失误的引入,避免具有不同经验的人员在同一个病例做成的计划差异大的问题。

对于医院来说,现在物理师一天做1到3个计划,也可能几天才能做一个计划。采用智能计划可以一天做十几个到几十个,对于同一个病例可以基于当前科室的配置,依据各种OAR限制的要求一次生成几十个备选计划,充分满足高精准、个体化的治疗方案的需求。这样就可以在更短的时间内让医院在保证病人得到更好的治疗的同时,获得更高的收益。因为如果病人的计划拖延较长时间做出来,癌细胞如何转移以及病情会如何恶化都是难以预料的,传统的放疗计划的时效性对病人病情的控制和存活率的保障就显得十分不利。图11-4-2展示了常规放疗剂量优化的思路和流程。

基于AI的剂量自动计划在数据预处理阶段,为了达到"对健康组织充分保护且对肿瘤区域充分破坏"的临床治疗计划目标,通常会有医院内部制定的统一标准、RTOG(肿瘤放射治疗协作组织)国际标准或者相关的其他行业标准来进行规范。根据这些标准,制定特定病种的病例筛选模板。开发基于相关模板的治疗计划评估软件对历史病例进行统一筛选,能够保证筛选后的治疗计划都是符合相关标准的高质量计划。为了慎重起见,需要重新采用客观的计划评估标准对AI预测的计划进行自动评估筛选和自动蒙特卡罗三维剂量验证。

四、智能治疗计划系统结果和存在的不足

将放疗计划的过程进行流水线化和标准化的努力已经成为热点。过去几年,自动化逆向计划在研究领域取得了长足的进展。根据调研发现,治疗计划的自动化方法有如下几种:基于经验知识制作计划(knowledge-based planning, KBP)的方法、基于协议/模板的自动迭代优化(protocol-based automatic iterative optimisation, PB-AIO)的方法、基于多准则优化(multi-criteria optimisation, MCO)的方法,以及基于人工智能的自动放疗计划。

基于KBP的方法包括如下两种方法:第一种方法是基于地图集的方式(atlas-based approach),

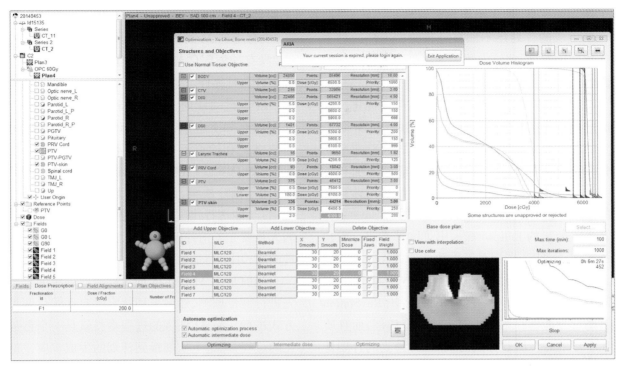

图 11-4-2　常规放疗剂量优化

一般是对已经做过治疗的病人计划做成一个数据库，每来一个新病人，就从数据库中搜寻相似的病例，从而将相应的计划的参数作为新的病人计划的初始参数。第二种方法是基于模型的方式（model-based approach），基于 DVH（剂量体积直方图）引导的方法属于基于模型的方法。这种方法通常是，首先采用已经治疗到过的大量案例和其中的轮廓图建立解剖学和几何特征的映射关系，从而建立一套 DVH 模型，每新来一个病例，根据几何特征预测出可能的 DVH，然后用该 DVH 来引导计划的生成。该方法已被瓦里安公司的 TPS 系统 Eclipse 采用，称为 RapidPlan。基于 KBP 方法优点是能够提高治疗计划制作的效率，研究表明，基于 KBP 的方法可以使得容积旋转调强技术（VMAT）计划时间从 1~1.5 小时减少到 10~15 分钟；减少计划制作的差异性（同一个物理师在不同时间做计划或者不同的物理师对同一个患者做计划）。缺点是需要对模型仔细地调节和优化，否则肿瘤适形度，靶区覆盖率都不如原来的手动计划；预测的计划只是临床可接受的，并不一定是最优的。基于 DVH 引导的方法的缺点是，只能预测出 ROI（感兴趣区）的 DVH，而超出 ROI 的组织，并不能预测。另外 DVH 不能提供任何空间信息。目前克服这些缺点的方法还是

基于体素的三维剂量预测方法，而不是预测 DVH。多位研究者开发了基于 AI 的三维剂量预测方法，然而大部分研究人员并没有考虑不同射野设置的情形，他们通常采用同样的射野设置，导致针对同一病种收集足够的训练病例成为一个难题，而且针对不同的射野设置需要训练不同的模型，所训练模型的应用范围受到极大的限制。已经有研究者提出了一种对 AI 模型增加射野通道的解决方案。

基于 PB-AIO 的方法有如下具体方法：①自动调整优化目标和约束项的方法，用户只要输入一次约束和目标项；②通过脚本实现自动移动鼠标来调整特定 ROI 的 DVH；③采用 AI 来模仿人类做优化调参的过程；④飞利浦公司 TPS Pinnacle 中的 AutoPlanning 自动计划模块根据用户输入的治疗协议模板进行五层循环的逐步调参。基于 PB-AIO 的自动优化方法优点是：产生 IMRT 或者 VMAT 计划的效率和质量与手动计划相当或更好。有研究者采用一套计划评分系统比较了自动计划的评分结果和手动计划的评分结果，自动计划的平均得分为 62.3，而手动计划平均得分为 59.1，计划评分系统的总分为 100 分；计划时间可以减半，对 VMAT 进行测试，时间从 64 分钟变为半个小时。该种方法的缺点是：输入模板的参数直接决

定了计划的好坏,如果模板参数设置得不够好,那么自动生成的计划还不如有经验的物理师通过手动优化做出的,因此该方法的使用受限于物理师的经验。

基于 MCO 的方法:MCO 也叫多准则优化。该方法的核心是得到帕累托最优,也就是一个计划中的任何一个目标函数都不能再继续提高,除非至少降低某一个目标函数。具体又分为后验方法和先验方法。后验方法能够产生大量的计划,对计算资源的依赖性很强,目前 Raysearch 公司的 Raystation 和瓦里安公司的 Eclipse 都采用了这种方式。后验方法的优点:能产生相对于手动计划更优或者匹敌的计划,对操作人员的经验依赖性小,比手工计划时间减少 10~45 分钟不等。有研究者用 RayStation 的自动计划能够在 1 个小时完成每个病例,而且质量比手动的好。后验方法的缺点是:得到的计划是通量范围内的帕累托最优解,而没有直接考虑机器参数的优化,最终的计划需要转换为可以治疗用的计划,而转化过程中剂量特性会发生改变,尤其是靶区上有低密度组织的案例在转化前后会出现很明显的剂量差异,这时候就需要人工参与仔细的调整参数。

先验方法只会产生一个好的计划,目前的软件只有 Erasmus-iCycle,能够支持 cyberknife(射波刀,一种治疗模式)和 IMPT(质子束逆向调强治疗,一种治疗模式)。Elekta 公司准备发布一个光子束(一种治疗模式)的自动计划模型到 TPS 中,但目前也是处于研发阶段,尚没有应用于临床。

先验方法的优点:从历史计划得到初始意愿清单且不断自动更新清单列表,完全无须人工参与调节参数;自动计划的计划质量等同于或者高于手动计划;优化过程透明直观;基于意愿清单的方法很灵活,不仅仅可以使用历史计划的经验,还可以将治疗人员的经验或者其他经验加入意愿列表;改变治疗协议规定后,重新进行自动计划并不需要手动调节参数;同一个意愿清单可以用于不同的治疗模式,如 VMAT、射波刀、质子刀等;得益于意愿清单仅仅是一个纯文本文件,不同的医疗机构可以比较计划质量;具有多目标计划的生成能力;OAR 区域的剂量自动做到尽量低;能进行射野角度优化;可以使用相同的意愿清单对不同的治疗模式进行

无偏的比较。缺点是:该方法尚处于自动化的范畴,没有用到 AI 的方法,所得的放疗计划具有机械性;没有计划评估与三维剂量验证,无法确保计划优秀性与可靠性。

对于自动计划,除了本身产生治疗计划以外,还可以有如下应用:将自动计划作为计划的定期系统维护和检查工具;用于不同治疗技术的无偏比较,如 IMRT、VMAT、立体定向体部放疗(SBRT)等;用于治疗决策,如治疗手段选择以及进行个性化治疗,能选择出哪些病人适合质子治疗,而哪些病人只要光子治疗就够好了,减少医疗资源的不合理调度;用于自适应放疗等。

当前基于 AI 技术的剂量自动计划更偏重于首先进行剂量预测,然后采用特定的自动优化调参的方式进行。而 AI 训练的过程本身就是一个参数优化的过程,理论上从剂量到计划的生成也应该是可以训练的。所以,从患者影像到治疗计划的生成应当可以直接训练完成。减少不必要的中间步骤引入的不确定度对于治疗计划的生成是有益的。而且直接训练生成计划的时间相比剂量预测后自动优化出计划的时间更短得多。

值得注意的是当前不同的 AI 系统采用不同医院的标注数据进行模型训练,因此可能导致结果的差异,临床医生需要在实际使用中进行确认和适当的修订。因此,为了让广大医疗专家同仁更进一步的学习和了解 AI 在放疗领域的应用,表 11-4-1 总结了不同深度学习算法在放射治疗中的应用概况,应协同建立不同器官、不同病种、不同智能放疗计划系统的专家共识标准。

表中用到英文缩写说明:MRI(magnetic resonance imaging,磁共振成像);CT(computed tomography,计算机断层成像);PET/CT(positron emission tomography and computed tomography:正电子发射计算机体层显像仪);US(ultrasound,超声);CBCT(cone beam computed tomography,锥形束电子计算机断层图像);on-board radiotherapy fluoroscopic X-rays(机载 X 线透视影像);mammography(乳腺 X 射线摄影);fluoroscopy(X 射线透视);RT Struct(radiation therapy struct,放射治疗中的人体组织结构参数);RT Dose(radiation therapy dose,放射治疗中的剂量参数);motion capture camera images(运动捕获相机的图

表 11-4-1 不同深度学习算法在放射治疗中的应用概况

不同深度学习算法在放射治疗中的应用概况				
放射治疗步骤	**应用方式**	**数据来源**	**深度学习算法类型**	
用于放疗计划和摆位设置的图像	伪 X 射线图像合成	MRI	U-Net,Residual net,Cascaded refinement net	
	伪 CT 图像合成	MRI	U-Net,VGG	
			FCN	
			GAN	
			deep embedding CNN	
	伪 MRI 图像合成	CT	FCN	
	伪 7T-MRI 图像合成	3T MRI	CNN	
	MRIS 伪影校正	MRSI	CNN	
	图像去伪影	CT	CNN	
	提高空间分辨力	Images	super resolution CNN	
	图像去噪	Synthetic CBCT	2D CNN	
		On-board radiotherapy fluoroscopic X-rays	CNN,SAE	
		CT	CNN	
		CT	GAN	
	用于分野 Tomo 的预测图像生成	CT	CNN	
图像分割	门静脉	CT	2.5D CNN	
	大脑神经胶质瘤	MRI	CNN,U-Net,FCN	
			CNN	
			3D CNN	
			holistically nested network	
	脑转移	MRI	3D CNN	
	大脑结构分割	MRI	DNN	
		MRI	2.5D CNN	
	多角度大脑结构分割	MRI	CNN	
	脑干	MRI	SDAE	
	海马体	MRI	DNN	
		MRI	U-Net	
	视交叉分割	MRI	SDAE	
		CT	3D CNN	
	皮下结构分割	MRI	3D CNN	
		MRI	2.5D CNN	
	神经解剖学结构	MRI	3D CNN	
		MRI,US	2D,2.5D,3D CNN	
	乳腺组织	MRI	U-Net	

续表

不同深度学习算法在放射治疗中的应用概况				
放射治疗步骤	应用方式	数据来源	深度学习算法类型	
图像分割	前列腺图像分割	MRI	SAE,SSAE	
		MRI	FCN	
		CT	CNN	
	胸部器官	CT	FCN	
		CT	FCN	
		CT	CNN	
	头颈部器官	CT	2.5D CNN	
	食管	CT	3D CNN	
	腹部器官	CT	3D CNN	
	脊柱	CT	CNN,FCN	
	肝脏或肝转移瘤	CT	deep deconvolutional NN（DDNN）	
		CT	FCN	
		CT	3D CNN	
		CT	CNN	
		MRI,CT	FCN	
	直肠癌	CT	deep dilated CNN	
	皮肤癌	Dermoscopic images	CNN	
	膀胱癌	MRI	CNN	
	肝脏肿瘤	CT	CNN	
	鼻咽部肿瘤	CT	CNN	
	鼻咽癌	CT	DDNN	
	口咽部肿瘤	MRI	CNN	
	肿瘤分割	CT	CNN	
	肿瘤	PET/CT	CNN	
计算机辅助检测	肺结节	CT	3D CNN	
		CT	CNN	
		CT	CNN	
		CT	CNN	
		CT	CNN	
	前列腺癌	MRI	SAE	
	脑转移	MRI	CNN	
	后装治疗	MRI	（planned）	
	L_3 椎体定位	CT	CNN	
	螺旋 CT（SCT）	CT	CNN	
	特定的脊椎	CT	CNN	
	颈动脉分叉	MRI	CNN	
	解剖标志检查	US	CNN,SAE	

续表

不同深度学习算法在放射治疗中的应用概况				
放射治疗步骤	应用方式	数据来源	深度学习算法类型	
计算机辅助检测	大脑、前列腺标记物	CT	DNN	
		MRI,US,CT	CNN	
		MRI,CT	CNN	
	皮肤癌	Images	CNN	
	肺结节	CT	DBN,CNN	
		CT	AE	
		CT	CNN,DNN,SAE	
		CT	CNN,DBN,SDAE	
		CT	CNN	
	乳腺癌	乳腺 X 射线摄影	CNN	
	前列腺癌	Mammography	CNN	
	横纹肌肉瘤亚型检测	MRI	DNN,VGG	
		MRI	CNN	
图像配准	形变预测	MRI	VGG	
	X 线 2D/3D 配准	fluoroscopy	CNN	
	2D/3D 图像配准	Fetal MRI	CNN	
	MRI-MRI 配准	MRI	SAE	
	CT-MRI 配准	CT,MRI	DNN	
	X 线 2D/3D 配准	CBCT,2D X-rays	FCN	
治疗计划	DVH 预测	RT Struct,RT Dose	U-Net,CNN	
		RT Struct,RT Dose	AE	
治疗过程中的运动管理和患者摆位管理	运动校准	Motion capture camera images	MLP,RNN,LSTM	
	实施肿瘤运动跟踪	fluoroscopy	CNN	
	分次内及分次间靶区位置预测	Cyberknife breathing signal	NN	
	防碰撞	3D camera images	Not described	
放射治疗数据提取和结果预测	肺部肿瘤 SBRT 疗效预测	CT,clinical risk factors（CRF）	DNN	
	直肠癌化疗后生存风险预测	PET/CT,survival rate	CNN	
	前列腺癌 SBRT 治疗后生活质量评估	DVH,quality of life score	DNN	
	宫颈癌放疗后直肠毒性评估	RT dose,Toxicity scores	VGG	
	肺和头颈部肿瘤患者生存率评估	CT	DNN	
	肺癌的自适应放疗	Clinical,genetic,dosimetric,PET data	GAN,CNN	
	医学图像分类研究	24 organs on MRI,CT,PET	CNN	
	医疗文本识别	electronic medical record	DNN	
	临床路径预测	CRF	SAE	

像);CRF(clinical risk factors,临床危及因素);survival rate(成活率);DVH(dose-volume histogram,剂量体积直方图);quality of life score(生活质量评分);toxicity scores(毒性评分);clinical,genetic,dosimetric,pet data(临床、遗传、剂量学、PET数据);electronic medical record(电子病历);CRF(case report form,病例报告表);U-net,residual net,cascaded refinement net(U型网络结构、残差网络结构、级联求精网络结构);VGG(visual geometry group,由牛津大学视觉几何组提供的计算模型);FCN(fully convolutional networks,全卷积网络);GAN(generative adversarial network,生成对抗网络);CNN(convolutional neural networks,卷积神经网络);SAE(stacked auto-encoders,堆叠式自动编码器);HED(holistically nested network,整体嵌套网络);SDAE(stacked DAE,堆叠去噪自编码器)MLP(multi-layer perceptron,多层神经感知网络),RNN(recurrent neural network,循环神经网络),LSTM(long short term memory networks,长短期记忆网络)

（姚国荣　严森祥）

第十二章
人工智能在麻醉临床中的应用

第一节　麻醉人工智能发展的概述

作为现代外科医学的重要组成部分和舒适化医疗的主导学科,麻醉学科的人工智能时代其实早已开启,20 世纪 80 年代的伺服麻醉理论系统的出现和临床尝试就是麻醉人追求人工智能麻醉的雏形和基础。随着麻醉监测技术及计算机技术的发展,静脉麻醉药靶控输注(TCI)系统和自动输液系统也较早地被应用于临床,在此基础上开发的闭环麻醉机器人、自动镇静系统也具备了临床应用能力。除此之外,应用达芬奇等辅助机器人手术系统的机械臂完成自动化气管插管、支气管插管、外周神经阻滞和椎管内穿刺等操作也已成为现实,甚至有麻醉科医生应用自动化麻醉系统成功完成了数例甲状腺手术的麻醉。相较于传统的人工操作,人工智能麻醉操作的成功率更高,不良反应更少。当然,目前还有更多的人工智能麻醉系统尚在研发与完善阶段,比如麻醉评估和诊断机器人自动化系统等,它们的成功会进一步将麻醉学科推向更智能的麻醉人工智能时代。

在麻醉学科推广使用人工智能机器人不仅取决于麻醉学科的临床特点,同时也受到了医学整体发展趋势的影响,更是麻醉学科实现自我救赎和改革的重要路径。与其他学科的医生相比,麻醉科医生需要更快的反应能力、更高的注意力以及决策力、判断力等。在 *to Err is Human* 这部畅销书籍当中,作者指出:美国每年在医疗差错方面死亡的人数最高可以达到 98 000 多人,医护人员出现的分

心、遗忘、不关心或鲁莽、疏忽等是导致这些医疗差错出现的主要原因。麻醉科的医生和护理人员需要时刻面临人脑固有弱点可能带来的问题,还要积极采取措施克服和勇敢面对这些弱点。患者在接受麻醉和手术的过程中需要监测的指标很多,甚至可以超过 100 多个,而人类大脑同时可以处理的信息和数据最多为 4~5 个。与人类相比,机器人占据显著优势,它们可以同时处理很多的信息。这也就决定了引入人工智能及机器人参与麻醉,可以帮助麻醉医生更好地完成临床工作,确保和提升手术中麻醉的质量,切实保障患者安全。

就麻醉学科发展所具备的外部条件看,在医学不断发展及社会快速进步的过程中,麻醉学科日益成为医疗领域中的重要学科,临床上需要麻醉科参与的医疗活动越来越多。舒适医疗理念本就起源于麻醉学科,也已经得到了广泛的国际认可和接受。然而长期以来,我国在麻醉学科发展以及相关人才的培养方面都比较滞缓,麻醉医生执业人数也比较少。有数据显示,到 2015 年时,美国和英国每 1 万人配有麻醉医生人数分别是 2.5 名与 2.8 名,而中国的麻醉医生总数仅有 7 万 5 000 多人,每 1 万人仅配有麻醉医生 0.5 名,与欧美国家相比差距显著。近年来,我国的麻醉业务发展迅猛,服务范围不断扩大,服务能力不断提高。与此同时,麻醉学科和其他学科发展之间产生了不平衡,导致出现了一些矛盾,不少麻醉医生也出现了明显的职业倦

息,甚至有麻醉医生在工作期间猝死,这些均对麻醉学科的可持续发生产生不利影响,也是麻醉学科继续发展需要解决的问题。我们认为大力发展人工智能,在确保临床质量的情况下,把人工智能机器人应用到麻醉学科当中,帮助麻醉科医生处理一部分工作,可以在一定程度上解决麻醉科相关专业人员短缺的问题,同时也可以保障医疗的安全和质量,让麻醉科的医生有时间和精力去解决其他相关的疑难问题。

(赵娴 应鹏)

第二节　人工智能麻醉的临床应用

一、智能麻醉信息采集与管理系统

如果说数据是人工智能的核心壁垒,那么数据的采集就是一个基础。在医疗活动中存在着大量的信息,当然麻醉相关信息也不例外。在临床麻醉的工作中,围手术期患者信息的采集是一项非常重要的工作内容,其包括了术前访视、术中管理、术后随访及疼痛管理等各种信息和数据。在日常工作中,麻醉医生通过对这些基本信息和数据进行整合分析和评估,制定出适合患者的麻醉方案,从而确保患者的舒适安全。以往这些记录工作都需要靠麻醉医生手写各种记录单完成,不仅增加了医生的工作量,还占用了大量的医生思考时间,而且出错率较高,同质化程度低,亦不能满足医生们对大样本数据的分析需求,使得不少医生不得不凭经验、靠感觉进行临床工作。当代医学的发展,讲求精准医疗,即用最少的资源、最有效的方法,让患者得到最准确的救治和医疗照护。因此,我们迫切地需要人工智能的支撑来对患者做出更科学更准确的判断,同时缓解麻醉科医生的工作强度。

随着计算机和网络技术的不断发展,目前医院的信息化建设取得了迅速的发展,其中也包括了麻醉临床信息管理系统(anesthesia information management system,AIMS),它是人工智能麻醉的组成部分。AIMS 的功能主要包括两方面:第一是围手术期患者信息的采集、监测和管理,尤其是对手术中的患者,采取实时监测并对一些数据进行标注,当患者数据偏离了标注的数据,系统会通过报警来提示医生及时关注和处理;第二基于围手术期的大量信息,通过数据分析工具对麻醉质量、经济效益比等进行评估和监控。AIMS 的使用不仅大幅度地降低了麻醉医生的工作量,为临床工作提供了可靠真实的依据,而且也为临床麻醉实施的进一步智能化打下了基础。

(一)围手术期信息管理

围手术期信息管理包括术前、术中和术后信息管理。麻醉医生会在术前前往病区床旁对患者进行评估,并通过电子病历系统查阅患者病史、实验室辅助检查后将麻醉风险评估和 ASA(美国麻醉医师协会)分级录入 AIMS,生成麻醉术前访视单和术前知情同意书。术中 AIMS 通过连接监护仪等设备,连续实时采集患者术中的各项生命体征、麻醉及手术步骤、给药信息、入量与出量等,自动生成麻醉记录单。当某些数据发生偏离和异常,如出现了危急值、给药量过大等,系统将通过之前标定的数据进行识别,并且发出报警信号,提示医护人员进行处理和修正。同样,当手术结束患者被转入麻醉后复苏单元(PACU),AIMS 亦会自动采集患者的生命体征及参数,对不正常的参数进行报警提示,并自动生成 PACU 表单。当患者复苏完毕返回病房,AIMS 亦有随访系统可对患者进行床边随访和监测。遗憾的是,目前还没有可以远程采集实时生命体征设备,但随着无线可穿戴监测设备的普及,这项功能的实现指日可待。

与以往的传统医疗模式相比,AIMS 不仅使围手术期的数据具有连贯性和一体化,契合了医学本身是具有连贯性和整体性的一个科学的本质,而且它的出现保证了各项数据的真实性和有效性,从而提高了麻醉医生的工作效率和准确性。

(二)麻醉质量控制

通过 AIMS 记录手术麻醉相关信息,确保了系统中数据的真实性和完整性,同时亦可以对术中的麻醉质量进行全程监测,做好麻醉质控。比如高级别医生可以通过 AIMS 系统终端实时观察所有手术患者的整个麻醉过程,观察麻醉医生的行为和能力,当发生偏差和疏漏时可以及时干预,实现了三级管理,确保患者的安全,提高麻醉质量。不仅如此,基于患者大量的围手术期数据,AIMS 可根据国家、各省市或医院的要求对一些质控指标自动进行统计分析,生成报表,比如各类麻醉方式比例、ASA 分级比例、非计划性二次气管插管率、低体温发生率、24 小时内死亡率等,为持续质量改进提供了依据。AIMS 将麻醉质量控制与管理真正推入了"大数据时代"。诚然,围手术期数据可能还并不能称之为传统意义上的"大数据",因为手术和麻醉的人群比率较低,而且每个疾病和手术又有其不同的特质,甚至有些可能是稀有数据,尽管如此,这些数据还是可以为医生们的临床工作提供一定的依据,指导持续质量改进,提高麻醉质量,确保患者安全。

二、围手术期监测与人工智能

围手术期监测是麻醉工作内容中最重要的一环,其目的是对患者围手术期的各项生命体征、生理指标、麻醉深度、麻醉恢复情况等进行连续监测并及时进行调控,最大程度保证患者的安全与舒适。传统的监测方法完全依赖于监护仪与麻醉医生的经验,这样不仅不能完全保证安全,而且在操作上也较为烦琐。无线可移动监测设备的出现可以说是一个重大的突破,摆脱了导线的束缚,患者可以通过 24 小时佩戴监护设备,实时监测我们所需要的数据,并且能实时发送到中央监护终端,医护人员通过手机就能获取患者的生命体征,对患者和医护人员都是极大的便利。同时,这些连续的数据对于患者的疾病诊断和治疗也是非常的有意义。

(一)无线可移动监测设备

1. 无线生命体征集中监测系统

无线生命体征集中监测系统是一种集心电监护、血氧、血压和体温等指标的持续性监测系统,患者佩戴监测仪器,通过无线网络实时将生命体征数据发送给中央监护终端,医护人员通过终端显示器进行集中监测,若发现问题可以及时处理与管理患者。

和传统的监护设备相比,无线生命体征集中监

测系统的优势比较明显,如监测不受时间和空间限制、患者佩戴方便舒适且监测连续实时、监测数据可多科室共享等。对于麻醉科医生来说,无线生命体征集中监测系统可用于患者整个围手术期,从患者入院进行术前准备即可开始使用,包括后续术中及术后监测,这不仅可以帮助麻醉医生了解患者术前病情,还可以帮助医生们全程实时监测术中及术后恢复情况,并可减少麻醉相关并发症和医疗意外的发生。

以体温监测为例,全程佩戴体表体温监测仪,实时监测体温,对数据进行比对,可以早期预测感染的风险,从而提示医生及早进行干预和防范。在医疗大数据时代,无线生命体征集中监测系统的采集更连续,医疗数据积累更完整,分析更精准,它必将是医生们科学研究的好帮手,可以帮助医务工作者研究出更好的方法救治患者。另一方面,大胆设想,随着无线可移动监测设备的普及,患者尤其是慢性病患者也许在社区医院甚至家里就能早期识别疾病,得到准确及时的医疗照护。

2. 无线镇痛管理系统及智能化镇痛管理模式

(1)无线镇痛管理系统:术后镇痛一直是人们关注的热点,也是围手术期医学和加速康复医学的重要一环,更是舒适化医疗的重要组成部分,直接影响患者术后的舒适与康复质量。所以,从 19 世纪 50 年代开始就出现了术后镇痛。随着镇痛技术的不断发展与改良,1996 年进入了患者自控镇痛(PCA)时代,即患者感觉疼痛时按压疼痛键,通过由计算机控制的微量泵向体内注射定量的镇痛药物的方法,患者可根据自己的需求控制镇痛时机来达到镇痛的目的。虽然经过多年发展,PCA 已经成为管理术后疼痛个体化差异的有效手段,但是相关研究表明,至今仍有 50%~70% 的患者存在术后镇痛不全,究其原因主要有麻醉科人员紧张、PCA 泵信息反馈不全、镇痛疗效低、管理形同虚设、报警不能及时处理等因素。因此,在 PCA 基础上如何便捷查看患者健康档案,持续跟踪病程进展及评价镇痛效果是解决术后疼痛管理问题的关键。

随着人工智能与 IT 技术的发展,无线镇痛管理系统(WAMS)应运而生,并已经被广泛用于临床。现在麻醉科医生已经可以在手机端对使用 PCA 患者的疼痛进行评估和干预。这种被称为

PCA 无线智能化的镇痛技术主要特点是智能化、信息化,并可以联网远程控制及云数据处理分析。具体操作就是 WAMS 将使用无线 PCA 患者的信息及镇痛信息同步到监测终端,医务人员通过监测终端进行集中化和实时的监控。WAMS 能有效地对患者在镇痛期间各项的镇痛相关参数、报警信息、患者自控情况等进行记录并提示麻醉科医生进行相关的处理。通过系统的提醒及分析,医护人员可以对患者进行主动的干预和调整,及时处理。这不仅方便了医务人员规范化、信息化、安全、高效管理镇痛患者,而且 WAMS 形成的数据库及其质控分析系统将对镇痛质量分析及实效医学研究发挥重要作用。

(2)智能化镇痛管理模式:智能化管理模式所倡导的术后镇痛智能化管理模式是麻醉科护士、麻醉科医生以及急慢性疼痛管理,甚至是多学科疼痛管理组织当中的重要手段,可以形成更具有规范化的患者自控镇痛系统解决方案。这需要基于正确的理念作为指导,通过不断改进和优化现有的设备技术、医疗技术以及工作流程,借助于相关的制度完成保障,达到更加高效、安全和有序的管理目标,让患者可以舒适、无痛和安全地度过围手术期。从患者自控镇痛(PCA)的智能化以及信息化的实现,再到制定相关的制度;从大的工作流程框架的确定,到很小的服务细节的形成,变成比较完善和全面的患者自控镇痛解决方案,让比较繁杂的 PCA 管理工作变得更加高效和有序。采用镇痛智能化以及信息化所形成的大数据分析,可以帮助做好实效医学相关研究以及质量控制等,将更加规范的临床工作和质量控制、培训以及科研工作等融为一体,让麻醉学科的质量控制和品牌建设得以有效推动。

智能化管理模式十分重视以下几方面的内容:

1)重视疼痛教育的相关内容:是否对 PCA 的镇痛效果满意与 PCA 整个运行过程之间存在着密切的联系,从管理人员、实施人员到 PCA 所实施的对象,都需要对疼痛相关内容有所了解。已有的研究结果发现,在整个疼痛管理工作当中,很多人员对于疼痛的认识不够,还存在比较多的误区。因此,必须要加强对医护人员的培训工作,可以借助于定期学习疼痛知识书籍或者参加疼痛学习班的方式了解疼痛管理的最新进展。患者在手术前接受的健康教育中亦应包含疼痛基本知识、疼痛的危害以及开展术后疼痛管理重要性等内容。通过健康教育使患者获得正确面对疼痛和评价疼痛程度的能力。患者在 PCA 的辅助下实现疼痛的自我管理,当遇到无法处理的情况时,知道应在何时如何告知护士和医生。

2)手术之后的查房:麻醉医生需要从手术室积极走向病房,从手术中的医生转变成为围手术期的医生;也需要了解到每种麻醉方案对于患者的影响以及术后疼痛管理的效果,确保疼痛管理质量可以满足患者的需求。这也是体现麻醉科医生在对患者人文关怀方面的重要举措。

3)麻醉医生 24 小时负责指导制度。智能化镇痛管理模式具备将数据进行实时传输的功能,一般会每隔 20 分钟左右上传 1 次数据,而其他的报警或者是按压情况则是需要实时上传。借助于中央镇痛监控台来了解到报警信息以及运行的相关信息,比如设定的参数、按压次数以及已输入量等,麻醉医生能够发现镇痛当中的不足之处,并且可以主动向患者询问镇痛方面的问题。

(二)术中麻醉监测工具

合适的麻醉深度一直是麻醉医生在围麻醉期追求的理想状态与目标,麻醉质量的高低直接影响着患者的预后和康复。如麻醉过浅,可能会引起患者术中知晓、血流动力学异常、术中体动、强烈应激等恶性事件;若麻醉过深则可能引起患者中枢神经系统和脏器系统生理活动的过度抑制,甚至影响各系统血流和灌注,导致组织缺氧,严重时会威胁患者的生命安全。所以,麻醉深度监测对于患者的生命安全和控制麻醉质量十分重要。传统的麻醉监测主要依靠麻醉医生对于临床体征的观察与监测,包括血压和心率、意识状态、瞳孔对光反应、骨骼肌张力、体动反应等。但是,这些指标主要依靠麻醉医生的经验判断,而且由于个体差异大,影响因素多,难以准确客观反映麻醉深度。随着计算机技术及 AI 技术的发展,麻醉深度监测已经普及,目前临床上已有多种智能麻醉深度监测及疼痛监测方法与设备,并且在不断更新。

1. 脑电双频指数(bispectral index,BIS)

从 1996 年开始,BIS 在获得美国 FDA 批准后就开始应用于临床麻醉深度监测,经过多年的发展,目前应用广泛。而且大量的研究证明,BIS可反映大脑皮质的兴奋与抑制状态,能很好地监测麻醉深度中的镇静程度,从而达到精确控制麻醉药量,确保患者的安全。BIS是建立在功率谱及频率谱基础之上,融合对位相和谐波,通过非线性分析方式所生成的数值。以100分为表现形式,取值越大,则意味着大脑受抑制的程度越小;反之,取值越小,则意味着大脑受抑制的程度越大。如BIS值在85~100内时,通常被认为脑组织活动处于正常范围内;处于40~65时,其大脑皮层通常被处于镇静状态,这也就是我们认为的合适的麻醉镇静深度;一旦发现BIS不足40时,则提示大脑皮层活动受到强烈抑制。所以,BIS的应用可帮助麻醉医生控制麻醉深度和指导用药,有效减少麻醉药物的用量,减少术中知晓发生率及其他麻醉深度相关并发症的发生。

2. 熵(entropy)指数

熵指数是全身麻醉中对大脑不规则意识活动程度及中枢神经系统的抑制水平进行监测测量的另一种方法,可以用来量化麻醉深度。这种监测方法来源于信息理论领域,它表达的是信息的不规则性——信息越不规则,熵指数越高,信息规则,熵指数越低。麻醉时,将三个电极传感器置于患者前额,通过采集原始脑电图和肌电图信号,通过熵计算公式和频谱熵运算程序计算得出。熵指数由两部分组成,分别是状态熵(state entropy,SE)和反应熵(response entropy,RE)。RE来自于脑电图(EEG)和额肌肌电图(FEMG)的整合计算,反映的是面部肌肉的活动敏感性;SE是由EEG得到,主要与麻醉药物在皮层所引起的睡眠效果相关。两者值在85~100之间时代表正常清醒状态,40~60代表麻醉状态,40以下时为深麻醉状态。麻醉期间,若麻醉深度适宜,则RE与SE值相等;若疼痛刺激等因素影响使面部肌肉出现高频活动,则会出现RE与SE监测值分离,RE值会发生迅速变化。相比较BIS监测,熵指数更加及时准确,且抗电刀等干扰能力更强,但是当患者有体动、咳嗽、眼运动等情况下,熵指数的准确性将下降。

3. 手术体积描记指数(SPI)

随着精准麻醉理念的提出和监测技术的不断

进步,SPI的出现为围手术期疼痛管理提供了一个量化的指标。相比较于传统依靠麻醉医生经验来判断镇痛是否充足,SPI可以更加精确地指导麻醉医生使用镇痛药。SPI的数值通过特殊的计算公式计算得出,所需要的数据仅需无创血氧饱和度探头测量得出,具有无创、简便和快速的特点。它的数值范围为0~100,较高的数值表示较高的应激水平和镇痛不足,较低的数值则表示较高的镇痛水平,目前认为20~50是比较合适的镇痛水平。所以,SPI可以在麻醉期间更加数据化、智能化的判断镇痛水平。

4. 镇痛-伤害性刺激指数(analgesia nociception index,ANI)

ANI是一种通过实时在线分析心率变异性中高频成分来测定自主神经活性从而反映镇痛-伤害性刺激之间平衡的指标,也是一种较新的术中镇痛水平的监测指标。它主要通过测量呼吸对心电图中RR序列的影响计算得出,并且实现了对心率变异性(HRV)进行定性和定量测量。ANI的取值范围是0~100,主要反映了副交感神经系统的活性。数值为50~70时认为患者镇痛效果满意;ANI数值低于50时认为患者镇痛不足,有可能引起高血流动力学反应。已经有相关研究证明,ANI作为术中镇痛-伤害性刺激平衡指标较血流动力学等其他指标更为敏感,通过ANI监测可以辅助诊断术中高血流动力学波动原因,从而优化术中管理。目前主要用于麻醉中评估急性疼痛水平,而ANI与慢性疼痛关系则需要进一步研究。

(三)靶控输注与麻醉机器人

靶控输注(target-controlled infusion,TCI)是指在输注静脉麻醉药时,以药代动力学和药效动力学原理为基础,通过调节目标或靶位(血药或效应室)的药物浓度控制或维持适当的麻醉深度,以满足临床麻醉的一种静脉给药方法。与传统的靠麻醉医生工作经验进行麻醉相比,TCI能更加精准地量化静脉输注药物,维持较稳定的麻醉深度,较以往的麻醉方法更加方便智能。从1985年Alvis JM等人最早提出TCI概念开始,越来越多的专家与学者对TCI进行了研究与学习。第一个被推向市场的TCI系统(异丙酚TCI系统,DIprifusor)由Gepts在1987年提出,并在1996年推向市场。麻醉医生只需在输注微泵上输入患者的年龄、体重和血药靶浓度，系统就会自动调节给药。随着对TCI不断地研究与探索，越来越多地TCI系统被研发出来，如瑞芬太尼"Minto模型"、丙泊酚"Schnider模型"和"Marsh模型"、舒芬太尼"Gepts模型"等，并且以这些模型为基础的麻醉工作站也应运而生。近年来，随着人工智能医疗的发展，闭环TCI系统更是成为了热门。闭环TCI的基本原理是在上述开环TCI系统基础上连接了反馈信息，根据患者的临床指标的变化来调控TCI数据和推注泵速，更加智能地达到合适的靶浓度，调节合适的麻醉深度。目前，TCI系统应用已经比较广泛，不仅仅局限于手术室，如无痛内镜、日间手术、ICU（重症监护室）等也都有了TCI的身影。

如果把TCI系统应用于临床比喻为麻醉学进入人工智能领域的初级阶段，那么在TCI基础上开发的各种麻醉机器人与自动输液系统应该可以标志着麻醉学科真正地进入了人工智能和机器人自动化麻醉的时代。目前已经有多种麻醉机器人被批准用于临床。比如由美国FDA批准的麻醉镇静机器人SEDASYS系统，目前主要用于无痛胃肠镜检查，它是以心率、血压、脉搏氧饱和度和反应能力等监测指标为指导，通过分析实现自动给药完成镇静操作。再如由加拿大麦吉尔大学研发的McSleepy麻醉机器人，它是由麻醉深度（脑电图）监测指导的镇静药物自动给药系统、肌肉松弛监测（4个成串刺激）指导的肌肉松弛药自动给药系统和伤害性感受指标（心率、血压）监测指导的镇痛类药物自动给药系统三者结合而形成的多环麻醉药物机器人，在临床上也已具备了应用能力。

除了上述的自动给药麻醉机器人之外，更多更加复杂的麻醉操作机器人的研发也获得了成功，如气管插管机器人、外周神经阻滞机器人等。由加拿大医生发明的开普勒机器人气管插管设备（Kepler intubation system，KIS）已经被证明安全、有效，并且它和自动给药系统一起在加拿大和意大利远程麻醉中获得了成功，顺利完成多例甲状腺手术的麻醉。而由加拿大麦吉尔大学研发的麦哲伦机器人外周神经阻滞系统（Magellan robotic nerve block system）被应用于临床后发现其操作成功率高于传统麻醉医生的人工操作，而且不良反应更小。佛罗里达大学医学院Patrick J.Tighe博士和他的同事针对外科机器人辅助区域麻醉开展了专门的试验并发现，多功能外科机器人可以用于临床上的神经阻滞模拟。机器人包含有四个手臂和高清的立体相机，帮助完成不同类型的辅助外科手术。这个试验并非是真正在患者身上开展，而是采用超声"人体模型"对麻醉医生超声下的操作进行模拟。麻醉医生在手术室当中，远距离操纵以及模拟患者，让系统操作员控制台执行操作。虽然这些技术还没有获准在具体的临床工作中进行实际使用，但其有效性已经得到了证实，人工智能机器人用于临床麻醉工作指日可待。

随着麻醉、影像、人工智能等学科的进一步发展，我们相信麻醉操作机器人终将会广泛应用于临床麻醉，现代麻醉学也将全面进入人工智能时代，产生划时代的改变。

（四）麻醉评估和诊断机器人

继麻醉药物机器人自动给药系统以及机器人辅助操作系统之后，麻醉评估以及诊断机器人被视为是第三种麻醉学科的人工智能技术，也是当前十分具有挑战性的领域。目前，接受手术和麻醉的患者越来越多，但受到主客观因素的影响，临床上对于接受麻醉服务患者的数据收集完整性相对较差，尤其是缺少对与麻醉相关的患者长期转归的资料收集，这使得麻醉评估和诊断机器人的发展仍然处在一个比较初级的阶段。可以说，当前麻醉评估以及诊断机器人的系统并不如自动给药系统以及辅助操作系统完善。但是，随着精确麻醉相关理念的不断深入人心，社会和医学对于接受麻醉的患者手术后转归的预测有着迫切的需求，同时越来越多的人重新认识到医学整体性的重要性，医疗机构开始建立数据仓库（data warehouse，DW），对患者数据进行存储和管理。麻醉评估和诊断机器人的核心内容就是数据收集和数据分析，通过对数据进行抽取、清理并有效集成，从而实现精准分析和决策等功能，对医疗质量进行把控，不断完善标准流程。目前，无论是数据收集还是数据分析都存在着瓶颈。这促使我们进行更加密切的跨学科、跨医院合作，分享数据，获取更完整的有效数据源，使用各种前端工具对数据进行挖掘，为临床分析和决策提供支持。一旦突破了这些障碍，麻醉评估和诊断机器人将在临床工作中起到重要的作用。借助这个自动系统，帮助麻醉医生对围手术期的患者进行管理；对术中不良事件的风险程度进行评估拟定相应的对策；对术后转归，尤其是远期转归进行精准地

预测，解放麻醉医生劳动力的同时，提升医疗质量，保障患者安全，让麻醉医生可以有时间去解决更疑难的问题，促进医疗事业的持续发展。

（赵　娴　应　鹏）

第三节　人工智能赋能麻醉医生的总结与展望

现代麻醉学科的发展已经进入快速发展的新阶段，由麻醉科最早倡导的舒适化医疗已经深入人心，麻醉科业务量激增。加速康复外科的发展对麻醉医生提出了更高的要求，使得麻醉医生在让患者舒适的同时必须实施更精准的个体化诊疗方案，让患者能够尽早恢复如初。新型麻醉技术和麻醉药物的不断涌现，一方面让麻醉医生有更多的工具服务患者，另一方面需要我们投入更多的精力去学习和研发，这使得原本数量就严重不足的麻醉科医生格外稀缺。目前，麻醉医生的缺乏已经成为一个世界性问题，这种情况不仅存在于中低及低收入国家，在一些高收入的国家也普遍存在，长期的人力资源短缺必将会对临床麻醉质量以及患者安全产生显著不良影响。现在应用比较广泛的一些智能麻醉监测设备、TCI 系统及智能麻醉信息采集与管理系统等，已经缓解了一部分麻醉医生的劳动力问题，使得我们临床麻醉工作更加精确与安全。虽然更多的麻醉机器人和智能系统已经被证明可用于临床麻醉工作，但其实普及程度仍不高。只有少数一些机器人及自动系统被用于一些国家的少数医院，其余大部分还停留在研发与实验阶段。因此，

我们期待有更多的人工智能设备进一步完善并被用于临床，成为为患者和麻醉医生保驾护航实施精准麻醉的得力助手。人工智能在麻醉学科中的应用有其特有的优势，不仅可以帮助麻醉医生分担一部分劳动力，在某些方面可能更优于人类的脑力和体力，这需要更多的麻醉专家和计算机人才投身于医学人工智能事业，推动麻醉医学全面进入智能时代。

最后，当人工智能技术在麻醉科大量投入使用的过程中，还需要注意两个方面的问题，分别是伦理学以及患者自身的安全挑战。这是人工智能应用于医学领域的必然课题。麻醉科的人工智能技术应用首先是需要确保患者的安全。麻醉学科发展当中出现的问题本质上也是我国社会主要矛盾的一种浓缩表现。只有科学技术得到快速发展，才可以帮助有效解决上述矛盾，进入到麻醉学科快速发展的新领域。人工智能和麻醉学科之间是一种互相成就和互相需要的关系，要最大限度让麻醉学的价值得到发挥，同时也要做好麻醉学科当中科学技术应用的保障。

（赵　娴　应　鹏）

第十三章
人工智能在急诊科的应用

第一节　人工智能与急危重症辅助诊断

急诊科疾病复杂多样,病情紧急亟待处理,快速准确诊断并给予合适的治疗可有效地降低死亡率及改善预后。近年来,已有很多报道证实 AI 可以参与急诊科相关疾病的辅助诊断,明显提高诊断速率及准确率。

一、人工智能应用于急诊患者的手术预测

一项通过对疑似急性阑尾炎的 0~17 岁儿童和青少年的单中心回顾性研究,通过建立多参数决策模型,采用 AI 算法对 590 例阑尾炎患者(473 例组织病理学检查结果为阳性,117 例组织病理学检查结果为阴性)进行回顾性分析,开发可以鉴别单纯性和复杂性阑尾炎的选择性生物标志物,提高儿童急性阑尾炎的诊断准确率。研究用 35% 的患者作为测试集,65% 的患者作为验证集,发现可以避免 2/3 非阑尾炎的患者接受错误的手术,避免 1/3 无并发症的阑尾炎患者接受不必要的手术。

急性冠脉综合征(acute coronary syndrome, ACS)是急诊科常见的急危重症,患者受益于早期血运重建。目前,大多数急诊科还没有建立筛选需要紧急血运重建患者的检查方法。一项纳入 39 619 名胸部不适急诊患者的研究发现,只有 362 名患者接受了紧急血管重建术,并且 1%~6% 的 ACS 患者存在"正常心电图",难以早期识别。有学者建立 AI 模型,通过学习急诊科胸部不适患者的心电图来选择鉴别需要紧急血运重建的患者,结果表明 AI 模型可以快速准确筛选 48 小时内需要紧急血运重建的患者,其敏感性为 51.5%,特异性可以达到 94%。

二、人工智能应用于急危重症的诊断预测

晕厥是急诊科常见的症状,可因多种疾病所致,从良性(如血管迷走性晕厥)到危及生命的疾病(如恶性心律失常、急性心肌梗死、肺栓塞、主动脉夹层等),其诊断通常是一个极具挑战性的排除性诊断过程。应用国际疾病分类(ICD)编码从急诊病历数据库中自动提取晕厥患者的特征性数据,往往敏感性不佳,导致大量晕厥患者的数据被遗漏。利用 AI 算法,进行自动数据挖掘和获取,从而有效识别急诊病历系统中的晕厥发作患者,理论上可以克服这个不足之处。AI 还可以采用不同的机器学习(ML)算法(如逻辑回归、贝叶斯网络、深度学习等)对急诊科常见的急性肾损伤、脓毒症、肺炎和流感等高危疾病进行早期预测和诊断,从而更早地进行干预,有效地防止疾病的进展和并发症发生,其准确率一般在 70%~90% 之间。

(徐　佳　陆远强)

154

第二节　人工智能与急诊预检分诊

急诊预检分诊是指急诊科医护人员针对患者的病情,进行快速、简捷的临床评估,然后根据患者病情严重程度决定患者的就诊区域、等待时间,甚至是否需要紧急抢救和复苏。然而急诊科的患者疾病种类较多,涉及各个科室的疾病,有时候往往因难以第一时间鉴别而延误治疗。除此之外,还有部分轻症及非急症患者被误判,而占用急诊资源。研究表明,虽然急诊科就诊的人数逐年增多,但真正需要急诊处理的患者仅占其中的 20%~30%。因此,如果可以借助 AI 实现早期精确、快速的预检分诊,不仅可以使有需要的急诊患者及时得到救治,也可以使急诊科有限的救治资源得到合理使用,保证急诊科的有效运作。

一、人工智能应用于疾病危重程度的判断

一项研究应用 AI 对小儿哮喘患者进行急性预检分诊,判断其是否需要进行紧急治疗。AI 通过学习患者的年龄、性别、疾病严重程度、地域、社区病毒载量、甚至天气等特征,利用决策树、逻辑回归、随机森林和梯度增强机等四个不用模型等进行分析。最后发现,除决策树外,其他三种模型均有较好的预测作用。

非 ST 段抬高心肌梗死(non-ST segment elevation myocardial infarction,NSTEMI)的高发生率和高死亡率,已经成为全球的负担。在检查有限的紧急情况下,急诊医生有时很难从非心脏病因(如胃肠反流、肺栓塞、胆囊炎、胸膜和心包刺激)中正确鉴别出 NSTEMI。反之,对这群患者进行过多的评估,又会使用一些非必要性检测或检查,最终增加医疗成本。为此,有学者提出了一种基于人工神经网络的机器学习分类模型,预测 NSTEMI 患者,从而可能改善胸痛患者的治疗决策路径。这项研究共收集 268 位就诊于当地急诊内科的患者信息,数据包括人口统计信息、实验室检测和血管造影检查,根据逻辑观察标识符名称和代码进行编码,使用 ICD-9-CM 进行初级和次级诊断编码,将 60% 的数据作为训练集,20% 的数据作为验证集,20% 的数据作为测试集。研究确定了 9 个可用于区分稳定性和不稳定性 NSTEMI 的独立预测因子,为心脏危险因素、血红蛋白、收缩压、校正 QT 间期(QTc)、PR 间期、谷草转氨酶、谷丙转氨酶、肌酸激酶同工酶(creatine kinase-MB,CK-MB)和肌钙蛋白。根据上述独立预测因子,该预测模型识别 NSTEMI 患者的曲线下面积(AUC)和精准度分别为 98.4% 和 92.86%,敏感性、特异性、阳性预测值和阴性预测值分别为 90.91%、93.33%、76.92% 和 97.67%,在急性心肌梗死和危险胸痛的检测、监测和预后方面具有潜在的应用价值。

二、人工智能应用于突发群体事件的检伤分类

除了急诊的常规预检分诊外,人工智能还可运用于各种群体伤亡事件的分检之中。近年来,各种急性群体伤亡事件不断发生,给应急救援工作造成了极大的挑战。其中,如何快速完成分诊,提供有效的治疗方式,很大程度上影响伤员的存活率。目前,传统的分诊方法主要依靠临床医生进行简单评估,有时需要很长时间才能直接确定受伤患者的病情。根据对 2001—2011 年战场上 4 596 名伤亡人员的回顾研究发现,87.3% 的死亡发生在分诊之前,其中 24.3% 的死亡是可以被避免的。因此,在发生大型伤亡事件的时候,快速评估所有伤者的状态及确定治疗的优先顺序对提高整体的生存率是十分重要的。提高分诊的效率,首先需要减少分诊的时间,最简单的方法便是增加现场的医务人员。然而,我国急诊医生远不能满足需求,部分基层医院急诊科医生缺口更为明显。因此,如果可以开发一种算法,不依赖医务人员,可以基于患者情况对现场受伤患者进行快速且准确分类,则

能够大大提高分诊效率。例如,设计一种可穿戴的设备,当患者穿戴该设备后,同时对伤患的言语反应和运动反应进行检测,最后通过简化损伤量表(abbreviated injury scale,AIS)和简化意识评分(simplified consciousness score,SBS),用统计学方法对损伤的严重程度和估计的存活率进行评分,可在短时间内完成伤患的分类和治疗决策。

(徐 佳　陆远强)

第三节　人工智能与危重症患者的救治

AI 可以与人类交互,具有嵌入式、适应性、个性化、环境感知和预见性,已经从实验室转移到抢救监护室(emergency intensive care unit,EICU)的实际临床环境。

一、人工智能应用于危重症患者的辅助决策

在 ECIU,脓毒症患者静脉输液和血管升压素管理是非常重要的临床挑战和研究重点。除临床指南,目前没有个性化的脓毒症治疗方案。有学者已经开发了一种基于强化学习的 AI 模型——"AI 临床医师"。"AI 临床医师"的目标是做出治疗决定,以便最大限度地提高患者获得良好结果的可能性。该研究的"AI 临床医师"是在两个大型非重叠的 ICU 数据库中建立和验证的,这两个数据集通过提取包括患者生命体征、检验结果、液体量、升压药物应用情况在内的 46 个变量,演示如何应用强化学习来解决一个复杂的医学问题,并提出了个性化和临床可解释的脓毒症治疗策略。研究通过另一个独立于训练数据的大型队列进行验证,表明临床医生的实际治疗方案与"AI 临床医师"相符的患者死亡率最低。该 AI 模型为脓毒症提供了个性化且临床上可解释的治疗决策,有利于改善患者预后。

二、人工智能应用于危重症患者的监护

神经危重症护理需综合考虑医学和外科疾病状态的复杂性和评估神经损伤患者的固有局限性。多模式监测(multimodality monitoring,MMM)允许神经危重症诊治医务人员收集大量的数据,包括颅内压(intracranial pressure,ICP)、脑电图(electroencephalogram,EEG)、血流动力学、通气、体温、神经系统检查、液体摄入 - 输出和其他神经生理参数。MMM 通过自动化和集中患者数据收集,使得 AI 能够利用这些信息实时持续监测并管理神经危重症患者,更快地发现神经系统恶化的早期迹象并更迅速地采取适当措施,改善患者的预后。与其他讨论的参数类似,MMM 收集的生理数据可以让 AI 系统在脑缺血状态下自动调整呼吸机的设置,然后监测干预的效果。神经危重症患者的通气控制需要维持 ICP 和氧合之间的良好平衡。尽管还处于试验阶段,AI 在 ICP 监测方面已经开始临床应用。预测算法通过预测未来的 ICP 平均值,使临床医生能够及早识别 ICP 变化的危险趋势,并进行某些干预,以减轻预期中的 ICP 有害升高。此外,EEG 分类系统能够将脑电图活动分为八种类型之一:等电、低电压、突发抑制、广义周期性放电、癫痫活动、慢速活动、伪迹和正常。因此,AI 在神经危重症护理中还有一个潜在应用,即癫痫的检测和处理。

EICU 患者的血压管理十分重要。因为血压剧烈波动变化可能导致某些器官的永久性损伤。最佳血压管理需要细致的监测。高血压发展的时间范围和程度是重要的考虑因素。由于这些数据已经在 EICU 中普遍收集,AI 系统可以生成自动响应来管理降压药以达到临床医生指定的血压目标。此外,根据患者高血压事件的特征,AI 可以建议使用何种药物为最佳。例如,若患者出现心动过速和/或心律失常,AI 可能会建议使用 β 受体阻滞剂,因为其可以通过算法推断出患者肾上腺素水平增高。若 AI 检测到同时出现血压升高和颅内压升高,其会计算脑灌注压值并给出合理建议,警告不要以降低脑灌注为代价来降低血压。医生可以根据 AI 系统的建议选择治疗方案,而 AI 通过继续监测血压对所给治疗的反应以闭环方式发挥反馈指导诊疗

的作用。如果临床医生希望在第一个小时内血压下降不超过 20%，AI 可以不断调整药物输注速率，以确保血压不低于这个阈值。AI 可以实时管理这

种平衡，减少调整所需的时间。在协助急危重症救治方面具有很大潜力。

（徐 佳 陆远强）

第四节 人工智能对急诊疾病不良事件及预后的预测

在过去的几十年里，随着治疗的进展，急性心力衰竭（acute congestive heart failure，AHF）的死亡率有所改善，但仍是世界范围导致死亡的主要病因之一。目前，全世界大约有 2 600 万成年人患有心力衰竭。如何在急诊科进行风险分层和预后预测，是识别 AHF 高危患者和治疗决策的关键点。一项研究应用区域内 AHF 患者的资料开发并验证了一种基于 DL 的预测 AHF 患者死亡的 AI 模型（deep-learning-based artificial intelligence algorithm for predicting mortality of patients with acute heart failure，DAHF），将 A 和 B 两所医院的 AHF 患者的数据作为性能测试数据，构建 ML 和 DL 模型，进行预测算法的开发，另外医院的数据作为测试数据，进行模型可行性的验证。研究证实，与现有的风险评分和其他 ML 算法相比，基于 DL 算法的 AI 模型能更准确地预测 AHF 患者的住院病死率、12 个月病死率和 36 个月病死率。该研究验证了模型的可行性和有效性，也为 AHF 临床治疗方案的精确决策提供了有用信息。

心搏骤停和急性呼吸衰竭是需要立即采取临床干预措施的紧急事件，不及时处理往往会造成包括死亡在内的灾难性后果。有学者通过收集两家医院 ICU 病房 29 181 名患者的轨迹数据，包括周期性生命体征、治疗史、目前的健康状况和最近的手术等情况，来预测两个关键事件——急性呼吸衰竭和心搏骤停，以构建一个可以应用于病房、院外急救、急救转运或在有限的患者数据下及时决策使用的 AI 模型。研究将心搏骤停定义为心肺复苏的开始，将急性呼吸衰竭定义为气管插管开始，在没有实验室检测数据的情况下，仅根据不良事件发生前 1~6 小时获得的临床特征，利用基于 DL 的 AI 模型来准确预测急性心搏骤停或呼吸衰竭事件，前 6 小时预测心搏骤停的曲线下面积为 0.886，前 6 小时预测急性呼吸衰竭的曲线下面积为 0.869。

（徐 佳 陆远强）

第五节 人工智能与急症患者的家庭监控

未来的患者可能在 AI 的提示下更早地来急诊科就诊，并有助于急诊医护工作者获得更多的信息和诊治时间窗。ML 已被用于远程监测呼吸音，以预测慢性阻塞性肺疾病（COPD）急性加重；在患者寻求医疗救助前平均 5 天，就发现 75.8% 患者病情加重。同

样，ML 模型可以在临床症状出现前 1 周预测儿童哮喘加重。戴在手腕上的加速计可以用来检测癫痫发作。"智能地毯"使用基于地板的检测系统和 ML 或智能手机音频系统确定老年人是否跌倒。

（徐 佳 陆远强）

第六节　人工智能在急诊科应用中的困难与挑战

目前的 AI 研究基本都是对数据集的回顾性分析。在临床实践中使用 AI 技术需要在前瞻性研究和随机对照试验中进行进一步验证。尽管很多研究使用大量数据集进行,且已取得了良好的结果,但如何处理有噪声的数据仍然是一个挑战。医学上缺乏普遍认可和应用的 ML 和 DL 研究报告 / 指南,增加了评估研究质量的难度;特别是对于没有很强的数学 / 计算机科学背景的临床医生。

DL 是目前最强大的 AI 技术之一。然而,它也有其固有的局限性。基本上,DL 将输入映射到输出,尽管取得了有效结果,但这并不能说明它具有高水平的自然比率和推理能力。不能人格化算法和推断或想象这些系统真正理解他们正在执行的任务。

DL 算法通常是一个"黑盒子"。这种不透明会产生伦理和法律问题,可能会导致临床医生和患者不信任 AI 系统。目前,患者可能更信任医生,而不是机器,他们的治疗由训练有素的算法模型主导的想法可能不会被接受。现阶段,正在开发更多的人类可解释模型,使用一些图像识别技术显示图像中最影响算法的像素"热点"。

最先进的 ML 算法需要大量的标记数据来训练。由于人类在标记数据方面的能力有限,其准确性也会受到固有的限制,而且该技术的应用仅限于有大量标记数据可用的领域。对研究人员提供如此庞大的数据集有可能违反隐私法。值得注意的是,英国国家卫生服务局(National Health Services)向谷歌的 DeepMind 提供约 160 万份患者记录后,被发现未能遵守数据保护法。

虽然目前仍有很多局限性,但是在一些领域,AI 技术已经达到或超过了医学专家的临床表现,包括图像分析和临床预警。AI 研究已经从提供高质量训练数据中受益,建立大型可自由获取的高质量数据集将对急诊医学有益。自动化技术的进步可能使非专业人员更容易获得强大的 ML 技术。AI 技术正蓬勃发展,相信在不久的将来,AI 的应用将解决急诊许多现实问题,使急诊患者可以得到更有效、正确、及时的诊断及治疗,造福患者、医生和公众。

(徐　佳　陆远强)

第十四章

人工智能在外科术后康复和监护领域的应用

第一节　人工智能助力外科术后康复及随访

一、背景

随着我国逐渐步入老龄化社会，并且日趋严重，老年性疾病以及车祸外伤等意外事故导致的肢体运动性障碍患者明显增加。很多患者经过住院手术治疗之后，生命体征逐渐稳定，但通常还要面对漫长的术后康复。车祸外伤、脑血管意外、神经科手术或骨科手术后，很多患者遗留不同程度的并发症和后遗症，甚至功能障碍，需康复治疗。半个多世纪以来，随着工业机器人技术日趋成熟，并成为机器人应用市场主流时，医疗机器人也逐渐开始展露出一定的潜力，在康复治疗领域帮助医护人员提高医疗的效率，缓解甚至解决供需不平衡。人工智能技术助力患者术后康复，正在发挥越来越大的作用。如今的康复治疗，不光有以前常用的物理疗法、认知疗法和中医疗法，甚至还有运动疗法、作业疗法、康复机器人等。依托各类智能康复辅助工具，开始搭上了高科技的"快车"，康复训练变得像体感游戏一般——人机交互、高匹配度、高效率、评定快。人工智能技术在各个方面都加速了外科术后患者的康复。

二、人工智能加速外科术后恢复

达芬奇手术机器人作为一种高级智能的机器人外科手术平台，相比普通的腹腔镜手术，外科医生能更好地把握住操作距离及精确度，更方便辨

认解剖结构，提高了手术的精确度，从而提高手术质量，已广泛应用于泌尿外科、妇科、胸外科、心脏外科、肝胆外科等临床的微创手术中，具有患者痛苦小、创伤小、失血量减少、恢复时间短、手术清扫精细等技术优势，显著加速了患者外科术后的康复。例如，机器人辅助腹腔镜肾部分切除术与传统术式的手术，以及康复情况对比研究发现：机器人辅助腹腔镜肾部分切除术具有创伤小、出血少、操作精准、恢复快等优点，缩短了住院时间，降低了并发症发生率，促进患者康复，值得临床大力推广。此外，应用达芬奇机器人手术后可推进加速康复外科（ehanced recovery after surgery，ERAS）。例如，ERAS护理在达芬奇机器人辅助下子宫内膜癌根治术的围手术期应用，可以促进患者术后快速康复，缩短住院时间，有效提升护理质量，值得推广应用。还有很多在各个外科领域的研究都充分说明了达芬奇机器人外科能使患者创伤更小，恢复更快，相比其他传统手术更加明显的加速了患者外科术后的康复，目前越来越受到患者的青睐。此外，人工智能辅助手术系统应用于外科手术中，能够有效改进手术管理的效果，降低患者出现并发症的风险，提高患者生活质量，可以在临床上推广应用。

三、人工智能助力外科术后随访

人工智能在外科术后随访中也展示出了一定

的效果。以日间手术为例,人工智能机器人在肝胆胰外科日间手术患者出院后的随访中发挥了积极作用。人工智能机器人能确保随访信息采集的全覆盖,以及准确性;还会对采集、随访到的海量信息进行统计分析并做出统计报告,为临床和科研工作提供有效的数据支持;并且会重点关注有问题的患者,实现分级随访;此外还可进行患者满意度测评,以便根据满意度情况对患者提出的问题予以关注,并且及时解决,利于日间手术医疗服务质量的持续改进。

此外,人工智能语音系统在日间手术中应用,其在接通率和信息采集完整性上都有较好的表现。将其运用到日间手术管理中,对于提升效率,延伸医疗服务,加强医疗安全有着积极的作用。人工智能语音随访系统可以取代传统的日间手术随访,其不仅提高了医疗服务的延伸性,而且在效率和人力成本方面有很大的优势,可以为日间手术安全提供更积极的保障。

不只是日间手术,所有外科手术后都可以采用人工智能机器人进行随访,可增加随访的及时性,减少失访率,提高随访效率;有利于外科术后患者的长期管理,促进了患者术后的康复;同时可缩小人工随访人群,减轻医护人员工作压力。人工智能随访系统,也是未来外科术后随访领域很好的发展方向,能推动医务人员对患者术后病情发展的长期跟踪和掌握,促进患者的康复。

四、人工智能辅助外科术后护理

患者经历了外科手术后,还面临着术后转运、康复、饮食,以及陪护,这些方面对术后顺利康复都至关重要。人工智能技术应用于患者外科术后的护理,机器人可以发挥很大的作用。

(一)机器人在患者搬运和转运中的应用

对于外科术后、严重创伤、卧床患者的转运往往需要3名及以上的医护人员借助工具进行。稍有不慎,就会使患者产生疼痛或不适,对一些合并大出血或者脊柱损伤的患者,可能造成严重的二次伤害,威胁患者生命。此外,搬运过程需要耗费护士较多体力,导致肌肉骨骼损伤。搬运机器人的出现,能安全完成卧床患者的搬运工作、降低护士体力负担,还可协助患者进行其他室内活动。如日本

某公司研发的搬运机器人表面覆盖柔软的有机材料,手臂和躯体上设置了智能传感器,具有强大的臂力,能稳妥地抱起患者,具有较高的舒适度。

随着图像技术的成熟以及深度强化学习的应用,和无人驾驶一样,机器人在医院内运送患者将成为现实。护理床式转运机器人是将普通病床电气化和智能化,整体设计符合人机工程原理,使人—机—环境配合达到最佳状态。功能包括床位高度衔接、语音识别、路径导航、防掉落、生命体征检测和预警、远程监控、紧急呼救等。机器人行走过程采用动力减振技术,降低在凹凸不平地面运行时的振荡,提高运行过程中的稳定性;底盘采用特制的全向轮进行驱动,实现零半径回转,便于在狭小的空间内运动。

(二)机器人在外科康复护理中的应用

骨科、神经外科等肢体功能障碍患者的康复训练多依赖于康复师和护士以"一对一"或"多对一"的模式进行。训练过程中,患者无法实时观测运动反馈信息从而主动参与康复训练,降低了参与康复治疗的积极性,康复效果无法保证。康复训练机器人因其可观的医用价值成为研究热点,目前以下列两类为主:一种是配合常规治疗的康复机器人,主要是帮助患者完成下肢、手臂、脊椎和颈部等各部位的基本运动功能的恢复训练。如悬吊减重式下肢步态康复训练机器人、步态训练机器人、坐卧式下肢康复机器人、可穿戴式外骨骼下肢康复训练机器人、全方位移动式下肢康复训练机器人等。另一种是辅助患者生活的辅具型康复机器人,用于帮助患者完成各种基本的日常动作,如机器人轮椅、穿戴型助力机器人系统等。

(三)机器人在患者饮食护理中的应用

外科术后饮食视手术部位、手术大小、麻醉方法及患者全身反应而定。饮食护理机器人自20世纪80年代问世以来,为残疾人和老年人的日常生活带来了许多便利。在外科病房,饮食护理机器人的服务对象为生活自理能力低下、上肢活动不便、手部活动不灵活的患者,通过不同的机械臂组合将食物传递至患者的嘴边。机器人按使用形式分为轮椅式和餐桌式;按照餐盒的位置是否固定分为固定餐盒型和运动餐盒型;按人机交互方式分为机械触摸式、语音识别式、视觉识别式。能严格按照医

嘱种类进行,满足不同类型食物的喂食需求,如四轴机械臂可有效防止流质滴落的问题,兼具热源保温、搅拌切割、进食量记录功能。

(四) 机器人在患者陪伴护理中的应用

得益于快速发展的人工智能技术,机器人从动作、表情、情感上实现更加拟人化表达,将有越来越多的陪伴型机器人走进外科病房,提供情感交流。机器人能识别患者面部情绪和自然语言,通过设置程序做出适当的反应。当患者感到悲伤或寂寞时,他会播放音乐、跳舞、读书来转移患者注意力;能识别患者的需求指令,找到关联答案给予回复;还能通过患者语音和语言文字的逻辑关系,辨别情感需求,形成互动,提供心理慰藉,实现真正意义上的陪伴。有时患者没有家属陪护,但有了机器人的陪伴和照顾,患者不会感觉孤独,心情愉悦,有利于手术后的康复。

第二节　康复机器人助力患者康复训练

一、康复机器人概况

手术机器人因其精准的定位和操作技术实现了微创手术,提高了手术成功率,同时缩短了患者住院时间,促进了术后的康复。而康复机器人的出现,辅助了患者术后的康复,使得外科术后患者能更快康复,可以通过理疗、运动等疗法减轻、弥补和重建人的功能障碍,包括外骨骼机器人和康复训练机器人,在脑科疾病、骨科患者应用尤为广泛。脑卒中、脊髓损伤等神经系统疾病造成了运动功能障碍,导致手部精细动作及步行功能的丧失。传统的康复治疗手段包括神经促进技术、平衡训练、步行训练、肌力训练、转移训练、日常生活能力训练等。而康复机器人的出现,弥补了传统康复手段的不足,通过将智能仿生技术用于辅助患者完成肢体训练动作,实现康复治疗目的。康复机器人通过提供长时间的、持续的、精确的无疲劳治疗来提升康复训练的效果,其被编程来执行各种训练模式(被动运动、主动助力、主动运动及主动抗阻模式),还可用于测量和记录训练过程中的行为,减轻了治疗师的体力负担,使治疗师可以在患者的康复评估上花费更多时间,从而能够随着康复进展制定出更适合个人的康复方案。

步行康复机器人能实现这样的康复目的,分为外骨骼式和末端式两种。外骨骼式步行康复机器人又可以分为基于平板运动的外骨骼式步行康复机器人和平地行走康复训练机器人。另外,服务机器人可以做一些配药送药、病人护理、医院消毒等工作,如医疗护理机器人可以帮助护士移动或运输瘫痪患者,送病历和化验。配药机器人为患者运送药物及照顾患者起居。陪护机器人可以解决老人和儿童患者的孤独问题,改善阿尔茨海默病患者的行为和心理状况,对于无家属陪伴的术后患者,陪护机器人是一个很好的陪伴者。

二、康复机器人分类

随着我国老龄化进程加重,脑卒中已成为一种常见疾病,往往导致运动功能障碍甚至永久性残疾,且脑卒中患者数量持续上升。《中国脑卒中防治报告(2017)》公布的数据显示,我国每年约246万脑卒中新发人群,并以每年8.7%的速度持续上升。其中高达75%卒中幸存者存在不同程度的运动功能障碍。解决这些运动功能障碍,依赖于康复机器人的发展。

康复机器人可以从不同的角度进行分类。按照功能目的不同分为辅助/替代型和训练/治疗型。

辅助/替代型机器人通过辅助或者直接替代患肢的功能来帮助患者完成日常活动,其功能覆盖较广泛,包括吃饭、饮水、行动、购物、个人卫生、工作和娱乐等。根据不同的载体可分为固定式机器人(工作站机器人和床旁机器人)、移动式机器人(智能轮椅、轮椅机器人和自动机器人)、智能假肢和支具。训练/治疗型机器人不但可以替代治疗师的部分工作,还能够完成人力不能完成的功能,以及有诊断、评估的功能。智能下肢系统应用于脑卒中患者的步态和平衡能力训练。机器人参与训练有利于神经重塑。

康复机器人按照针对躯体部位的不同,可分为上肢机器人、下肢机器人和手部机器人。

上肢机器人是一种逐渐兴起的治疗脑卒中患者上肢功能障碍的治疗技术,能提供高精度、高重复性的训练。目前,临床上常用的上肢康复机器人可分为外骨骼机器人、末端操作机器人、功能性电刺激辅助上肢康复机器人、基于表面肌电信号的上肢康复机器人、基于虚拟现实技术的上肢康复机器人和基于脑机接口的上肢康复机器人。上肢机器人应用于恢复期脑卒中患者可以有效地提高上肢运动功能及促进日常生活活动(ADL)的恢复。另有国外学者研究显示,上肢机器人对于脑卒中恢复晚期甚至是后遗症期的患者都有积极的影响。在常规康复训练的基础上,应用上肢康复机器人辅助治疗脑卒中偏瘫患者可有效改善上肢运动功能。上肢外骨骼机器人能有效改善骨折后肘关节僵硬,促进肘关节功能恢复,值得临床推广。

下肢康复机器人可以帮助患者进行合理有效的训练,以改善瘫痪肢体的运动功能。下肢运动能力损伤或缺失会带来肌肉萎缩、骨质疏松、压疮等严重的健康问题。因此,如何最大程度地恢复患者的运动功能是临床康复治疗迫切而又重要的内容。下肢康复机器人将机器人技术应用于下肢运动功能障碍者,分为外骨骼型和末梢-效应器型。外骨骼机器人是一种可穿戴于人体上的机器人设备,将人工智能系统和机械装置结合为一体。下肢外骨骼康复机器人是一种康复设备结合计算机技术的设备,提供支撑体重、防摔倒功能,用于帮助下肢运动功能障碍患者提高步行能力。这一设备的轴线与穿戴者的解剖轴线一致,直接控制患者的各关节,进而可最大限度避免异常姿势或运动情况。目前临床上研究的最具代表性的下肢外骨骼康复训练机器人是 Lokomat 和 HAL(Hybrid Assistive Leg,混合助力腿外骨骼机器人)。下肢外骨骼康复机器人具有运动、防护、支撑三项功能,可以辅助患者改善各种运动功能,并可以应用于更广泛的环境中。

脑卒中及手部外伤手术后患者可出现手功能障碍,临床表现为屈曲挛缩,手的屈肌张力占优势,指间关节和掌指关节伸展困难,丧失握持、侧捏、对掌及对指等精细运动功能,也会丧失一部分触觉感知和本体感受功能,失去对运动的反馈感知。为解决传统康复治疗的弊端,应用于康复领域辅助康复疗法相结合的手部功能康复机器人应运而生。现有手部功能康复机器人按照控制的部位可以分为指端控制、关节控制、接触物体控制、外骨骼等。手部功能康复机器人的分类标准有很多,除了按照控制部位分以外还有以下分类标准:执行器的类型、驱动力的转换方式、自由度数、意图传感方法和控制方法。在这些标准里,本文选择按照提供驱动力的执行器不同为主要分类标准,可分为:电机、汽缸、气动人工肌肉、形状记忆合金和柔性材料。但是,目前手部功能康复训练机器人的研究仍然处于初步阶段。随着手部功能康复机器人的研究和使用,有望简化医师与患者"一对一"的繁重治疗过程,推动手功能障碍患者"人人享有康复服务"这一目标的实现。

临床缺少多位姿康复训练设备的现状,也有人研制了一种新型多位姿康复机器人,该机器人能够满足偏瘫患者在卧、坐、站等不同位姿下进行康复训练。也有针对传统康复机器人康复功能单一、联动训练不足、控制操作性差等问题,设计了一种涵盖上、下肢体七种关节的综合康复训练机器人,简化了机械传动链、提高了操控性,能实现稳定、有效的独立模式下的单肢体关节康复训练和复合模式下的多肢体关节联动康复训练,满足了患者的多样化要求。成人康复机器人在临床的应用已逐步普及,但儿童康复机器人仍处于起步阶段。上肢机器人及下肢机器人在脑瘫儿童康复上都取得了不错的效果,而拥有杰出互动性能的人形机器人也为孤独症儿童带来了希望。

三、智能康复未来展望

智能康复作为现代一个新兴的领域,已被证明是一个有效的康复方案,但当前的发展水平还不足以取代传统的康复方案,未来的发展可以着眼于以下几方面:①康复机器人的制造可以使用更轻便、更灵活的聚合物材料;②康复机器人可以结合脑电图、肌电图等反馈机制;③运用更具有沉浸感的虚拟现实技术,令患者身临其境;④设计更为先进的机器人评估系统,发挥机器人康复的最大效益;

⑤训练理想时间、训练强度,以及控制系统、机械结构,均应朝个体化的方向发展。当今世界日新月异,高速发展,多学科的交流势必促进智能康复领域的发展,相信在不久的将来,人类能够设计出更加人性化、轻便舒适,并且功能更完备的康复机器人,令更多患者从中受益,提高生活质量,减轻心理负担,逐渐恢复各项生理功能,推动康复事业长足发展。

随着人工智能技术的逐渐发展,达芬奇手术机器人能完成各种复杂到人手有时都无法完成的动作,已经发展到了第五代,显示了种种优势。在腔镜手术基础上更加发挥腔镜的优势,去除使用腔镜的劣势;引入的计算机技术可提高手术的操控性、精确性和稳定性;向术者提供了高清晰度三维图像并将手术野放大了十几倍;为患者带来更理想的手术结果,减少围手术期后遗症以及并发症的发生;创伤小、恢复快而使可接受手术的患者年龄范围扩大并使某些危重病人接受手术成为可能。这就使得接受达芬奇手术机器人的患者术后康复能比传统手术更快。

未来,机器人在外科临床工作中可以发挥很多作用,大大减轻医务人员的工作量,患者术后的康复将进入一个智能化的时代,而且服务可以更到位。可以设想一下,当一位患者接受了达芬奇手术机器人外科手术,然后医疗护理机器人将患者送回病房,送病历和化验单。配药机器人为患者运送药物和喂水喂药,照顾患者起居。陪护机器人术后跟患者聊天、娱乐,减轻患者的孤独感。治疗型机器人替代了一部分治疗师的工作,完成了很多人力不能完成了工作。当患者术后能顺利康复出院后,应用人工智能随访系统,定期随访,促进患者术后的长期恢复。而这一系列人工智能技术带来的优势,都需要人员的操作。所以未来医务人员需要懂得操作各种机器人设备,无须亲自照料患者,轻轻点一下操作按钮,很多的服务工作就完成了。

第三节　人工智能助力外科术后监护

一、概况

重症医学科又叫重症监护室(intensive care unit,ICU)。中国的重症医学科起步于 20 世纪 80 年代初,虽然成立时间短,但发展迅速,尤其最近 10 年间,随着国家医疗水平的整体提高和全民医保的覆盖,该学科得到迅速发展,已经成为最重要的临床专科之一。ICU 集中了医院的疑难危重症及复杂手术后患者,这些患者病情变化快,病死率高,治疗方案复杂,因此 ICU 的医护人员日常工作负担重、压力大。人工智能引入 ICU 能有效地实现日常工作标准化、自动化和智能化,减少医护人员的工作负担,提高工作效率,避免不必要的疏漏以及不良事件的发生,从而达到提高医疗水平的目的。

评估一个 ICU 的整体水平,除了医疗技术水平等软件条件,还要有必需的硬件要求。人工智能是必不可少的硬件组成部分。大到中心监护系统、移动查房系统、人工肝支持系统(artificial liver support system,ALSS)、连续性肾脏替代治疗(continuous renal replacement therapy,CRRT)、体外膜氧合(extracorporeal membrane oxygenation,ECMO),小到微量泵、控温毯等常见的智能设备,以及电子病历等智能软件等,都与 ICU 的日常工作密不可分。

二、人工智能在 ICU 中的应用

(一)中央监护仪

ICU 每个床单位应配备单独的床旁监护仪,能将患者的血压、心率、氧合指数等基本生命参数实时传输。现代的监护仪还可提供更多的参数监测模块,如脉搏轮廓温度稀释连续心排血量监测(pulse indicator continuous cardiac output,Picco)、心指数(cardiac index,CI)、心输出量(cardiac output,CO)、血管外肺水(extravascular lung water,EVLW)、外周血管阻力(peripheral vascular resistance,SVR)等重要参数,为疾病的治疗提供直接的参考依据。

床旁监护仪可以对单个病人的各种生理参数进行实时监测、记录、储存,并通过微型计算机做数据处理,根据预设的数理模型和参数范围进行分析并自动诊断,发现异常及时报警。中心监护系统则由一台中央监护仪和若干床旁监护仪由接口电路和数据通信线路连接,所有数据统一传输至同一台仪器。同时中央监护仪也可发送指令至床旁监护仪,直接控制其工作,实现对多个床位危重病人的同时监测和指挥。

(二)移动查房系统

传统的查房由医护人员逐个病房查看患者—医生开立医嘱—护士执行医嘱—通知药房等其他部门组成,治疗过程需要多个环节多个场地才能完成。随着医院的快速发展和业务量的增加,如何提高医护人员的工作效率,又不增加其负担,成为当代医学发展的迫切需求。移动查房系统也顺势而生。与传统的查房模式不同,移动查房系统的最大特点是只要医院无线局域网覆盖的地方,医护人员仅需手持一台个人数字助理(personal digital assistant,PDA),即可实时查房办公。医生护士每查房一个患者,即可同时获得其最新的检查检验结果以及各项生理数据,然后当场开立并执行医嘱,通过数据同步至相关部门,实现治疗过程。以 PDA 为终端的移动查房系统,除了日常的查房业务的开展,还可以实现 ICU 患者实时预警。当监护仪或检查检验结果出现危急情况,可以直接以危急值报警的形式发送给当班医护人员,而医护人员收到危急值,可立刻通过预装在 PDA 的电子病历系统,做出对应处理措施。

(三)脏器功能替代技术

在现代医学的高速发展的大背景下,器官衰竭不再是绝症。呼吸衰竭患者可以通过建立人工气道,进行机械通气,代替双肺的通气功能;心力衰竭患者可以经由 ECMO 技术短期进行体外循环以及氧合,为进一步治疗争取时机;尿毒症或急性肾功能衰竭患者可以通过血液透析或 CRRT 代替肾脏功能;人工肝治疗为重症肝炎和肝衰竭患者实现肝脏替代,为肝脏的恢复赢得时间;还有用于心搏骤停患者的自动心肺复苏机和自动除颤仪,模拟胰腺分泌功能而在研的人工胰腺等。

(1)人工气道及呼吸机:各种原因引起的呼吸衰竭,通过气管插管或气管切开技术,置入人工气道,连接呼吸机,进行机械通气,保证通气量,改善其呼吸功能。呼吸机通过内部的智能控制系统,实时获取患者的气流数据并自动分析患者的实际呼吸需求,提供不同选择模式。

1)控制通气(control ventilation,CV):完全由呼吸机指令进行强制通气,适合无自主呼吸的患者。

2)辅助通气(assisted ventilation,AV):呼吸机接收到患者触发信号,进行强制通气和吸呼转换,适合自主呼吸微弱的患者。

3)支持通气(supported ventilation,SV):患者触发,呼吸机及患者协同通气,患者自主进行吸呼转换,适合有一定自主呼吸能力的患者;

4)其他:另有自主呼吸(spontaneous respiration)、呼气末正压通气(positive end-expiratory pressure ventilation,PEEP)、持续气道正压通气(continuous positive airway pressure,CPAP)等多种方式,其中不同的模式独立或互相组合,再联合容量控制或压力控制,可以组合成多种不同的通气模式,适用于不同的病人。

(2)体外膜氧合(extracorporeal membrane oxygenation,ECMO):将血液从体内引出,经膜式氧合器(膜肺)氧合后再泵回体内的过程。可用于多种心肺功能衰竭的情况,如心肌梗死、心源性休克、心跳呼吸骤停、重症心肌炎、重症肺炎,急性呼吸窘迫综合征、肺移植和心脏移植手术的过渡使用等,通过短期的心肺功能支持,为原发病的恢复争取宝贵时间。ECMO 可以分为 2 种模式,静脉 - 静脉 ECMO(V-V ECMO),将静脉血引流至体外,通过膜肺氧合后,再泵回静脉系统,仅代替肺的气体交换功能,适用于心功能良好,仅需要呼吸功能支持的患者;静脉 - 动脉 ECMO(V-A ECMO),将静脉血引流到体外,经膜肺氧合后泵回动脉系统,同时支持循环和呼吸功能,适用于心肺功能衰竭的患者。

(3)人工肝支持系统:人工肝旨在替代肝脏功能,通过血浆置换、分子循环吸附、血浆灌流、血液滤过、血液透析等多种治疗手段充分整合,广泛应用于急慢性重症肝炎和肝功能衰竭的治疗,肝移植手术患者的过渡治疗,以及作为辅助手段,用于各种原因引起的血清胆红素升高,急性中毒,感染性休克等疾病的治疗。

（4）连续性肾脏替代治疗：是指在一段时间内，连续不断的，通过将血液引出体外，经过机器的液体过滤和置换作用，来调节并维持血液中的水电解质和酸碱平衡，同时清除有害物质，来模拟尿的排泄，起到部分替代肾脏功能的治疗方法。CRRT 能有效地恢复并维持体液平衡，纠正代谢紊乱，清除代谢废物及毒物，还可以清除大分子炎症介质，适用于急性肾功能衰竭、肺水肿、严重酸中毒、内环境紊乱等患者。

（四）其他 ICU 常见支持人工智能功能实现的基础硬件设施

（1）微量泵：传统静脉输液需计数每分钟滴液数量来控制输液速度，难以做到准确控制，且操作不方便，对护士工作要求较高。微量泵可以精确控制药物输注浓度和速度，通过持续均匀地泵入药物，并可根据治疗需求随时调节，保持有效的血药浓度。微量泵自带报警系统，遇到管路打折、堵塞以及输注完毕可自动报警，有利于及时通知医护人员及时找到原因，保持输液过程顺利以及及时换泵。微量泵还可以精确控制液体量，尤其适合 ICU 危重症患者以及心肺功能不全的老年患者，有效避免输液量过多或输液速度过快，造成心肺功能负担增加，引起心功能衰竭等并发症。

（2）控温毯：控温毯由毯子、体温传感器和主机组成。其工作原理是通过主机与毯子里的水进行循环交换，毯子与患者皮肤直接接触，达到升降温的目的。单冷型控温毯又称冰毯，广泛应用于颅脑术后亚低温治疗、颅脑外伤引起的中枢性发热、常规退热药物无效，以及各种疾病引起的顽固性高热患者。通过平稳降温，可降低上述危重症患者的耗氧量和应激反应，减轻脑细胞水肿，降低颅内压，同时保障大脑正常的血液循环和细胞代谢，促进疾病的恢复。升温毯则适用于溺水或冷冻伤，各类休克引起的体温不升，改善因低温引起的肢体血管收缩，血液循环不足，保证肢体灌注，并能减少压疮的发生等优点。

一些特殊的 ICU 患者，如实体器官移植和骨髓移植的患者，因其抵抗力低，需尽量减少与外界的接触，以减少感染的发生。全方位的视频探视系统可以方便患者与家属及医护人员的沟通。智能护理机器人可以替代护士的护理工作，便捷高效，又能避免与外界的直接接触带来的感染风险。

5. 人工智能构建 ICU 医疗大脑

未来重症医学的发展，势必与 AI 密切相关。以数据资源为基础，大数据平台支撑，各种预警系统提前预警，如急性肾损伤（acute kidney injury, AKI）预警系统，更早发现急性肾损伤风险，提供早期干预，以降低 AKI 的发生率。以及各种治疗过程由智能管理替代经验管理，实现 ICU 危重症患者诊疗的高智能化、高标准化、高效率化。

【典型病例】

病史：患者男，66 岁，因"乙肝肝硬化、肝癌"行肝移植手术，术后腹胀，恶心呕吐，随后出现高热伴血压氧合下降。

诊断：吸入性肺炎，急性呼吸窘迫综合征，感染性休克。

抢救过程中第一时间建立人工气道，机械通气，纤维支气管镜下吸痰，积极抗休克抗感染治疗的同时，还给予 CRRT，血浆置换，ECMO 等一系列治疗措施，最终患者病情逐渐稳定，康复出院。

图 14-3-1 展示了人工智能装备的 ICU 病房硬件系统支持危重症患者的抢救。

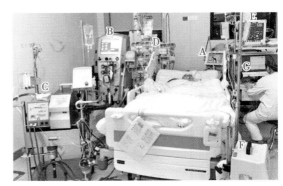

图 14-3-1　ICU 危重症患者的抢救

关键信息解读：患者因吸入性肺炎引起感染性休克，合并多脏器功能不全，抢救过程中，建立人工气道机械通气，代替自主呼吸（A）；给予 CRRT 治疗（B），脱水减轻肺水肿，并代替肾脏功能，期间给予人工肝治疗，血浆置换，清除炎症因子，控制炎症风暴；仍不能维持氧合的情况下，ECMO 治疗，体外膜氧合代替双肺换气功能（C）；其他微量泵（D）精确控制药物速度和浓度，控制总液体入量；床旁监护仪实时监控（E），自动报警并传输至中央监护仪及 PDA 查房终端；控温毯升温（F）；电子病历（G）实现床旁办公，方便医护人员第一时间做出处理。每个 ICU 患者的抢救和诊治，都与人工智能密不可分。

（谢琴芬　刘相艳　庄　莉）

当前,全球人口日益加剧,患者数量不断增加,护理人力资源紧缺,亟须借助人工智能满足社会对护理服务的庞大需求,减轻护士劳动强度,持续提升临床照护质量。与其他学科一样,护理学科已成为 AI 的重要应用场景。通过 AI 进行围手术期护理和延续性健康管理,实现围手术期护理从点状监测向连续监测、从短流程管理向长流程管理的转变。

在本章节,通过介绍物联网、可穿戴设备、护理机器人、语音识别、虚拟 / 增强现实等新兴技术在外科患者风险识别和预测、患者搬运和早期活动、辅助康复训练、伤口和导管护理、药物监测、家庭助理、护理教育等环节的应用,展示人工智能技术给外科护理带来的改变。

第一节　人工智能在外科围手术期护理中的应用

一、人工智能在外科病房护理中的应用

随着无线通信技术的飞速发展,各家医院先后建立以床旁智能交互为核心的外科病房服务系统,将人工智能与医疗设备、移动计算和传感器技术等最新技术相结合,创造和提供更好的围手术期护理模式。医院内覆盖的智能感知网络主要由可穿戴设备、图像识别、定位器在内的各类传感器组成的传感器网及中央控制系统组成,包括可视化大屏展示系统、智能人脸识别系统、患者实时定位系统、智能输液监测系统、智能床垫监测系统、生命体征自助采集系统、多生理参数监护系统、家属远程关爱系统、智能音视频呼叫系统等。床旁智能交互系统有助于加强患者与护士的连接交流,增强患者对自身治疗过程的参与感,更好地配合围手术期医疗和护理过程。

(一)无线医疗监护系统

在外科病房,护士每天都要采集住院患者的体温、脉搏、呼吸、血压、血氧饱和度等生命体征,录入电子护理病历系统,以作为制定治疗和护理方案的重要依据。如果在夜间或患者休息时段频繁测量生命体征,就会影响患者的睡眠质量,降低患者的满意度。

物联网(internet of things)技术是通过蓝牙、无线射频识别、红外感应器、嵌入式系统、定位系统、WIFI、4G/5G、激光扫描器等信息传感技术,按照约定协议,将智能硬件与互联网相连接,进行信息交换和通信,实现智能化识别、定位、追踪、监控和管理。健康监测终端包括智能腕表、无线监护仪等,自动采集患者的脉率、心电、体温、血压、血氧等生命体征数据,使外科患者处于全天候监测中,为医护人员提供不间断监测数据,为数据溯源监管提供可靠保障。

无线医疗监护系统通常分为三层传感器网络:第一层测量心率、血压、血氧饱和度等,通过网关节

点形成一个由自组织协议或手动配置识别的星型网络;第二层,生命体征数据将通过布设在患者周围无线节点,以多跳的方式通过因特网将数据传递到电子病历系统;第三层进行数据汇总分析,实现连续监测和预警,通过电话或 Web 服务器将数据反馈给外科护士,有助于及时发现生命体征异常患者,将护理服务时间段前移,保障患者围手术期安全。

(二) 体位和环境管理

个人域网(personal area network,PAN)是利用传感器节点以及移动装置监测患者周围环境的变化,如声音、压力、温度、光强、湿度等。对比可穿戴设备,基于 PAN 的智能床垫是基于传感器进行工作。传感器有着数以千计的度量点并且一秒可以传输大于 50 条数据,主动度量外科患者的床上活动,自主学习并且识别患者行为变化,在合适的时候发出警告,从而预防卧床相关并发症和异常症状,如压力性溃疡、尿潴留、管道受压、失眠等。智能床垫人机协同传感控制、电动/气动驱动一体化的智能技术,自动完成患者躯体抬升、床上翻身、定位悬浮、大小便管理、空气波治疗等系列操作。

此外,传统的外科病房偏向于临床使用,核心是医护人员。而智慧病房环境以患者需求为中心,包括光照、空气、温湿度、娱乐于一体。患者通过语音设备发出口令来进行病室灯光调节、温度调节和开启音乐等,从而营造舒适的休息环境。

(三) 疼痛评估和管理

1. 人工智能在疼痛评估中的应用　对于外科患者而言,疼痛不仅是术后常见的不愉快感觉,还可能伴随着现有或潜在的组织损伤,影响患者康复。精确地评估外科患者的疼痛程度,具有极其重要的作用,既可作为患者恢复过程中的监控参数,还能评价镇痛方案的有效性。临床常用的疼痛强度测量方法包括视觉模拟评分法(visual analog scales,VAS)、数字分级评分法(numerical rating scale,NRS)、语言分级评分法(verbal rating scale, VRS)。上述方法需要护士主动询问和观察,无法实现持续监测和在线分析,在测量时会不同程度的受到患者主观情感、经历及心理因素影响,存在一定局限性。对此,有学者研发了基于人体生理信号的疼痛强度识别算法,系统自动采集不同疼痛强度下

的生理数据如红外热像、表面肌电、心率变化以及皮肤电导率等,利用模式识别思路设计疼痛强度识别算法,包括数据预处理、特征提取、基于遗传算法的特征选择及 Fisher 特征降维、三种分类器分类。也有学者通过实时采集患者脸部图片,建立皮肤颜色、表情变化模型抽取特征,采用 BP(反向传播)神经网络将患者分为无痛、轻度疼痛、中度疼痛、重度疼痛。

2. 虚拟现实技术在急性疼痛中的应用　疼痛的脑神经网络研究表明,认知和情绪可能存在不同的调节疼痛机制。虚拟现实(virtual reality,VR)技术是创建和体验虚拟世界的计算机系统,作用于患者的视觉、听觉和触觉,使患者产生身临其境的感觉。VR 技术特征包括多感知性、存在感、交互性、自主性,常见的设备有头盔显示器(helmet mounted display,HMD)和计算机自动虚拟环境。临床研究发现,VR 在交互沉浸的过程中同时能调节患者情绪,起到了缓解疼痛作用。VR 对烧伤患者和儿童患者的止痛效果获得认可,解决了临床照护难题。此外,有学者将 VR 用于缓解截肢术后患者的幻肢痛,研发了适用于上肢截肢者的数据手套和头盔显示器,当患者戴上头盔显示器并移动剩余的胳膊,触发虚拟三维场景,断肢的移动画面与患者真实肢体动作完全一致,从而产生断肢依然存在的感觉,减轻幻肢痛的程度。目前,VR 只能实现视觉和听觉的虚拟情境构造,尚不能完全克服如气味收集、触觉模拟等技术困难,此类技术是今后的研究方向。

3. 无线镇痛泵　自控镇痛泵被广泛用于外科术后镇痛管理中,作为一种电子液体输注装置,能维持稳定的血药浓度,实现良好的镇痛效果。基于人工智能的无线镇痛泵集远程监控、信息化管理、高精度输注泵为一体,通过物联网提供一个信息化监测平台,实时监测各镇痛终端运行、报警、评价信息,实现远程镇痛管理,为术后质量控制提供精准的数据分析,便于外科术后镇痛精准管理和持续改进。

(四) 伤口与导管护理

伤口和引流管护理是外科护理的重要内容,通过对仔细观察,及时发现异常,有利于早期诊断和及时干预。

1. 智能伤口敷料 伤口愈合包括组织再生、肉芽组织增生、瘢痕组织形成。伤口及预后与其周围组织的温度、湿度、压力、张力等参数具有密切相关性,这些参数可以作为评估伤口愈合的重要指标。实时、动态获取创面相关信息,对创面的治疗及预后的评估至关重要。智能传感伤口敷料因在创面治疗和实时监护方面展现出的明显优势及发展潜力,近些年受到广泛关注。智能传感伤口敷料是将传感器、生物敷料、数据传输系统有机结合而构建的一种新型高技术产品,能够实时、动态反映创面相关信息。敷料由生物敷料和智能传感器构成,智能数据传输处理设备则由数据的发射、接收、存储、显示设备构成。由于获取常规创面微环境信息的传感元件发展较为成熟,利用这些传感元件构建常规型传感敷料包括温度智能传感敷料、压力智能传感敷料、湿度智能传感敷料、pH 值智能传感敷料、尿酸智能传感敷料。并在此基础上发明了复合型传感敷料,通过将多种传感元件集成到一片柔性基质上,构建出能够实时、动态评估创面温度、湿度、压力的智能无线传感敷料;采用云数据处理系统,配套应用于手机及平板电脑上的应用程序,实现了对数据的实时监测和反馈。临床研究证实,智能敷料能减少换药过程中对组织的损伤,加速创面愈合,实现了健康监测高新技术的外科床边转化。

2. 电子鼻在伤口感染早期识别中的应用 伤口愈合受多种内外因素的影响。其中,感染是影响伤口愈合的最常见原因,需要及早诊断和治疗。传统的诊断方法为细菌学和血清学检查,不仅耗时较长,还需要专业设备,无法满足快速准确诊断的临床需求。事实上,在伤口出现异常分泌物之前,细菌感染的各种特殊气味就已出现。不同的细菌由于细菌酶不同,导致分解物质能力和代谢产物不同,挥发性气体成分也不同。依据上述原理,有学者将电子鼻技术应用于检测伤口感染的病原菌类型。电子鼻又称人工嗅觉系统,是模仿生物嗅觉机制研制的气体分析系统,包含气体采集装置、气体传感阵列、数据处理单元和模式识别单元等。气体传感阵列相当于生物的嗅觉细胞,数据处理和模式识别相当于大脑中枢,通过结合不同的模式识别算法,对多种细菌的分类识别准确率已达到较高的水平。

3. 计算机视觉在伤口和引流液观察中的应用 计算机辅助诊断(CAD)系统是指通过影像学、医学图像处理技术以及其他可能的生理、生化手段,结合计算机的分析计算,辅助发现病灶,提高诊断的准确率,已被应用于乳腺癌、结肠息肉、肺癌等的检测。CAD 综合运用多种先进技术,包括但不限于人工智能、医学影像学、计算机视觉。

计算机视觉(computer vision,CV)是计算机及相关设备对生物视觉的一种模拟,通过对采集的图片或视频进行处理以获得相应场景的三维信息。CV 技术核心分为图像识别和深度学习。2012 年以来,使用卷积神经网络(CNN)分析医学影像成为越来越多研究人员的选择,CNN 其结构设计借鉴了生物学中神经元的工作方式,通过一系列的卷积层和池化层,逐步获得医学影像的特征,最终汇聚成高阶特征作为判断患者患病与否的依据。2017 年,斯坦福大学团队通过卷积神经网络模型实现了对皮肤癌的识别分类,该模型整合了 129 450 张临床图像作为数据集,诊断准确率超过了人工诊断准确率。在护理领域,CNN 已逐渐用于输液港、经外周静脉穿刺的中心静脉导管(peripherally inserted central venous catheter,PICC)的自动化定位研究。

(五)人工智能在术后早期活动与安全管理中的应用

加速康复外科(enhanced recovery after surgery,ERAS)于 1997 年由丹麦外科医师 Kehlet 提出,通过实施基于循证依据的一系列围手术期优化措施,阻断和减轻患者的机体应激反应,促进患者术后康复。ERAS 已在结直肠外科、心胸外科、胃肠外科、泌尿外科和妇产科等多个领域开展。术后早期活动作为不可缺少的一环,由外科护士主导进行,有利于促进机体合成代谢,减少肌肉丢失,促进胃肠功能恢复,降低多种术后并发症的发生风险等。

在术后早期活动流程中,护士想要收集患者的活动数据需要在现场。人工智能技术中的可穿戴设备如智能手环,能帮助护士自动捕捉患者任何环境下的活动数据。智能手环紧贴患者腕部佩戴,通过内置的"体征监测感知终端"实时获取患者活动时段的体征信息,通过网络将信息发送至电子病历系统,自动生成早期活动报告。如日本某公司推出的一款适用于人体运动状态监测的智能手环,支持步数测量、移动距离、消耗热量等功能,有助于科学有效地评估患者活动状态。

外科患者是院内跌倒的高风险人群,合理的风险预测和干预是降低跌倒发生率的关键,也是早期活动护理的重点。跌倒的发生是由不同的内在因素、治疗因素、环境因素等交互作用的结果,护士可借助具有跌倒监测功能的智能腕表/穿戴设备来实现。设备通过嵌入的加速度计、磁力计、陀螺仪等运动传感器,第一时间判定跌倒危险程度并发出警报信息,有助于医护人员及时采取干预措施。此外,医院病房的呼叫设备大多固定安装在床头,患者在下床活动过程中感觉不舒适或出现一些突发情况时,无法实现紧急呼叫。对此,使用便携式可穿戴呼叫铃系统,可实现快速应答、优化安全管理的效果。

(六)虚拟现实技术在术后康复锻炼中的应用

将 VR 引入外科术后康复训练开启了智能康复时代。通过头戴式立体显示器等三维视觉显示设备和数据手套、动作捕捉设备、力反馈设备等交互设备,将患者引入沉浸式康复锻炼过程,增加参与感同时促使变被动锻炼为主动锻炼,加速术后康复。临床应用场景举例:

1. 乳腺癌患者行改良根治术后,由于部分肌肉、神经损伤及瘢痕挛缩等因素,导致肩关节前屈、外展、外旋等功能障碍;腋窝淋巴结清扫术后,上肢淋巴液回流受阻,积存在组织间隙,导致上肢淋巴水肿发生。因此,患侧上肢康复锻炼能有效促进肩关节功能恢复,减轻淋巴水肿的发生。有学者根据人体生物力学和乳腺癌患者术后不同时期的肌力特点,设计基于体感设备运动捕捉的 VR,系统包括康复操 3D 视频学习模块、动作采集模块和动作评分模块。患者在护士推荐下设置康复参数,以游戏参与的形式进行锻炼,体感设备自动采集患者动作幅度和力度信息,评分模块实现与标准数据比较、实时反馈康复过程性数据,从而提高锻炼的准确率。

2. 脑出血患者经手术治疗后往往遗留神经功能障碍如平衡能力下降、运动功能障碍、肌张力异常等,影响生活质量。基于 VR 的康复锻炼方案是搭建平衡功能评定和训练于一体的学习环境,内设游戏项目程序如走小径、划船、驾驶汽车等,每日治

疗 30 分钟,30 天为一疗程。临床实施后,能有效改善患者的平衡功能、姿势控制能力,提高日常生活活动能力。

3. 全膝置换术(total knee arthroplasty,TKA)是治疗中重度骨关节炎的主要手术方式,要获得良好的手术效果,离不开术后康复锻炼。有学者针对 TKA 康复需求,设计虚拟沉浸性场景——水上赛艇游戏。患者从术后第二天起,每日 3 次佩戴 VR 设备进行锻炼,通过交互性屈膝划桨使"赛艇"前进;每次练习 30 分钟,14 天为一疗程。随机对照研究发现,该方案能减轻 TKA 患者术后康复锻炼疼痛分值,促进膝关节功能的恢复。此外,有学者研发多功能可穿戴汗液传感器应用于康复锻炼过程中,通过分析患者体表汗液,获取机体电解质、乳酸盐等含量,科学地指导受试者进行运动及康复锻炼,实现个体化管理。

(七)人工智能在用药护理中的应用

外科术后患者多需进行静脉输液。在二级护理站建立智能静脉输液管理系统,实时显示患者液体输注总量、剩余量、滴速,对即将完成对输液进行语音提醒。如护士在病房,通过个人数字助理(PDA)的消息提醒功能,及时为患者更换液体。护士使用 PDA 进行药物及腕带扫描,确保患者身份识别准确率,还能进行信息录入及查询,缩短护理半径。

药物不良反应(adverse drug reaction,ADR)是合格药品在正常用法、用量下出现的与用药目的无关的有害反应。监测与管理 ADR 是医护人员的日常工作之一。目前,ADR 存在自发上报不及时,数据不正确等问题。人工智能利用计算机等工具,模拟、延伸和扩展人的智能,实现某些机器思维或脑力劳动自动化,在 ADR 诊断、ADR 信号预测、ADR 上报监测方面具有显著的优势。以信号预测为例,采用决策树模型、反向机器学习、关联规则和数据挖掘等技术,从不同角度探索人工智能用于信号预测的可行性,在药物安全护理方面具有良好的发展潜力和预测前景。

(八)床旁智能健康教育系统

健康教育是外科围手术期护理的重要组成部分,护士根据患者病情和病程,借助宣教手册、视频等工具,向患者进行健康教育。随着人工智能的发

展和相关设备的完善,健康教育模式已慢慢发生变化。床旁智能交互系统直接连接医院信息系统,通过智能技术有效提取并分类各项诊疗和药物医嘱,自动推送相关健康教育资料到床旁智能交互终端上。床旁智能交互系统设有消息提醒功能,文化程度较高的患者可通过平板调取查看;支持语音朗读功能,方便虚弱患者听取健康教育内容;如对健康教育内容有疑问,可直接与责任护士视频交流,确保健康教育效果。除自动推送和播放功能,床旁健康教育系统通过对海量患者及家属的问题采集,不断地利用这些信息进行自我训练和提升,以便今后能准确详细地回答患者的疑问。比如:"针对我的××病,医生会给我怎样的手术方案?""治疗有其他替代方案吗?""手术后,饮食有什么需要特别注意的?"等。通过床旁智能交互系统的全病程健康教育,实现患者对于自身的治疗、康复病程安排充分知悉,更好地参与到医疗过程和治疗决策当中。

(九) 情绪识别技术在外科患者心理护理中的应用

外科患者在围手术期存在不同程度的心理压力和生理负担,产生紧张、焦虑情绪,以致出现、失眠、胃肠道功能紊乱等症状。自1991年"情感计算"概念被提出,情绪识别研究逐渐增多。随着计算机速度及情感计算模型的快速发展,对情绪识别的探索性研究也从单一因素进展到多因素融合,从人工识别、半自动识别进展到全自动识别阶段。机器视觉利用床边视频实时连续性进行外科患者人脸定位,标记出经典面部表情,如无表情、高兴、生气、害怕、惊讶、伤心、厌恶。对每帧图像进行人脸校正与直方图均衡化处理,接着采用局部二值算法(local binary pattern, LBP)提取人脸感兴趣区域的表情纹理特征向量,最后通过支持向量机分类方法实现人脸表情的识别。该技术有助于持续动态观察患者的面部表情变化,及时发现情绪异常、针对性地进行心理干预,帮助患者以最佳的心态度过围手术期。

(十) 人工智能在外科患者延续性护理中的应用

当外科患者出院后,建立完善的随访管理和延续性护理流程,有助于保证患者居家安全。传统的随访管理通过电话、微信等形式,不能动态、连续性监测患者出院后病情变化。结合人工智能技术的家庭健康助理是运用信息技术,建立一套完善、周密和个性化的居家服务程序。通过人机交互,做好远程生命体征测定、药物管理、营养管理、活动管理、疾病管理等,帮助患者实现精准有效的出院后健康管理,促进康复。应用场景举例如下:

1. 通过使用智能手环、手机等健康类监控设备,追踪患者脉率、步数、睡眠质量等数据,有助于监测和评估患者的恢复状态,查找与患者进展相关的信息,提供综合性居家护理方案。

2. 饮食管理程序能够对食物进行图像识别和分析,指导患者合理膳食,保证合理的营养摄入。

3. 合并慢性疾病的患者需长期服用药物,智能药盒能确保正确的服药时间、药物种类和药量,包括自动服药提醒和记录功能、药瓶的识别和定位功能、使用质量及精准管理药品用量。

4. 患者通过移动终端访问虚拟护士,通过视频、语音互动等方式向虚拟护士咨询问题,如虚拟护士无法识别问题,则转入人工咨询中心。

二、人工智能在手术室中应用

(一) 达芬奇手术机器人及护理配合

达芬奇手术机器人系统是由美国麻省理工学院主导研发的一种高级机器人平台,是目前最先进的微创手术设备。由手术操作系统控制台、机械臂系统、视频处理成像系统三大部分组成。主刀医生坐在控制台中,位于手术室无菌区之外,使用双手(通过操作两个主控制器)及脚(通过脚踏板)来控制机械手臂和一个三维高清内镜,经过精密仪器计算过的每一步操作使外科手术的精细度超越了人手的极限。目前,手术机器人的临床应用范围几乎涵盖整个外科领域,不但改变手术治疗模式,还打破了传统手术室护理配合模式,给手术室专科护理带来新挑战。主要包括:

1. 巡回护士和器械护士主动掌握医生的习惯与要求、适应医生的学习曲线。熟练掌握手术步骤,术前准备充分,术中配合密切,既要会配合机器人手术,还要会配合腹腔镜和开放手术以应对突发情况。

2. 达芬奇手术系统由专人负责管理,定期进行维护。术前仔细检查各个仪器的连接情况,保障电源、数据传输等连接无误且安全。术中机械臂套好无菌保护套后及时收拢并提醒手术间人员避让,防止光缆线扭曲、打折,禁止手术间内人员踩踏光缆线,保障手术顺利进行。

3. 术中重点做好患者体温管理和体位管理。

(二) 手术室护理信息管理与决策

手术室是为患者实施手术的重要场所,手术护理具有复杂性、实时性、不可预测性的特点。手术室内每时每刻都在产生大量的数据信息,如加以妥善利用和挖掘,有助于提高手术室护理管理水平和质量。

1. 手术前在数据平台使用决策树、迁移学习、深度学习等分类方法,迅速找到与当前手术患者相似的病例,利用智能推荐技术推荐手术护理方案,减少护士决策失误导致的不良事件。

2. 手术室护士长根据人力资源模型合理进行护士排班,根据手术种类和难易度安排合适的洗手护士。

3. 自然语言处理(natural language processing, NLP)和语音识别技术分别是人工智能的两个不同子领域,实现了计算机理解和运用人类的自然语言功能。手术过程中,医护人员使用语音输入控制电子病历和仪器设备的用户界面,实现人机交互,有助于严格执行无菌操作、预防术中感染、保障患者安全。

(三) 物联网技术在手术室的应用

1. **手术器械优化调度和监测**　如通过信息手段记录手术器械在消毒供应中心清洗、包装、消毒、转运,和在手术室使用的全过程,完成无菌物品追溯闭环管理,保障手术安全。

2. **手术耗材管理**　优化术前的准备、术中的调配和术后的校对,提高工作效率,避免耗材的积压和短缺现象。

3. **手术环境管理**　层流手术室为患者提供了适宜的温度、湿度,为医护患创造了一个安全、洁净、舒适的手术环境。复合 DSA 手术室、复合 CT 手术室、腔镜一体化手术室,整合多个系统,如医学、工控、通信、数码等的综合运用,为患者提供更加安全、舒适的手术治疗,达到患者快速康复的目标。

三、人工智能在外科重症监护室的应用

外科重症医学为外科医学、重症医学、急诊医学的交叉学科。在外科重症监护室内,患者的各项生理指标、临床信息、影像数据等多形式数据被实时监测记录。这些多维、复杂的数据可通过人工智能进行分析转化,有助于医护人员快速准确评估患者状态、实时调节仪器设置、协调控制护理方案,提升智慧照护功能。

(一) 人工智能在外科重症患者体液管理中的应用

在外科重症监护室护理情境中,监测患者体液量是一项艰巨的任务。患者所需的输液量取决于诸多因素,特别是血流动力学不稳定的患者,由于病情的复杂性,体液的管理有别于常规患者的管理模式进行。目前,医护人员通过患者生命体征、血流动力学指标、尿量,结合实验室多项指标来评估患者体液量是否稳定在目标水平,尚未有医疗传感器能实现直接检测体液量的功能。人工智能技术用于精准体液管理的优势是实现闭环系统稳定性,不依照普通患者的平均模型,而是实时分析单一患者的指标来预测后续补液需要量。有学者收集接受血管活性药物治疗 6 小时以上患者的前 24 小时与体液容量相关的临床数据,采用贝叶斯神经网络方法对于底层数据集进行分析,建立了容量预测模型,指导后续 24 小时补液计划,取得了良好的体液管理效果。

脓毒症休克是脓毒症的一种,存在循环、细胞/代谢功能异常,病死率高。大量临床研究发现,在初始几小时内尽快识别与恰当处理可改善脓毒症患者的预后。"拯救脓毒症运动"自 2004 年发布首部脓毒症与脓毒症休克处理国际指南以来,在 2008 年、2012 年、2016 年进行三次更新。指南明确要求:在初始复苏阶段,对低灌注患者需在 3 小时内输注至少 30ml/kg 的晶体;医护人员反复评估血流动力学状态以指导进一步的液体使用;尽可能使用动态指标而非静态指标来预测液体的反应性。为提高脓毒症休克患者的补液质量,有学者通过研究患者间接体液测量值如血压以及每次心跳泵出血液量的变化等,将数据输入复杂的生理模型。系统利用测量值评估体液如何在血管与组织之间流

动,并根据新的测量值不断调整参数;采用自适应控制器技术对输液速度进行调整,提高了脓毒症患者补液的准确性。

(二)智能化呼吸机管理

1. 呼吸机语音报警系统　呼吸机声音报警信号常规是用蜂鸣器或喇叭发出单一声音。《医用电气设备　第1-8部分:安全通用要求　并列标准:通用要求医用电气设备和医用电气系统中报警系统的测试和指南》(YY 0709—2009)明确规定:听觉报警信号用脉冲群或语音合成的方式来完成。如使用脉冲群听觉报警信号,医护人员需查看报警内容后进行处置,且容易与其他医疗设备的报警声音相混淆。对此,有医院开始引入呼吸机智能语音报警系统,采用语音合成芯片将呼吸机报警内容以真人语音的形式进行播报,确保报警信息准确、直观,便于医护人员及时分析和处理问题,为患者提供更安全的通气保障。

2. 基于物联网的呼吸机远程控制系统　随着物联网理念的深度普及,医疗设备领域智能化水平将会越来越高,对于呼吸机的管理向着更加智能化、多元化的方向发展。借助移动终端系统,依托移动通信技术,与院内呼吸机建立连接,医护人员从移动终端实时查看呼吸机的各项参数详情、查询历史治疗记录、进行远程操控和记录等。

3. 人工气道气囊压力智能管理系统　气囊管理预防呼吸机相关性肺炎,减小了对气道黏膜的损伤。气囊压力智能管理系统设计如下:气囊接口与压力传感器输入端、气泵接口、电磁阀接口通过硅胶管及三通相连,组成压力监测管路;系统对气囊内压力进行实时监测,当检测到压力超过压力上限时进行声光报警,系统控制电磁阀放气,使压力达到上限以下;当压力低于压力下限时,系统控制气泵充气,使压力达到正常范围内。

(三)并发症的早期预警

一些早期征象的发现能帮助医护人员提高对于高危并发症、合并症的预测,以便能尽早采取应对措施或考虑治疗方案的变更,使患者最终获益。临床应用场景举例如下。

1. 谵妄是一组表现为急性、一过性、广泛

性的认知障碍。术后谵妄指术前精神状态正常的患者,在术后突然出现谵妄的表现,发生率为27.6%~87.0%;保护性约束、镇静镇痛等外科重症病房常见诊疗可能掩盖谵妄的临床表现。有学者研究患者的心电图信息、连续监测心率的数据以及临床信息,由专科医生每日对患者的精神状态进行评估,包括是否发生谵妄、谵妄的类型、严重程度,以及谵妄病因,最终得出了谵妄预警模型。有助于鉴别谵妄或潜在谵妄的存在,对高风险的患者进行有侧重地预防,降低了术后谵妄发生率。

2. 颅脑外伤患者的脑功能监测信息包括连续颅内压监测数据、连续动脉监测数据等。有学者采用多元回顾等统计学技术并利用机器学习技术建立30分钟提前预警颅内高压的预测模型,能早期发现继发性颅高压前兆,指导医务人员及时采取更积极的减压手段,有助于对患者长期预后进行准确预测。

3. 医源性脑室炎、脑膜炎至今仍是神经外科棘手的问题,非线性影响因素采用传统统计学方法无法获得。有学者运用树学习模型的机器学习方法对于医源性脑室炎、脑膜炎的发生进行预测,通过数据挖掘发现主要因素为颅内置管、开颅术后、术后切口感染、脑脊液漏,为临床防治提供了有力依据。

(四)家属远程关爱系统

在外科重症病房,对访视人员进行管理能降低交叉感染的风险。国内部分医院建立基于视频的探视系统,通过在床边安装摄像头和对讲设备,设立独立的探视房间供家属进行无接触式的探视。随着移动互联网技术的发展,家属远程关爱系统应运而生。该系统无须安装摄像头,床旁探视终端和家属移动终端双向直连,实时提供高清画面与语音。家属通过移动终端发出探视请求,护士审核通过后,床头探视终端对患者进行图像和音频的采集编码,数据经过具备安全网闸和防火墙的前置域,实现家属在移动终端与患者远程视频和语音交流。如患者情绪与身体状况不适合远程探视,护士则通过后台终止此次探视。

（冯志仙　沈鸣雁）

第二节 外科护理人工智能硬件和信息化建设

护理属于知识密集型行业。住院患者每天都会产生大量的医疗数据,这需要护士花费大量的时间分析数据,导致护理人员很难短时间内做出最适合的决策。繁重的外科护理工作以及护理队伍年轻化增加了护理决策失误的风险,一旦决策失误,将会给患者带来难以挽回的损失。人工智能凭借计算机连续高速运算的优势,结合大数据分析和深度学习,在很大程度上能提高医疗安全性。基于知识网络的护理决策可以实现护理方案标准化,做到流程环环相扣、紧密衔接,每一步都可追溯,防范不良事件的发生;同时高质量数据还可应用于教育、培训、科研,让护理工作更具备专业性和科学性。

一、护理决策支持系统

从外科护理工作需求上来说,无论是大医院的护士,还是基层护士,都需要一些智能辅助用具用以辅助决策。仅仅凭借人的记忆能力是无法实现数字化大规模运算和记忆存储,而机器正好弥补这一短板。临床决策支持系统(clinical decision support system,CDSS)作为医学知识工程和人工智能研究中活跃的分支,是通过人机交互方式来改善和提高临床护理决策效率的系统。护理决策系统在护理知识库的基础上,运用合适的计算机技术,针对半结构化或非结构化问题,使用数据挖掘技术和联机分析技术对患者数据加以分析,从而推荐合理的护理决策。第一代护理决策支持系统开发于20世纪70年代,用来帮助护士制定个体化的护理计划。

近年来,CDSS 在临床实践中广泛应用,如压疮分期评估、低血糖管理等。CDSS 主要由决策支持系统与专家系统集成。前者由人机交互系统、模型库系统、数据库系统组成;后者由知识库、推理机和动态数据库组成。2018 年 4 月,国家卫生健康委员会印发《全国医院信息化建设标准与规范(试行)》,明确指出临床辅助决策护理工作要实现智能录入、智能生成、智能提醒、护理病历质控整改等功能。在临床工作中,不同类型的 CDSS 协助护士迅速地收集信息,得到最适合患者的护理决策,主要分为三类。

(一)基于循证的临床决策支持系统

慎重、准确和明智地获取最佳研究证据,结合临床医护人员的专业技能和临床经验,将循证证据纳入到护理临床决策支持系统中,既能为临床护理实践提供证据支撑,又能保障患者安全。有学者将低血糖管理指南植入护理决策支持系统,应用后发现,这种带有警示功能的决策支持系统能显著提高护士对指南的依从性。另有学者将机械通气患者床头抬高角度的循证证据植入电子工作流程中形成护理决策支持系统,通过弹出警示框,提醒护士在记录患者机械通气信息的同时,关注患者的床头高度。研究结果显示,能显著降低呼吸机相关性肺炎的发生率。

(二)基于标准化护理语言决策支持系统

应用标准化的护理术语是护理信息化发展的重要基础。随着护理电子病历的成熟,将标准化护理数据集成到电子病历和数据存储库中,可实现提醒、决策等多种功能。有学者将北美护理诊断分类系统(The Noah American Nursing Diagnosis Association,NANDA)加入到护理决策支持系统中,为护士提供了智能化的决策结果。临床护理分类(clinical care classification,CCC)是一种用于评估和分类患者的方法,决定患者所需要的医疗资源,有学者将 CCC 应用于护理信息系统中提供护理决策,减少护士对护理计划的记忆负荷,帮助低年资护士的成长。

(三)其他类型护理决策支持系统

例如,网页式决策支持系统、针对癌症患者的癌痛决策支持系统、压力性损伤预防决策支持系统等,均能辅助护士更好地实施临床照护。

二、语音电子病历

语音电子病历是利用语音识别技术识别医护人员口述的病历信息,生成文字版电子病历。研究发现,通过语音识别的方式进行病历录入,平均每百字所需要的时间比人工录入缩短 50%。语音识别(voice recognition)技术是将一段自然语言通过声学信号的形式传给计算机,由计算机理解并且做出回应。主要包含特征提取、声学模型、语言模型、字典与解码部分。其中特征提取需要对采集的声音信号进行滤波、分帧等音频预处理工作,目的是将要进行分析的音频信号从原始信号中提取出来。语音识别是根据特征提取将声音信号从时域转换到频域,为声学模型提供合适的特征向量;再由声学模型根据特征向量来判断其属于哪个声学符号;最后利用语言模型来判断声学符号可能属于哪个词组序列,根据已有字典对词组序列进行解码,得到最后的文本表示。

三、可视化大屏展示系统

在烦琐且容易发生突发状况的外科病房工作中,护理站都会配备一块白板用于展示信息。根据医护人员需求和工作流程特点,手工抄写或粘贴人员排班、手术和出院患者、科室通知等信息。受白板大小的限制,易出现信息不全;转抄过程中存在遗漏和错误风险。近年来,可视化大屏展示系统的出现,取代了这一传统做法。展示系统是以触控屏幕结合计算机,与医院信息系统数据对接,快速直观地呈现各种信息,如床位运作、高危患者、感控指标、人力配置、消防编组、团队通信、重要仪器动向等。护士通过触控方式点选屏幕,就能查询所需要的信息,了解病区状态、提高工作效率。

(冯志仙　沈鸣雁)

第三节　人工智能在外科护理教育中的应用

现今,教育人工智能是人工智能技术与学习科学相结合而成的新兴领域,成为提升教育质量、实现个性化教育的重要突破口。国内外部分护理院校相继将人工智能与教学过程融合发展,用数字化方式为学生提供更多参与机会,使学习资源得到充分应用,促进高等护理教育的创新发展。其中,应用最多的是虚拟现实(virtual reality,VR)技术和增强现实(augmented reality,AR)技术。

一、虚拟现实技术在护理教育中的应用

外科护理学教师借助 VR 设计不同的工作场景、工作角色,让学生感知临床工作环境氛围,加深对理论知识和实践技能的掌握,运用游戏通关的方式让学生在完成学习任务的同时获得成就感,增强学习主动性。

(一)设置不同工作场景

利用 VR 在虚拟世界中建立外科病房、手术室、监护室等场景,使学生在校内就能体验真实的外科工作环境和护理模式,加深对围手术期护理工作的认识和理解,缓解实训教学资源不足与不断扩大的学员人数之间的矛盾。

(二)实践多种工作流程

外科患者从入院到经历一系列检查,再到完成手术和治疗,最后出院的整个过程中,护理人员完成很多护理工作,临床实习护理过程受时间或空间的限制,难以让学生有完整的现实体验。教师可利用 VR 技术、运用游戏思维设计多种角色、多种情境,模拟现实工作流程全过程,让学生完成知识与技能的完整构建。如在传统教学过程中,学生无法在真实急救情景中学习心肺复苏(cardiopulmonary resuscitation,CPR)技术,影响教学效果。VR 能提高学生对 CPR 的感性和理性认识,促使学生更深刻的理解记忆 CPR 关键技术,在今后工作中遇到真实急救场景,能以最佳状态参与救治。

(三)体验不同角色

让学生在不同的岗位去完成不同任务,如外科护士、监护室护士、门诊护士、手术室护士、护士长等,调动所学知识来解决现实的问题。还可以通过

患者角色体验,培养学生同理心,促进护患关系的和谐发展。

二、增强现实技术在护理教育中的应用

AR 是一种在 VR 基础上,根据计算摄影机影像的位置、角度和相应图像,将计算机生成的虚拟物体、场景或系统提示信息叠加到真实场景中的技术,从而实现对"现实"的"增强"。AR 综合了促动器技术、传感器技术、实时仿真技术、计算机辅助设计技术、场景生成技术和数字仿真技术、多媒体技术等各种相关技术。AR 提供半虚拟空间,所看到的场景和人物一部分是真一部分是假,将虚拟的物或者信息置于现实世界中并设计方案。外科护理教学中将解剖模型以及人体各个器官的解剖结构、组织的生理学数据等存于数据库中,按照教学需要,提取数据库中的模型,让虚拟与现实结合,学生有现实体验感,加深记忆的同时减少实验模型经费的投入。

人工智能在护理教育中的应用,是实现个性化和智能化的高质量学习。在教学评价方面,可基于大数据聚合,利用机器学习算法模型,提供学习要素测量、评价、预测等服务。如通过面部表情识别技术判定学生情绪;基于能力判别的自适应学习服务;以学习者建模形成对学业的预测性评价等。

(冯志仙　沈鸣雁)

第四节　展　　望

无论是护理行业自身发展需求来看,还是从人工智能本身的特点来讲,智能护理将成为行业未来发展的必然方向。现阶段的人工智能技术只能以工具性的面目出现,如人脸识别、语音识别、机器翻译等,虽可凭借巨大的"记忆"容量自我学习,但系统的兼容性和容错率较低,一旦涉及复杂临床问题的决策,人工智能技术仍存在诸多问题。因此,人工智能要在护理工作中得到广泛应用,需在技术研发、医护人员接受度、伦理法规乃至社会治理等方面做大量的工作,从而在人类生命健康全周期中发挥更大的作用。

一、外科护士要主动拥抱人工智能

外科护士兼具照顾者、教育者、管理者等多重角色,对护士生理和心理都提出了巨大挑战。人工智能将护士从重复、琐碎的日常工作中解放出来,以更好的状态投入到其他高难度照护工作中,从接触式和体力式护理逐步迈向智能化和一体化护理。人工智能的远程监测和信息传输功能,使护理空间更广泛、时间更精确、形式更多样,有助于护理模式的转变。此外还有助于降低医疗服务的成本,缓解基层护士数量和技术水平上的不足。人工智能技术能否快速发展和应用,离不开各级护士的大力支持和推动。护士应以开放的姿态积极接受新事物,挖掘临床需求,运用现代化技术解决临床护理问题。最为重要的是,无论人工智能如何发展,关爱仍是护理发展不变的根基和灵魂。各级护士要加深对专业的认知,注重人文素养的培植,借助信息化更有效益和效率地为患者提供专业的、充满人文关怀的护理。

二、严格遵守人工智能伦理规范

科技伦理是人类为了避免科技滥用带来的"负面"作用,为科技行为制定出一套规范和限度。对于人工智能伦理问题,国内外均关注广泛,多个研究机构或学术组织已制定相应的伦理准则和标准。如电气电子工程师学会(IEEE)已发布了两个版本的《人工智能设计的伦理准则》白皮书,旨在为全球范围人工智能领域的研发及应用提供规范和引导。

护理领域应用人工智能涉及了心理学、人口学、智能科学、护理学等多学科领域,相关人员应从社会和人文视角去探讨人工智能带来的影响。以患者安全为中心,尊重基本人权、伦理规则和社会价值,在保持技术创造性同时加强人工智能的安全性,充分考虑患者心理状态和认知态度等因素,研制出符合伦理规范又智能易用的护理产品。例如,

陪伴型机器人应用过程中,需要防止患者过度依赖机器;基于人工智能的临床护理决策会和患者自主意愿发生冲突,这些均需要广泛而深入地关注。

人工智能的快速发展所产生的数据类型不断增加,对医疗数据开放与隐私保护提出了更多挑战。护士应严格遵守《中华人民共和国侵权责任法》规定,对患者的隐私保密,如泄露患者隐私或者未经患者同意公开其病历资料,造成患者损害的,应当承担侵权责任。

三、明确风险责任规制

人工智能时代,医患关系由原来的患者与医疗机构和医务人员之间的关系变成了患者、医疗人工智能系统或平台、医疗机构、医务人员三方或四方之间关系,法律关系的主体增加了一方。越来越多的围手术期护理行为是通过人工智能进行,可能发生风险的主体、环节和因素增多,风险不可控性增强。因此,要加强医疗人工智能背景下的风险责任规制,从技术和社会的角度反复衡量,确保不会引起任何意外的伤害。目前,人工智能相关护理产品价格昂贵、审批周期长、收费标准不统一,需要积极探索,建立相关的政策和标准。

(冯志仙　沈鸣雁)

第十六章
人工智能赋能外科的临床应用案例

第一节　人工智能赋能术前诊断的临床应用案例

传统的医疗影像以平面的形式呈现给医生，而在人工智能的帮助下，医疗影像信息的呈现方式多种多样，将由二维转为三维甚至四维，更好地帮助医生了解和诊断病灶。在这些信息的挖掘和分析中，主要包括数据采集和处理、图像分割、特征提取、匹配判断四个主要过程，可涉及的应用场景包括病灶筛查、靶区勾画、脏器三维成像、影像定量分析等。对于现有的临床诊疗过程，人工智能影像诊断解决的问题可以总结为以下三种：①通过对脏器定位、分类和分割，将有效信息呈现给医生；②帮助医生进行医学影像定量分析；③协助解决成像和智能图像识别的问题，使医学成像及诊断流程兼具个性化和标准化。

目前落地的人工智能辅助诊断应用中，基于医疗影像辅助诊断的人工智能产品的数量最多。传统的读片方式主要依靠医生观察，凭经验进行判断，严重依赖医生的经验，长时间的读片会带来的疲劳会导致准确率下降。而人工智能在大数据、高算力和算法的支持下，能够快速、稳定且全面地帮助医生进行初筛，对于一些人工智能诊断比较成熟的领域，如肺结节检测，甚至可以帮助医生进行诊断。一些研究表明，在某些疾病的诊断方面，影像上存在人眼难以分辨的病灶，如乏脂肪血管平滑肌脂肪瘤（angiomyolipoma without visible fat，AML.wovf）和肾细胞癌（renal cell carcinoma，RCC），人工智能的诊断准确率优于人类医生的准确率。本节以两个人工智能的实际应用举例，探讨人工智能赋能术前诊断的实施过程。

一、鉴别良性与恶性肾肿瘤应用举例

本小节以一项回顾性研究为例，具体描述人工智能如何对良性（乏脂肪血管平滑肌脂肪瘤）和恶性肾肿瘤（肾细胞癌）进行术前鉴别诊断。

肾细胞癌是最常见的泌尿系统恶性肿瘤。早期发现、早期诊断、早期治疗对提高肾脏肿瘤患者生存率十分重要。肾癌对放疗、化疗均不敏感，免疫治疗的疗效亦欠理想，因此首选外科手术治疗。随着精准医学概念的出现，对肾脏肿瘤准确分型分级，进而采取不同治疗方案成为当今主流。

肾肿瘤的临床诊断主要依靠影像学检查，肾脏肿瘤影像学技术主要有二维超声（B超）造影、计算机体层成像（CT）、磁共振成像（MRI）等。其中CT扫描速度快、图形分辨率高，可以在后期处理技术中对原始容积资料进行多模式的图像重建，得到立体的、直观的影像学信息，在临床上是评价肾肿瘤的一线影像学检查方法。大多数的肾脏肿瘤可以通过影像学检查正确诊断。

目前，肾肿瘤的诊断主要依赖医生经验。人工智能在肾肿瘤影像学诊断及治疗中有巨大的价值和广阔的应用空间，一方面能够对影像进行初筛，

提高病变检出效率，降低漏诊率，减少医生工作量，使医生能够专注于可疑区域；另一方面，医师凭借现有的影像检查技术（包括 CT 和 MRI 检查）常难以实现肾细胞癌与某些肾良性肿瘤的术前鉴别诊断，如乏脂肪血管平滑肌脂肪瘤，需要通过肾脏穿刺活检术确认，而人工智能在该领域的研究，能够为区别乏脂肪血管平滑肌脂肪瘤和肾细胞癌提供一种准确且无创的诊断技术，避免患者接受有创检查而带来的危险和额外的经济负担，具有很高的临床价值。

有研究表明，肿瘤组织内的坏死、出血和囊变等都会引起 CT 图像灰度的差异，目前使用人工智能基于计算机体层成像纹理分析进行肾脏肿瘤检测，是该领域的一个发展方向，取得了一定的进展：如韩国科学技术院的 Lee 等通过在腹部 CT 增强图像上提取肿瘤相关特征，提出深度特征自动分类方法，来区分肾透明细胞癌与乏脂肪血管平滑肌脂肪瘤，准确率达 76.6%。中南大学湘雅三医院的王维团队通过深度学习的方法区分小（小于 4cm）乏脂肪血管平滑肌脂肪瘤与肾细胞癌，该方法提取大量基于深度学习的特征，通过递归特征消除的支持向量机和合成少数过采样技术（synthetic minority oversampling technique，SMOTE）等方法筛选纹理特征，并最终使用 11 个特征构建模型，所建立模型的准确度、灵敏度和特异度分别为 93.9%、87.8% 和 100.0%。

1. 数据采集　本例构建数据集的过程中，从影像存储与传输系统的病理数据库选取了 2008 年 1 月到 2017 年 9 月 95 例确诊为血管平滑肌脂肪瘤的患者，筛选构成数据集。数据集纳入标准为：①接受了 CT 扫描和三期成像，但未接受任何手术或治疗的患者；②通过根治性或部分性肾切除术病理证实的肾肿瘤亚型和乏脂肪血管平滑肌脂肪瘤；③原发性实性病变的患者；④肾脏病灶小于 4cm。排除标准为：①有严重伪影或图像噪声损害分割的肾损害；②计算机体层成像研究中对比剂注射后延迟时间不正确；③造影前，CT 可见脂肪的肾损害；④接受不同 CT 检查；⑤肾损伤破裂出血、肾周条索样脂肪或积液。

所有患者的计算机体层成像均采用多排螺旋计算机体层摄影，在以下三个阶段采用相同的扫描方案：平扫期（pre-contrast phase，PCP）；皮质髓质期（corticomedullary phase，CMP；对比剂注射后延迟 30 秒）；肾实质期（nephrographic phase，NP；对比剂注射后延迟 90 秒）。以 3ml/s 的速率静脉注射 70~100ml 对比剂，所有图像均显示在一个轴向平面上，切片厚度为 1.0mm 或 3.0mm，分辨率为 512×512 像素，像素大小为 0.625mm×0.625mm。

该数据集包括 40 名患者的 41 例乏脂肪血管平滑肌脂肪瘤样本（其中 1 名患者经病理证实为右肾有 2 例乏脂肪血管平滑肌脂肪瘤）。患者中有 29 名女性，11 名男性，平均年龄为 48.56±12.90 岁。同时对照组纳入了与乏脂肪血管平滑肌脂肪瘤同期的肾透明细胞癌（ccRCC）、乳头状肾癌和嫌色性肾癌的病理数据库。由于透明细胞癌的发病率明显高于乏脂肪血管平滑肌脂肪瘤，因此透明细胞癌数量与乏脂肪血管平滑肌脂肪瘤以 2∶1 的比例随机选取，建立一个数字匹配的对照组。最后确定了 80 名透明细胞癌患者（82 个样本，其中两名患者在一个肾脏中有两个经病理证实的透明细胞癌），包括 34 名女性，46 名男性，平均年龄为 55.27±11.56；22 例乳头状肾癌患者，女性 7 例，男性 15 例，平均年龄为 49.27±12.99 岁；26 例嫌色性肾癌患者，女性 15 例，男性 11 例，平均年龄为 55.00±11.80 岁。共计纳入 128 例肾癌患者的 130 例样本。

2. 数据预处理　在对平扫期、皮质髓质期和肾实质期三期图像进行空间调整后，在每个选定的切片上描绘一个手动定义的多边形关注区，以覆盖整个肿瘤。为了避免副肾实质和肾周脂肪的部分容积效应，关注区被仔细地描绘并保持在距肿瘤边缘大约 3mm 的距离。在对平扫期、皮质髓质期和肾实质期三期图像进行空间调整后，在每个选定的切片上描绘一个手动定义的多边形感兴趣区域（region of interest，ROI），以覆盖整个肿瘤。为了避免副肾实质和肾周脂肪的部分容积效应，ROI 被仔细地描绘并保持在距肿瘤边缘大约 3 毫米的距离，对原始图像进行滤波，使用的滤波器包括小波滤波器、拉普拉斯高斯滤波器、平方根滤波器、对数和指数滤波器，获得滤波后的图像。对除形状以外的原始图像和滤波后的图像,从选定的区域中提取纹理特征,包括一阶特征、形状特征、灰度共生矩阵特征、灰度大小区矩阵特征、灰度游程矩阵特征、灰度差分矩阵特征和灰度相关矩阵特征。

3. 算法模型及结果 在本例中,对应于不同类别样本数量的差异存在一个平衡问题。透明细胞癌与乏脂肪血管平滑肌脂肪瘤的比率为82:41;这样的不平衡数据集可能对机器学习算法的学习阶段和随后的预测产生不利影响。因此使用合成少数过采样技术,通过最优特征的联合加权插值计算来产生新的样本以增加乏脂肪血管平滑肌脂肪瘤的样本体积。

考虑到并不是所有的特征都与鉴别乏脂肪血管平滑肌脂肪瘤和肾细胞癌各亚型(all-RCC)、透明细胞癌和非透明细胞癌(non-ccRCC)有关,使用Boruta特征选择方法进行特征初筛,得到候选特征。然后采用递归特征消除的支持向量机建立了针对乏脂肪血管平滑肌脂肪瘤和肾细胞癌各亚型、透明细胞癌和非透明细胞癌的分类器。同时为了进一步从候选特征集中选择具有较高识别能力的最优特征,使用该分类器基于五次交叉检验对特征重要性进行了预诊断评估。其具体过程为:①基于五次交叉检验在训练集上训练支持向量机;②基于支持向量机权重计算排序标准;③用最小的排序标准消除特征;④重复该过程;⑤将最佳最优特征的子集馈送到支持向量机分类器中,从而可以评估其区分乏脂肪血管平滑肌脂肪瘤与肾细胞癌各亚型、透明细胞癌和非透明细胞癌的性能。最后,选择具有最佳判别性能的最优特征子集。

本例通过Boruta特征选择方法得到的候选特征数量较多,在使用支持向量机进行特征筛选后有效地减少了特征数量,能够实现数据降维,提高支持向量机分类器的准确率。支持向量机分类器性能如下:识别乏脂肪血管平滑肌脂肪瘤和肾细胞癌各亚型、乏脂肪血管平滑肌脂肪瘤和透明细胞癌的性能优于识别乏脂肪血管平滑肌脂肪瘤和非透明细胞癌的性能。相比之下,机器学习的识别效果优于放射科医生的形态学解释的识别效果。

二、肺结节筛查应用举例

目前肺结节诊断面临的最大问题依然是影像科医师数量无法匹配日益增长的工作量。同时,薄层低剂量CT的应用使图像数量倍增,小结节显示率的提高及结节的定量测量等也使得读片的难度显著增加。读片医师过度疲劳意味着漏诊、误诊的风险也在增加。

值得欣慰的是,由于胸部放射影像的视野清晰、干扰因素少、病灶特征有规律可循,极有利于人工智能在该领域的推广。相比起人类医师精力、视力有限,人工智能筛查病灶速度快、精度高。有文献指出人工智能在肺结节的筛查上,对5mm以上的磨玻璃结节、钙化结节以及0~3mm结节,其敏感性要优于影像科医师。

基于机器学习的肺结节自动检测模型通常包括肺区域检测、候选目标选择、特征提取、假阳性减少和分类几个子模块,这些子模块往往具有单独的参数集来控制它们的性能。而一些基于神经网络的模型在一定程度上能够减少预处理模块,直接对整个CT图像进行处理,运算速度更快,但是需要大量的标注数据集进行训练。本小节以三维卷积神经网络在基于胸部CT的肺结节自动检测中的应用为例,具体描述人工智能如何对计算机体层成像结节进行检测。

1. 数据采集 数据主要来自公开的数据集——肺影像数据库联盟影像集合(LIDC-IDRI),包括肺癌筛查及诊断的胸部CT和有标记注释的病灶,共计1 018个病例样本。抽取了509个病例样本,选取标准如下:将至少两名放射科医生检测到的、分割部分重叠超过20%的≥3mm结节指定为真阳性样本,同样的选择标准也适用于阴性样本。

本例使用了两个训练集,筛查训练集和判别训练集。筛查训练集:阳性样本是以每个结节为中心的三维感兴趣区,而阴性样本是从计算机断层扫描术扫描中的随机位置(包括肺部内外)提取与阳性样本大小相同的感兴趣区。其中阴性样本的三维块不包含任何结节。为了解决阳性样本较少,而阴性样本较多的情况,通过反转和旋转来扩展阳性样本数量。最终训练集和测试集分别包含833

和104个结节。判别训练集:诊断训练集是在筛查后,将筛查后的假阳性样本与真阳性样本组成判别训练集,目的是增加网络模型对假阳性和真阳性样本的判别能力。

2. 算法模型及结果 算法包括筛查和判别两个模块。筛查模块的主要作用是减少初始搜索空间,确定最有可能的候选子集,以便进一步分析。筛选模块的卷积神经网络使用三维卷积核对从每个病例中提取的三维块(patch)进行分类。该模块使用的深度神经网络包括三个相连的卷积层和最大池化层,随后连接一个全连接层,最后一层为全连接softmax层。模型使用Nesterov动量法进行优化,使用丢弃策略(dropout)来增加模型泛化能力。此外,通过将最后两层的全连接层转换为全卷积层,模型就可以处理不同尺寸的三维块。此时的网络模型的输出是每个三维块的评分,评分为单个三维块是结节的概率。设计一个阈值,评分低于该阈值的区域判别为无结节。由于随机选择阴性三维块的方式过于粗糙,可能会导致大量的假阳性。所以在第一次分类后,选择假阳性的样本加入测试中,再次训练,就可以帮助网络模型更好地区分结节与肺内外观相似的区域。判别模块的主要作用是进一步减少筛选阶段产生的大量的假阳性区域,使每个病例中的假阳性区域数量可控,这样临床医生就可以获得对结节检测具有高灵敏度的输出。该网络模型的训练中使用判别训练集,网络模型架构与筛查模块网络模型架构相同。

本算法中,如果筛查模块漏掉了某个结节区域,那么意味着判别模块也同样会漏掉它,因此可以通过降低判别的阈值,来增加模型的敏感性。该算法的筛查模块对于每例22.4个真阳性可以达到80%的敏感度,对于每例563个真阳性,可以达到95%的敏感度。

(谢海永 王迎雪)

第二节 人工智能赋能术后精神评估的临床应用案例

因老年人身体功能日趋下降,术后往往出现各式各样的风险和障碍,常伴有中枢神经系统的并发症,其中常见的是术后谵妄和术后认知功能障碍。荟萃分析显示外科患者术后谵妄的平均发生率为30%~50%,重症监护室的患者谵妄发生率远远高于普通病房的患者,可高达70%~87%。术后认知功能障碍的平均发生率15%~35%,如未能有效缓解,会导致长期的认知功能损害。美国精神病学会的《精神障碍诊断与统计手册》第4版(DSM-Ⅳ)对术后谵妄和术后认知功能障碍进行了具体描述,并对术后认知功能障碍进行了分级。

术后谵妄是一种急性脑功能衰竭的状态,是记忆力、思维力、定向力、感知力、意识及行为等方面出现短暂精神紊乱的障碍,同时常产生幻觉、错觉、焦虑、情绪变化明显。术后谵妄可分为亢进型、抑郁型和混合型。亢进型表现为高度警觉、对周围环境极警惕和躁动不安、多语、失眠等大脑皮质兴奋症状;抑郁型表现为嗜睡、呆滞、身体无力、对外界反应迟钝或对医护人员及家属的提问不完全正确回答等;混合型为二者兼具,抑郁和兴奋症状交替出现,临床表现更为复杂。

术后认知功能障碍亦称认知功能衰退、认知功能缺损、认知残疾,是一种持续认知功能紊乱状态,指麻醉手术后患者出现思维力、定向力、记忆力和专注力的障碍,社会活动能力降低的一种持续性并发症。根据表现情况,术后认知功能障碍可分为:轻度、中度和重度记忆损害。随着病情加深,患者对指令反应、认知、记忆缺失等程度会加深。术后谵妄和术后认知功能障碍可导致死亡率增加、康复延迟、并发症增多、住院天数延长和医疗费用增加等,严重时甚至影响病人出院后的生活质量。

老年患者手术后应当对患者术后谵妄和术后认知功能障碍的可能性做预见性评估并进行干预,如对年龄超过60岁的患者设计出术后认知功能障碍术前术后高危因素的评估表。并指出在患者入院第一天及术后每天,对照评估表上的高危因素,由责任护士对年龄超过60岁的老年患者作一次评估,这类患者只要存在一条高危因素,便视为术后认知功能障碍高危患者。

随着老龄化社会的到来，老年患者逐年增加，术后认知功能障碍患者的数量也随之增加，人工评估需要消耗大量的人力成本。而截至2018年底，我国注册护士总数超过400万人，失能、半失能老年人高达4 400万，护士短缺仍然是临床面临的一大问题，这使得术后精神评估成为人力难以完成的任务。近年来随着功能影像学技术迅速发展，以及智能手机、可穿戴设备、平板电脑等互联设备的兴起，人工智能在医疗健康领域的推广，人工智能进行术后精神监测和评估成为可能。对该领域的研究，可以使临床问题变得更清晰，包括解决诊断分歧较大或评估方法复杂、耗时、昂贵的问题，具有极高的应用价值。

一、术后精神量化应用举例

传统的术后认知功能障碍和术后谵妄主要靠医生临床判断，由于二者症状复杂多样，缺乏特异性，彼此之间甚至于其他精神疾病的症状交叉普遍存在，难以精确判断。加上精神科领域中没有普遍适用的标准化治疗途径，而是非单一性的、个体化的治疗方法，治疗方案修正能力低，疗效关注度低，缺乏对于治疗效果的量化和反馈，难以证明治疗的价值。术后认知功能障碍和术后谵妄往往影响患者的认知，影响他们的表达和交流能力，当需要得到社会公共卫生服务系统的认可和帮助时，由于没有量化数据，会影响社会对这类患者救治的力度。因此，精神量化是十分必要的，有巨大的医学价值。

精神量化本身是一项巨大的挑战，因为精神状态涉及人体最复杂的器官——大脑，以及大脑与复杂的外部环境之间的相互作用。精神量化中主要的研究对象有行为、面部表情、语音语调、姿态、文本、生理信号等。日常语音模式能反映人们的日常社交情况，临床上人语音上的韵律反常状态与他的精神状态是非常相关的。生理变化不受人的主观控制，而是由身体客观表现出来的，因而采用生理信号所得的数据更能客观反映被监测者的状态，许多研究将抑郁症状和多种生理信号（脑电、脉搏、心电等）联系起来，尝试找到反应精神状态的客观量化指标。但基于生理信号的精神量化最为困难，在国内外尚处于探索阶段。

智能手机和可穿戴设备所配置的传感器越来越多，也让实时采集脉搏、皮肤电导、体温、环境光等生理数据成为可能。基于可穿戴设备的健康管理已经成为众多研究人员的关注焦点。一方面，在数据采集内容上不仅从单一的生理、行为数据采集过渡到了多模态的生理、行为数据采集，而且在数据采集方法上也从基于片段式生理、行为数据采集方法转变到了基于连续性生理、行为数据采集方法。另一方面，基于多模态的连续性生理、行为数据不仅能全面反映测试人员生命体征信息（脉搏、心电、脑电、运动状态、语音、震颤等）的连续性变化规律，而且可以支持传统主观性问诊和状态评估的辅助工具，为临床研究提供数据基础和量化依据。采用非侵入式传感设备亦可对上述生理及行为特征进行数据采集和量化分析。2015年，Sachin H Jain等提出了数字表型的概念，将智能设备与精神疾病研究关联起来。

表型是生物体可观察的特征和将实验观察转化为临床应用的一座桥梁。数字表型以计算机可读的格式编码数据，以特定的数据仓库存储，可以集成和进行转化研究。数字表型通过智能手机等设备，可以测量各种传感器、键盘交互、语音等多种行为数据。基于数字表型的精神量化目标是，通过一种客观的、被动的、统一的设备框架来连续的获取行为和认知信息，该设备可以在患者和医生之间传输可操作信息，从而提高诊断的精确度和大规模的实施基于测量的服务（图16-2-1）。目前，已经有很多组织机构和公司在评估数字表型在精神疾病研究中的可行性。例如，美国Caremore健康系统公司的Sachin H Jain等人使用一款叫PurpleRobot的传感器数据获取应用程序来采集被试的全球定位系统位置和手机使用情况，并建立数据特征与抑郁症状之间的关联，发现区分抑郁症状和非抑郁症状的准确度达到86.5%。

机器学习算法在临床心理学和精神病学中得到了越来越多的重视，面向转化的机器学习旨在得到具有临床意义的精确模型并付诸实践，这些方法同样适用于术后精神评估。机器学习算法在转化临床心理学和精神病学中最适用的领域可以分为四大类：诊断、预后、疗效预测、检测/监测潜在的生物标记。常见的机器学习手段包括分类（如哪类疗法对患者有效）、回归（多大的剂量对患者有效）、

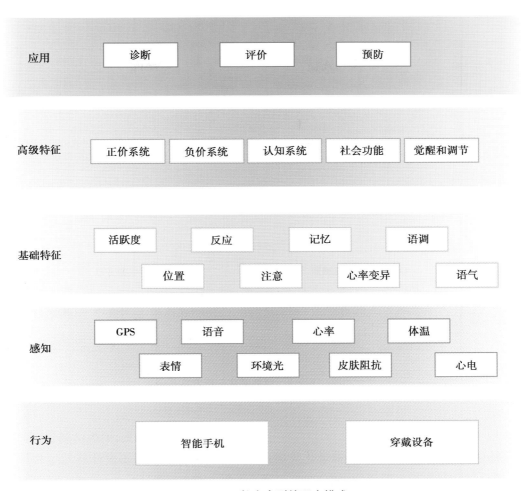

图 16-2-1　数字表型的研究模式

聚类（识别出亚类的患者）等。模型的精确性可以通过一系列直观的经典统计测量方法来评估，包括敏感性、特异性、精确度等。为了实现准确预测，任何量化的数据都可以用于分析，对数据的形式，如共线性、正态性、方差齐性和模型的复杂度没有过多的限制。这种宽容的原因之一就是模型的性能可以提前确定。很多机器学习技术也经过了特殊设计，适合于高维数据集的多变量分析。充分利用领域知识和模态数据，将多模态特征结合人工智能、机器学习方法来提高预测准确度和诊断水平，成为了重要的研究方向。

目前临床上主要依靠简易精神状态检查、韦氏智力量表、明尼苏达多相人格问卷等神经心理学测试对术后认知功能障碍进行诊断，但存在结果影响因素多、对轻度术后认知功能障碍患者不敏感、主观性较强等缺点。有研究表明，S100β 蛋白等客观性指标在术后认知功能障碍患者中可明显升高，术

后认知功能障碍患者中量化脑电图多表现为 α 频带能量、α 变异显著下降，这些指标可以为早期发现和诊断术后认知功能障碍提供帮助。

由于个体差异性和术后谵妄以及术后认知功能障碍发病原因具有多样性，其症状与抑郁症、痴呆等精神疾病的症状有重叠，有必要结合多种类型的数据和算法来更好理解、预测术后精神状态。精神量化本身属于一个新兴领域——计算精神病学（computational psychiatry）的研究范畴。计算模型为从多个层次上观察并定量地分析复杂系统的属性提供了适合的工具。通过在转化神经科学的框架内引入计算机精神病学模型，有望开发出与模型系统和精神疾病的回路异常更特异性的结果。因此，有必要在计算精神病学的框架内寻找合适的精神量化分析方案。

本章节规划了一套完整的精神量化分析方案（图 16-2-2），方案分为两个层次，底层为精神量化采

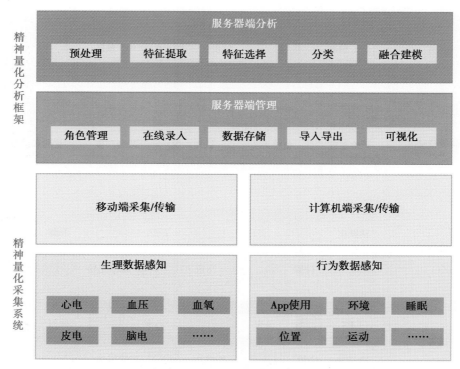

图 16-2-2　精神量化分析方案举例

集系统，上层为精神量化的分析框架。

1. 精神量化采集系统设计　精神量化采集系统负责生理数据和行为数据的感知，部分数据可通过移动设备获取，而另一部分则通过可穿戴的监测设备，如手环来获取，包括心电、血压、血氧、皮电、脑电等多种生理信号，以及应用程序使用、环境、睡眠、位置、运动等行为数据。这些数据可以通过移动端或计算机端汇聚并上传到服务器，以进行精神量化分析。根据不同数据的采集需求，应设计不同的采集策略。在传输上，应注意科研和生活场景对数据采集的不同需求：科研场景主要是静息或任务

态的断面数据采集，而生活场景则以持续的长程数据采集为主。需要设计移动端和计算机端两种采集/传输方案。

（1）生理数据采集方案：硬件部分的整体设计如图 16-2-3 所示。传感器端面由传感器芯片、微处理器、存储模块、蓝牙模块、电源管理、锂电池等组成。同时，计算机端需要使用配对的蓝牙模块对数据进行接收。随后计算机将接收到的数据和计算结果等上传到云服务器。硬件部分的设计应充分考虑到便携性，本例硬件部分除体重外，其余传感器均可集成到可穿戴的设备中。

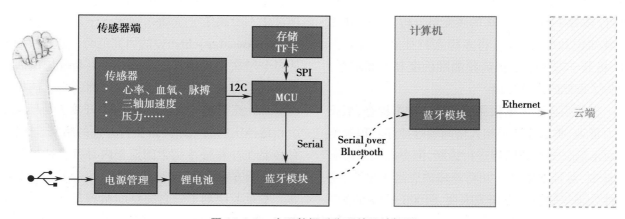

图 16-2-3　生理数据采集硬件设计框图

1）传感器方案：心率、血氧、脉搏采用光电式的血氧/脉搏传感器测量。

2）微处理器方案：负责传感器数据采集、基础分析、存储、传输和功耗控制。

3）传输方案：蓝牙模块负责将采集到的数据传输给计算机进行分析处理。

4）供电方案：电源采用可充电锂电池，通过电源管理芯片对其进行充电管理。

数据采集后，计算机端将根据需求将传感器数据及其他信息上传到云端，方便后续的数据分析和应用研究。该方案能够满足采集各类生理与行为数据的基本要求，并可以进行灵活扩展。

（2）行为数据采集方案：行为数据采集方案的框架如图 16-2-4 所示。

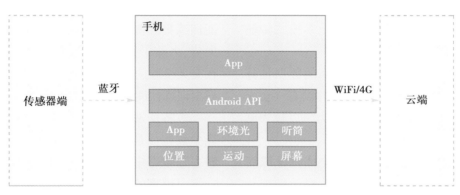

图 16-2-4　行为数据采集框架

由于目前智能手机操作系统的应用程序接口已经非常完善，提取用户手机行为也较为简单，只需要对操作系统的应用程序接口参数进行组合分析即可实现大部分功能。因此，行为采集的核心是一台运行安卓操作系统的智能手机。此外，这台智能手机还可以连接上一节开发的传感器端或智能手环，获取睡眠变化、运动状况等信息。

智能手机采集行为数据所利用的基础传感器信息包括：

1）位置：使用包括全球定位系统定位、基站定位等算法得到。这些数据可以辅助分析使用者所处的地点类型，一定程度上也能够获得其运动方式，可以用于刻画其活动强度、疲劳程度、压力、社交活动等上层指标。

2）运动：主要来自手机内置的加速度或姿态传感器数据。由于使用者不总是将手机带在身上，采集方案中还可以设计从手环获取更为精确的运动和睡眠信息等上层指标。

3）屏幕：从使用者手机屏幕的点亮和熄灭中得到手机的使用情况。这些数据可以分析使用者的手机使用情况、睡眠/清醒时间，可用于刻画使用者的注意力、睡眠情况、抑郁情绪等上层指标。

4）应用程序使用：从使用者的应用程序使用情况统计得到。这些数据可以帮助刻画使用者的注意力、睡眠、压力、设计等上层指标。

5）环境光：从使用者手机屏幕的距离传感器等得到。环境光数据可以用来分析用户的睡眠时间。由于卧床使用手机是现代人常见的行为，单纯依靠运动传感器来判断睡眠是不准确的，环境光是一个很好的补充。睡眠状况信息可以用于刻画使用者的注意力、睡眠情况、抑郁情绪等上层指标。

6）声音：从使用者手机的听筒得到。从听筒获取的声音数据除了可以辅助判断睡眠状况以外，还可以进行语音分析（如音量、语速、声调），以及判断环境状况（嘈杂还是安静等）。这些信息进而用于刻画使用者的注意力、睡眠情况、抑郁情绪、社交情况等。

7）除此之外，使用者或家属还可以通过应用程序主动上报使用者的行为数据，如躯体不适、服药情况、药物副作用、量表等。

手机和手环的数据采集后，统一上传到服务器端的管理平台，供精神量化评估使用。这些数据还可以在去除使用者身份信息后通过手机网络上传到云端供量化研究使用。

数据采集后，考虑到生理和行为数据采集与分析的实际情况，针对临床科研和居家等不同应用场景可以开发移动端软件和计算机端软件，用于拉取数据、可视化、数据存储、上传等功能。

2. 精神量化分析框架设计　精神量化分析框

架由服务器端管理和分析两个层次组成。在服务器端,开发数据管理平台来综合管理行为和生理数据。服务器管理层次上,不仅包括生理与行为数据的存储、导入导出、可视化等功能,还可以加入包括角色管理、在线录入等与科研流程和数据保护相关的功能。服务器端的分析层次,包括数据预处理、特征提取、特征选择、分类、融合建模等。

图 16-2-5 是精神量化分析方案的框架示意图,主要包括多模态数据采集与标定、多模态特征提取、多模态特征分类与建模。

(1)多模态数据采集与标定:可靠的数据是分析的基础。针对精神量化这一课题,并没有一套成熟公认的多模态数据采集方案,应当力争以较为可靠的性能采集到更多维度的客观特征。

(2)多模态特征提取:没有几种个体特征或症状是足以明确的鉴别相应的疾病的。对于精神量化研究来说,也有必要计算多模态、多维度的特征数据,来增加识别的准确性和特异性。行为特征、症状、病历等往往是单个的特征点或特征时间序列,直接用于特征分类和融合即可。而脑电、心电等生理数据则更加复杂,随时间变化呈现出非稳态、非线性的特性。对于这类数据,需要使用一系列的特征提取算法更好的挖掘隐含的丰富信息。

(3)多模态特征融合建模:多模态特征融合建模涉及数据预处理、特征选择、分类模型构建、特征融合、交叉检验等。

1)预处理:预处理方法的选择依赖于数据的性质、模型和要解决的问题。为保证模型的有效性,要求在分类或回归之前的所有预处理步骤中保证训练集和测试集完全分离,包括归一化、填补缺失值、去除干扰变量、特征选择等。这些步骤应嵌在交叉检验的流水线操作中,以保证预处理的参数根据训练性能来优化并随后应用于测试集。

2)特征选择:对于精神状态量化来说,可能只有少数特征是特异性的。有效的特征选择算法能够去除数据中的冗余部分,降低数据维数,减少建立学习模型的训练时间,提高分类正确率,找到最能够反映精神状态的特征或特征组合。

3)分类模型构建:对于目前的精神量化研究来说,样本量较小依然是一个严重的问题。因此在这一领域,传统的机器学习方法依然是主流,包括支持向量机、线性判别分析、逻辑回归等。而深度

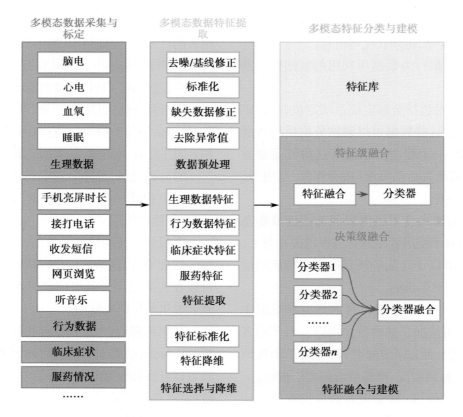

图 16-2-5 精神量化分析方案

学习方法能够直接从原始数据中学习到最优的表示,受到越来越多的研究人员关注。常见的深度学习方法包括人工神经网络、深度信念网、卷积神经网络等。分类模型有二分类和多分类两种。往往多分类问题对于实际临床应用更有意义。由于很多传统的分类器都是针对二分类的,使用可以直接用于多分类的深度学习分类器区分不同的脑疾病或疾病亚型、诊断脑疾病发展已经成为一种趋势。

4)特征融合:多模态机器学习具备相比传统的单模态机器学习有多个优势,多模态融合分析能够获得相对全面的特征,提高系统的鲁棒性,并且在模态缺失的异常情况下仍然能有效工作。

5)交叉检验和外推性:利用一组数据产生的统计模型在新的一组数据或个体上的表现是否依然准确,即外推性对于模型的应用非常重要。将由一组样本构建的统计模型应用于另一组样本是转化科学的金标准。通过交叉检验可以模拟这一过程,优化外推概率的能力。

3. 数据可视化　数据可视化不是方案的核心部分,但对于数据预处理、调整模型参数、查看模型输出结果也是必不可缺的,清晰和准确的可视化界面能够帮助研究人员、医护人员迅速了解情况、提高工作效率。

二、基于脑电的抑郁／健康、抑郁程度的辅助诊断应用举例

近年来,功能影像学技术迅速发展,为精神疾病的研究提供了新思路。应用在精神疾病研究中的功能影像技术主要包括脑电图、功能磁共振成像等。

脑电是大脑皮层神经元电活动在头皮上的反映,与中枢神经系统的功能状态具有直接的联系,为分析脑的核心功能提供了途径。脑电的优点是成本低、普及率高、时间分辨率好。相关研究表明抑郁患者的脑电信号特征与健康人的脑电信号特征存在差异。人工智能量化脑电信号与抑郁的关联关系成为术后抑郁诊疗领域亟待解决的关键问题,能够为术后抑郁早期研判与临床治疗提供有力辅助支持。一些学者已经在该领域取得了一定的进展,如兰州大学的胡斌教授团队使用3电极脑电帽采集静息态脑电信号,提取包括峰值、功率谱熵在内的特征值构建了健康／抑郁分类模型,最高达到 76.83% 的准确率;Ahmadlou 教授团队使用7电极脑电数据提取脑电信号的分形维数特征构建神经网络模型,最高达到 91.33% 的预测分类准确率。

利用人工智能进行基于脑电信号的精神疾病辅助诊断,通常包括数据采集、数据预处理、算法模型设计几个步骤。本章以基于脑电的健康／抑郁、抑郁严重程度的辅助诊断模型为例,具体描述通过提取脑电信号特征的多种特征,依托基于机器学习技术多特征融合策略,挖掘与量化脑电信号与抑郁症状的关联关系,最终构建基于脑电信号的精神辅助诊断模型的过程。

1. 数据采集　实验使用 64 通道脑电帽采集静息态脑电信号,在北京安定医院脑电采集室进行。被试佩戴脑电帽在安静的室内环境中静坐。首先在被试睁眼状态下采集其脑电数据,采集时长 3 分钟。然后要求被试闭眼并采集其脑电数据,时长 3 分钟。共获取脑电数据 112 例,其中 27 例健康被试脑电数据,85 例抑郁患者数据(部分抑郁患者在治疗前后分别采集了脑电数据)。

2. 数据预处理　由于采集的脑电数据格式特殊、采样率大、数据点多且包含噪声与伪迹,无法直接用于计算及建模,因此首先需要对数据进行预处理,包含数据结构化与清洗、去除坏道、剔除电眼伪迹、数据切割与面向机器学习的标准化表达(图 16-2-6)。

3. 算法模型及结果:基于脑电的抑郁／健康、抑郁程度的辅助诊断机器学习模型　提取脑电信号的功率谱密度、相干性及非线性特征,使用特征作为该信号的代表,通过机器学习算法训练模型,使模型"学会"通过特征来判别该脑电信号所处的精神状态,具体算法模型如图 16-2-7 所示。根据单因素方差分析选取的特征,分别构建功率谱密度特征集、相干性特征集、非线性特征集。将特征集作为输入,分别使用 k 最近邻域法、支持向量机、决策树、贝叶斯网络等机器学习算法训练分类模型。本例中使用功率谱密度及相干性训练健康／抑郁二分类模型,使用非线性特征训练健康／抑郁二分类模型和抑郁程度多分类模型。

基于以上提取到的统计学及信息学特征,本研

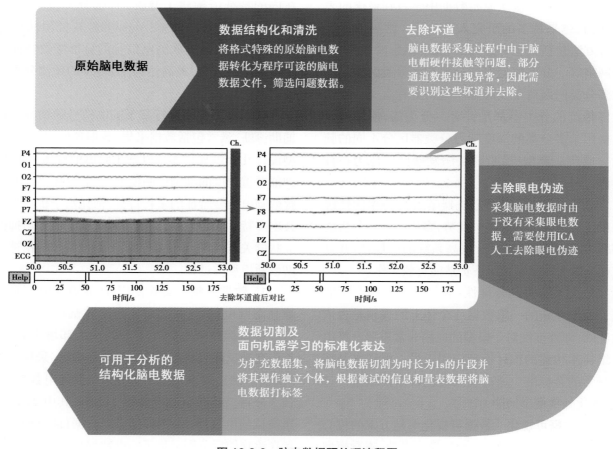

图 16-2-6　脑电数据预处理流程图

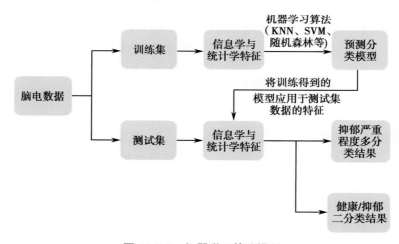

图 16-2-7　机器学习算法模型

究构建了多个机器学习模型对脑电数据进行学习和分类。图 16-2-8 是选取了部分二分类效果较好的模型进行预测的效果对比。非线性特征在分类模型中表现更佳,其中使用支持向量机的预测准确率最好,为 92.5%。功率谱密度与相干性虽然在方差分析中都具有统计学显著性,但是在分类模型中表现较为一般,最高预测准确率分别为 72.6% 和

73.9%,低于非线性特征模型。

基于提取的具有组间差异显著性的脑电信号特征,构建了对抑郁严重程度进行分类预测的多分类预测模型。图 16-2-9 为多分类预测模型中效果较好的模型准确率对比。结果显示在 5 个抑郁严重程度分类中,轻度抑郁的预测准确率最低,健康和中度抑郁的预测准确率相对较高。在几个分类模型

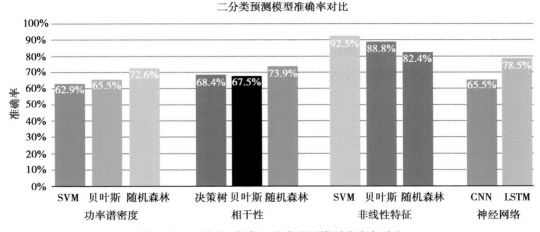

图 16-2-8　健康 / 抑郁二分类预测模型准确率对比

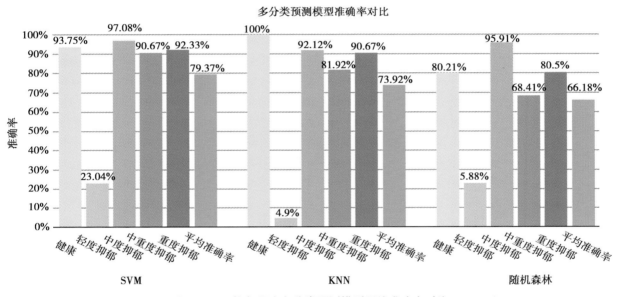

图 16-2-9　抑郁程度多分类预测模型平均准确率对比

中,支持向量机模型的预测分类平均准确率最高,为79.37%。

进一步,构建基于脑电的抑郁 / 健康、抑郁程度的辅助诊断深度学习模型。深度学习模型是神经网络模型的一类。使用神经网络模型的优势是不需要人工提取复杂的特征,可以将脑电数据直接输入,由神经网络自动提取特征。本例直接使用脑电数据作为输入,被试是否抑郁的标签作为输出,训练神经网络模型提取其内在的隐含特征,根据特征进行健康 / 抑郁二分类,分别构建卷积神经网络分类模型及长短期记忆神经网络分类模型,算法模型如图 16-2-10 所示。

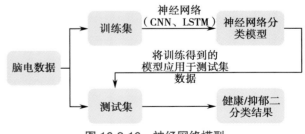

图 16-2-10　神经网络模型

实验结果表明,使用脑电数据作为输入的神经网络模型预测分类准确率最高的为长短期记忆神经网络模型,预测准确率为 78.5%,卷积神经网络预测准确率较低为 65.5%。如图 16-2-8 所示,神经网络模型总体表现较为一般,预测准确率低于非线性特征模型。

　　本例中神经网络的预测准确率低于机器学习模型预测准确率,这主要是由于神经网络模型对训练数据量要求较高,现有数据再切分为训练集与测试集后数据集相对较小,通常使用更大的数据集训练神经网络模型会得到更高的预测分类准确率。

(谢海永　陈勤琴)

外科医疗器械技术是医疗水平的重要标志，是高精尖医疗器械技术的集合。现代外科已然融合了医疗领域多个学科，包括影像学、内科学等，体现在手术过程中多种类型医疗器械，如 CT、MRI 等的融合应用。随着材料工程、生物学和机械工程等多学科交叉融合发展，以及新技术在医疗领域的应用，外科医疗器械从最初的手术刀、缝线等简单产品，逐渐发展成为愈加精细、自动和多样的医疗设备与医用耗材，如术前手术路径规划系统、术中用超声刀和内镜用手术器械等。外科医疗器械的更新换代与工业革命带来的技术革新密切相关。当前工业革命即将进入 5.0 时代，互联网、人工智能、大数据、5G 等新技术迅猛发展，且向医疗领域快速渗透，标志着医疗器械尤其是在外科领域应用的医疗器械正在向着智能化、智慧化方向发展。

人工智能是医疗走向智慧化的必要技术手段，而人工智能技术在外科医疗器械中的应用是实现医疗智慧化的必经之路。根据《2020 人工智能医疗产业发展蓝皮书》，全球人工智能市场规模高速增长，预计到 2025 年人工智能应用市场总值将达到 1 270 亿美元，其中医疗行业将占市场规模的五分之一。据美国环球通视（Global Market Insight）公司预测，医疗人工智能市场将在未来 5 年内以超过 40% 的年复合增长率快速增长。前瞻产业研究院发布的《2020 年中国人工智能行业市场现状与竞争格局分析》指出，2019 年中国人工智能芯片市场规模达到 56 亿元。从数据可以窥见，人工智能技术正在引领医疗创新发展，体现在医疗器械尤其外科医疗器械的智能化与智慧化。

本章从外科医疗器械发展概况、人工智能外科医疗器械技术进展、人工智能外科医疗器械的临床应用和国产人工智能外科医疗器械的应用推广及展望四个方面对人工智能外科医疗器械的发展进行介绍。

第一节　外科医疗器械发展概况

适宜的外科医疗器械是提高手术成功率、减少患者术后感染等并发症、加快患者术后康复的重要支撑。基于外科医生临床诊治需求，在新技术的推动下，外科医疗器械不断向着微创、智能、多功能融合等方向创新发展，进一步解放医护力量，提高诊疗效率。

一、外科医疗器械发展历程概述

早期的手术器械主要以无源外科医疗器械，如手术刀、缝线等为主。20 世纪，随着电子技术、机械工程等学科的发展，自动化、电子化的医疗器械逐步应用于外科手术中。1920 年，脑部手术中首次引入了电凝刀技术;1972年,第一台颅脑检查CT诞生;20世纪80年代,第一台医用磁共振设备投入使用;1997年,高聚能超声刀技术在手术中首次使用。随着这些医疗设备的普及应用,外科医学的诊治手段产生了质的飞跃。

新技术的引入加速推进了外科医疗器械的变革和创新。21世纪,手术机器人快速发展并开始普及应用。2000年7月,第一台达芬奇手术机器人获批上市;2008年,3D腹腔镜首次上市。当前,人工智能与外科医疗器械的融合,促使新型外科医疗器械向数字化、智能化发展,为打造出更舒适、更快捷、更优秀的医疗服务模式铺平道路。

二、现代外科医疗器械简介

现代外科手术涉及的医疗器械种类繁多,常用的外科医疗器械包括无源手术器械、电外科医疗设备、成像相关医疗设备、呼吸麻醉设备、检验设备、急救设备及医用耗材等,其从术前、术中、术后及外科医师教育等各方面为现代外科提供了有力支撑。下面对现代外科常用医疗器械做简要介绍。

(一)无源手术器械

现代外科手术中的无源手术器械不仅指手术刀、钳、镊等传统手术器械,还包含了腔镜用手术器械(如内镜用吻合器械)等外科手术中常备的各类器材。传统手术器械,如手术刀、手术镊、手术钳等,结构简单且功能单一。随着现代技术的发展,涌现了各种各样定制的、更符合人因工程的手术器械。例如,在耳鼻喉科手术中,为了适应不同患者的人体尺寸,并配合医生个人的使用习惯,医生常常会使用一些定制的手术钳、镊,以方便手术操作。另一方面,新型手术器械的出现一定程度上改变了手术术式,如乳腺旋切系统带来了微创乳腺肿瘤切除手术,使得乳腺肿瘤切除手术逐渐向无痕化转变,减轻了患者的手术心理负担。

由于微创手术的出现,传统手术器械不再适用于狭小的手术环境,内镜用手术器械应运而生。内镜用手术器械需要借助腔镜通道或人体自然生理通路进出人体,因此较为纤长。在受限于力矩、使用手术刀进行组织离断较为困难时,可采用内镜用手术剪或电外科手术设备进行组织离断。医生使用内镜用手术器械能够准确快速地在狭小空间内完成手术。内镜手术创口环境较为洁净,感染概率对比开放手术而言更低,较小的手术创伤也大大降低了失血量,减轻了患者的心理负担并加快其术后康复。

(二)电外科手术设备

电外科手术设备出现于20世纪初期,包括电刀、超声刀、等离子刀等。电外科手术设备使用电离、超声等手段解离组织,不再依赖机械剪切力,在剪切的同时对组织进行封闭,使得组织分离与止血一气呵成,极大地提高了手术效率。同时,因其功能不受力矩影响,可以通过加长手柄的方式作为内镜用手术器械。

(三)成像相关设备

影像学设备使用介质,如电磁波、磁场、超声波等与人体进行相互作用,并将人体器官组织反馈的信息转化为数字或图像信号,供医生诊断或辅助手术。典型的影像学设备包括数字X射线摄影设备(DR)、计算机体层成像(CT)设备、正电子发射计算机体层显像仪(PET/CT)、磁共振成像(MRI)设备及超声成像设备等。

以1895年德国物理学家伦琴发现X射线为开端,X射线逐渐被广泛应用于医学检查。DR主要适用于躯干冠状面成像,而CT利用多个方向射线图像还原水平面断层图像,获得的人体解剖信息更多,已成为心胸外科、消化科、肝胆胰外科、骨科等专科诊断不可或缺的检测手段。CT对软组织的成像分辨率相对较低,为弥补此缺点,可将CT图像与其他成像技术得到的图像叠加以获得分辨率更高的软组织图像。正电子发射断层成像(PET)是根据细胞代谢状态进行成像的设备,可更有效地检查到癌症细胞等的代谢活动。将PET与CT结合得到的PET/CT图像对于癌症组织有更高的分辨力。MRI则是利用原子核磁共振信号的强弱呈现不同亮度来区分不同组织从而获得图像的一类成像设备。其对含水量更高的软组织成像更清晰,目前已成为一种普遍使用的影像学诊断方式,常用于神经外科、骨科等专科的诊断中。

对比放射成像设备,超声成像设备因其成像快、成本低,在医学领域的应用更为广泛。超声波具有较强的穿透力,可在穿过有声速差异的介质界面过程中产生折射和反射,使接收探头接收到不同强度的声波信号,再结合反射时间即可得到深度图像。超声设备在浅表微创手术中具有极高的实用性,如乳房旋切术可用超声引导的方式定位肿瘤并进行微创切除。但超声难以穿透致密度较高的骨骼组织,因而对较深的组织和器官成像效果较差,一般不用于肝脏、胸外等外科手术中,这些手术一般使用腔镜来代替超声进行手术引导。

电子内镜是一种常用于腔内微创手术和经自然生理腔道检查的成像设备。此类设备的主要成像原理与应用电子成像的手术显微镜、生物显微镜相同,均为光学成像。电子内镜由于成像更为方便,医生不需要直接窥视内镜镜头即可获得图像,从而能够解放双手进行复杂的手术操作。电子内镜使得原本创伤较大的手术得以通过较小的腔道实施,提高了手术效率。

(四)呼吸麻醉用设备

较常使用的麻醉医疗设备是麻醉机,主要通过控制患者吸入的麻醉气体量调控患者的麻醉深度。微泵也是手术麻醉中较常使用的设备,主要通过控制药物输入量来调控患者的麻醉深度。麻醉过程中一般使用多参数监护仪监测患者的心率、呼吸频率、血氧浓度、血液二氧化碳浓度、血压等参数,以保证麻醉安全。麻醉医生需要通过操作多台设备监控患者的生理参数,预测可能出现的状况并及时调整麻醉方案。

呼吸机是指借助机械力量,将空气、氧气或空气—氧气混合气压入肺内,产生或辅助患者的呼吸动作,使肺间歇性膨胀,达到增强和改善呼吸功能、减轻或纠正氧气缺乏与 CO_2 潴留目的的一种

人工装置,通常用于不能自主呼吸或呼吸困难的患者。呼吸机的正常运转对患者的抢救成功至关重要。

(五)检验设备

外科诊断通常需要检验人体的各类理化指标作为参考。在外科手术中,为了监测患者的状态,有时会提取活体标本进行术中指标监测。例如,为了保证患者血液凝固能力处于手术可接受范围内,需要检测术中凝血时间,通过检测重力作用下血液流通的速度,判定纤维蛋白的形成,检测凝血酶原活性。

(六)急救设备

急救设备是专用于医疗紧急救援的设备,一般会根据实际抢救条件进行配置。心肌梗死、脑梗死、因外伤造成的大量出血以及各种原因造成的缺氧休克等是最为常见的急救情景。急救设备一般包括除颤仪、急救用呼吸机、心肺复苏器等,可用于快速恢复呼吸供氧、心肺功能。

(七)医用耗材

医用耗材是医疗服务中不可或缺的部分,医用耗材市场规模占了医疗器械行业市场的1/3左右。最典型的手术医用耗材有医用缝线、止血材料等。早期手术所用的医用缝线材质多为丝线,且术后一般需要拆线,容易引发感染。随着材料工程等学科的发展,医用缝线的种类逐渐增多,材质也不断改进,现已出现可吸收缝线、倒刺线、抗感染缝线等,根据不同手术需求实现无须拆线、无须打结、术后感染低等功能。止血材料则是广泛用于手术创面止血的现代外科手术材料,包括纱布、海绵和固态粉末等,在创口上覆盖或直接涂抹在创面即可止血。

(潘 瑾 孙 静)

第二节 人工智能外科医疗器械技术进展

人工智能与外科医疗器械的结合使得外科医疗器械更加智能化、便捷化,并能通过大数据收集与分析、深度学习、图像重建/分割/配准模型与算法等提升器械自身的辅助诊疗水平。人工智能外科医疗器械在辅助诊断、辅助治疗、辅助外科技术和教育评估三个领域的应用发展迅速,本节将围绕

这三个方面分别介绍相关的人工智能外科医疗器械技术进展。

一、辅助诊断相关人工智能外科医疗器械技术

影像学诊断或光学成像辅助诊断对于疾病确

诊、病情评估、手术规划等都具有重要作用。由于检查图像的数据量大、数据标准统一,适合使用人工智能技术进行分析处理。因此诊断辅助已成为人工智能医疗器械最主要的发展方向之一。基于人工智能图像识别的诊断技术已经融入现代医学体系,能够为临床医生的诊断提供辅助,提高工作效率。

(一) 基于人工智能影像识别的辅助诊断技术

基于 MRI 或 CT 成像技术的人工智能影像学辅助诊断系统是现今发展较为成熟的领域。结合图像识别技术和图像分割技术,人工智能影像辅助诊断系统能够指出可能的病灶部位,进行初步诊断,帮助医生提高筛查效率。例如,我国神经疾病人工智能研究中心研发的 BioMind 是一种基于 MRI 图像的神经系统疾病人工智能辅助诊断系统。其主要功能是通过 MRI 图像进行三维图像重建,随后进行初步图像分析,识别可能的神经系统肿瘤。该系统在测试中可以达到 90% 的准确率,但在实际应用中其诊断效率还受其他诊断结果和患者状况的影响。

光学成像诊断辅助系统主要应用光学图像及电子成像系统进行诊断,其基本原理与影像学辅助诊断系统大致相似。由于光学成像图片精度更高,图像更清晰,信息也更为复杂,需要进行有效识别的难度也相对较低。光学成像诊断应用最广的领域是病理诊断。辅助系统通过图像识别和机器学习识别出光学成像图片中的病理组织,并加以判断,从而帮助医生快速获得病理切片中的有效信息。2017 年,谷歌开发的人工智能辅助诊断系统通过病理切片进行乳腺癌辅助诊断,错误率低至 5.5%,与专家级医师水平相近。我国也已研制出眼底智能筛查系统,可通过分析眼底动静脉血管、出血点、硬性和软性渗出、微血管瘤、黄斑等,开展 20 多种眼科常见病的初步筛查和辅助诊断。

(二) 面向疾病智能诊断的医疗专家系统

目前全球有许多著名的医疗专家系统,包括内科病医疗诊断系统 CADUCEUS、青光眼医疗诊断系统 CASNET、精神病诊断系统 PARRY 等。其中,CADUCEUS 系统由匹兹堡大学于 20 世纪 70 年代建立并逐步完善,通过输入标准临床病理报告的内容进行诊断,旨在实现远程医疗,即通过对患者情况的问讯给予检查建议。该系统虽然在教学领域的应用非常出色,但其在诊断方面仍有待改进,对患有多种疾病的患者诊断准确率较低。此类系统虽然能给出较为确切的诊断理由,但由于准确率低、效率低、用途少、自然语言识别能力差等因素,无法在临床得到真正应用。人工智能可以通过改善自然语言识别能力和使用机器学习来进行决策部署,进而优化系统。然而,由于人工智能需要大量高质量的标准化数据来进行训练,并要结合多种不同检测手段的结果进行评估,医疗专家系统与人工智能的结合应用依然任重道远。

二、辅助治疗相关人工智能外科医疗器械技术

(一) 外科手术导航系统

外科手术导航系统通常与影像学诊断互相配合使用,通过分析图像,为医生规划手术路径。应用了人工智能的手术导航系统需要通过图像识别和图像分割技术,正确标记图像中的各类器官和组织,从二维图像重建三维组织器官的尺寸和位置,并分析得到推荐手术路径,再由医生在图像上进行路径修正以完成术前手术路径规划。在微创手术过程中,基于 3D 影像重建的术中导航技术可以让外科医师在术中实时掌握手术器械相对患者解剖结构的三维位置,避开重要的组织器官,为手术推进提供增强现实"地图"导航。Holo Surgical 公司生产的一种基于人工智能的外科手术导航系统,配合 O-arm 成像设备的定位成像,应用算法实现对图像中不同器官的识别。医生在微创手术过程中透过观察窗指示的人体结构进行手术操作,并根据计算机提供的手术推荐路径进行手术操作。应用人工智能的放射治疗导航系统与手术导航系统的不同之处在于它不需要进行手术路径规划,仅需要进行对放射治疗部位的精准定位和病灶图像的分析,用于判断放射治疗后病情是否有所改善。

(二) 智能外科机器人技术进展

手术机器人的诞生标志着外科治疗进入新的时代,使得外科医生能够利用精密的机械臂在狭小空间进行精细手术。而人工智能与手术机器人的结合是人工智能在手术治疗方面的典型应用,将推动外科治疗走向智能化时代。例如,在手术机器人

上集成识别模块,利用机器学习辅助的计算机视觉来确认未知的或特定的身体部分(如头部移植毛囊)。当前,手术机器人已经具有了优秀的硬件基础和先进的人工智能算法,但具有自主识别能力、判断能力及操作能力的智能手术机器人目前仍不成熟。

三、辅助外科技术评估与教育培训

(一)基于手术路径智能识别的手术评估系统

医生手术技巧的量化评估一直以来都是一个难题。随着信息化技术的引入,手术视频成为评估医生手术技术的重要依据,但这种评价方法通常缺乏一定的标准性和统一性。斯坦福大学附属医院与谷歌合作开发的手术评估系统能够为外科医生在开展微创内镜手术时提供技术执行分析与熟练度评估,进而为医生的操作提供建议。该系统通过图像识别分析录像中各类腔镜器械的位置频次和手术医生的焦点,经过统计学分析获得器械位置的集中度,集中度越高表明医生的使用熟练度越高。

(二)面向外科医生教育的智能培训系统

许多医疗器械公司正在开发用于健康领域的3D技术、增强现实(AR)技术和虚拟现实(VR)技术,这些技术可以实现新型医疗训练模式,将加速医务工作者的手术训练和教育过程。例如,3D技术能够使人体解剖结构更直观,从而提高手术医生对患者疾病的理解和认识。现已有超过2 500个学习机构正在使用云端人体3D模型(包含5 000多个解剖部位)平台开展外科医生的教育和训练。

(三)面向患者康复的智能训练系统

面向患者康复的智能训练系统利用人工智能技术重建病灶器官的三维图像,结合增强现实或虚拟现实技术,患者能够更直观地看到疾病对自身的影响及其康复程度,更好地接受康复训练。而应用人工智能的康复机器人则为更加智能化和个性化的康复训练方案的形成提供了硬件平台,在未来,基于深度学习的个性化康复方案设计系统与康复机器人将为患者提供更好的康复体验。

(潘 瑾 吕颖莹)

第三节 人工智能外科医疗器械的临床应用

在复杂的医疗领域中,人工智能通过快速分析大量数据为临床医生提供更快捷精细的诊断和治疗建议,推动医疗技术变革。人工智能医疗器械已经应用于多个医疗分支领域,提供智能辅助诊断和治疗服务。例如,通过分析眼底图像自动检测视网膜病变;分析组织图像来计算和识别某些细胞类型;分析CT和MRI等放射学图像以智能诊断心肌梗死、阿尔茨海默病、癌症等疾病;分析语音和运动模式来检测抑郁症;根据诊断结果和基因数据来智能判别药物应用剂量;通过心电图和脑电图信号诊断心脏病和神经退行性疾病等。目前人工智能医疗器械比较有潜力的发展方向有人工智能辅助机器人手术、虚拟护理助理、辅助临床判断或诊断(影像识别)。其中,智能诊断和智能手术治疗是人工智能在外科医疗技术中的主要应用领域。

一、基于影像识别的智能诊断

影像识别是当今临床医疗诊断中不可或缺的重要环节,多模态的影像数据能够从多个方面反映人体的状态信息,从而发挥对疾病的预测、分级、诊断和疗效评估等作用。近年来,快速发展的人工智能技术在医疗诊断领域中展现了突出优势。传统影像分析多由专业读片医师完成,医生工作量大、诊断结果主观性较强、可重复性低。诊断结果的正误与医生的经验、观察方法,甚至疲劳状态相关性很大,误诊和漏诊的情况时有发生。人工智能利用计算机超强的计算能力对影像进行处理、分类、判别等,具有较强的客观性,且模型的效果可随临床数据的增加而不断优化,在癌症筛查等方面具有优良性能。斯坦福大学的一项研究测试了一种检测皮肤癌的人工智能算法,结果显示该算法达到了皮肤科医生的诊断水平;在识别乳腺癌转移方面,百度公司研究的算法识别正确率高于医生。人工智能在医学影像诊断中的应用有很多,包括肺癌检查、糖尿病视网膜病变检查和食管癌检查等。

(一)肺癌检查

肺癌是全球发病率和死亡率最高的恶性肿瘤,也是我国最致命的癌症,每年肺癌死亡人数接近百万,发病率居高不下,患者5年生存率极低。大多数患者确诊时已处于肺癌晚期。因此肺癌早筛非常重要。医生通过患者肺部低剂量螺旋CT图像或病理切片来诊断肺癌,但图像数据量和病理切片量巨大、肺癌组织的CT图像特征或病理切片特征相似难以辨别以及医生经验水平不一等各种因素导致肺癌早期诊断正确率并不高。

自20世纪90年代以来,研究人员一直在开发计算机算法,以实现对肺癌尤其是早期肺癌的自动检测,然而这些计算机辅助系统并不够理想,导致了很多误报。深度学习的出现解决了这些问题,卷积神经网络能够以高准确度检测早期肺癌,如LUNA16 challenge3系统就能非常有效地检测到肺结节阳性,而运用人工智能医学影像国产软件对早期肺癌的诊断正确率甚至超过90%。现在市场上有Veolity LungCAD、Riverian ClearRead CT等几种产品可以自动检测早期肺癌,不断优化的算法有可能使这些智能系统实现全自动化的肺癌检测分析。

加拿大肺癌筛查数据显示,在自动检测系统的帮助下,技术人员可以准确地将扫描结果归类为"正常"或"异常",以便放射科医生进行检查。2019年5月,谷歌人工智能和合作者公布了使用深度学习模型从CT扫描图像中预测肺癌的结果,该模型旨在预测个体是否会在1年内被诊断出患有肺癌,并输出肺癌可能存在的位点。其在分析单个CT扫描时的表现优于放射科医师,该模型给出的结果中假阳性减少11%,假阴性减少5%。谷歌深度学习算法inception V3在数字化病理切片图像的大数据重新训练后,识别癌组织和正常组织的准确率高达99%,相似度极高的腺癌和鳞癌的识别准确率也达到了97%。除了早期诊断之外,人工智能技术也可以应用于肺癌的分期、预测以及制定治疗方案。

(二)糖尿病视网膜病变眼底检查

糖尿病视网膜病变(diabetic retinopathy)一般由糖尿病引起的视网膜血管失调导致,早期确诊的患者能够有效治疗病变,降低糖尿病视网膜病变引起的视力丧失率,因此糖尿病视网膜病变早期筛查受到糖尿病协会、眼科学会的高度重视与推荐。但其受限于需对大量图像进行分析,且受过训练的视网膜专家数量较少,难以满足庞大数量糖尿病患者的需求,所以糖尿病视网膜病变早期筛查没有得到普及。

现有糖尿病视网膜病变检查的设备包括检眼镜、眼底照相、眼部B超、光学相干断层成像(OCT)、荧光素眼底血管造影(FFA)、共交扫描激光多普勒视网膜血流仪(HRF)等。检眼镜是常规的检查设备,操作方便、价格低廉,但检查结果受医生主观影响较大。眼部B超能够显示眼球后部结构,但对眼位定位不准确。OCT将眼底视网膜的细微结构进行横截面扫描,对黄斑区病变检查灵敏度高。晶状体严重浑浊时,为弥补OCT无法获取眼底黄斑区视网膜结构的问题,一般采用联合眼部B超进行诊断。眼底照相拍摄视网膜表面的图片,无创反映活体血管和视网膜的特点,成本较低,可用于糖尿病视网膜病变的早期筛查。FFA较为准确,然而侵入式检查可能引发不良反应,因此常用于糖尿病视网膜病变的分期诊断。传统的FFA检查能观察到视网膜50°范围,视野较小,而超广角荧光素眼底血管造影(UWFA)单次成像即可获得200°范围的图像,约占视网膜总面积的82%。

随着人工智能的快速发展及在糖尿病视网膜病变诊断和分期中的广泛应用,将有效提高自动诊断系统的性能,有助于推广糖尿病视网膜病变的筛查。应用人工智能的糖尿病视网膜病变诊断与分类通常先运用眼底图像训练和测试人工智能模型,由视网膜专家确定数据集的准确度,再使用公共数据库进行外部验证,对比曲线下面积比较不同分类器的效果。人工智能在糖尿病视网膜病变诊断领域的应用包括:区分正常与患病;区分不同眼部疾病;区分糖尿病视网膜病变的不同阶段。

一些研究人员将人工智能与硬件相结合以进行糖尿病视网膜病变的诊断,如将基于人工智能的自动化软件和智能手机结合,进行眼底照相,以对糖尿病视网膜病变进行诊断与分级。软件使用朴素贝叶斯分类器和支持向量机算法构建明亮病变和黑暗病变的分类系统，利用模糊 c- 均值聚类算法（FCM）分割图像中的候选区域。血管曲折度、血管口径、血管密度等诸多特征可以采用反向淘汰提取法（backward elimination approach）从图像中自动提取和识别，并由软件进行多任务分类的最佳特征组合。结合基于卷积神经网络的监督信息和基于显著图的无监督信息来共同构建眼底图像质量分类器，微调深度网络训练卷积神经网络来提取图像特征，并利用注意力网络和特征增强选择潜伏病变区域，完成对病灶区域的粗定位，开发稀疏模型识别糖尿病患者患糖尿病视网膜病变的风险。

（三）食管癌检查

食管癌是全球第八大常见癌症，每年预计有 45.6 万例新发病例，并且每年死亡病例约 40 万。目前大多数患者检出食管癌时已是晚期，需要高度侵入性的治疗，而且预后不佳，所以食管癌的早发现、早治疗尤为重要。由于对食管癌的认知不足和缺乏有效的早期筛查手段，我国早期食管癌的检出率还处于个位数。

近年来，人工智能利用深度学习在医学领域取得了显著的进步，特别是作为一个系统来筛选医学图像，它允许由多个处理层组成的计算模型来学习具有抽象级别的数据表示形式。日本肿瘤研究所的学者们追溯并收集了 384 名患者的 8 428 张食管癌内镜图像作为训练图像，基于此通过卷积神经网络开发了深度学习系统，并以 47 名食管癌患者和 50 名无食管癌健康者的 1 118 张图像作为测试图像来评估人工智能诊断的准确性，结果仅用 27 秒就分析了 1 118 张图像，检测食管癌病例的正确率达到 98%，并可以检测出所有 7 个小于 10mm 的小癌症病变。目前该系统已用于食管癌的早期筛查，典型的临床应用是从已存储的内镜静止图像中快速检测食管癌，另一个应用是食管癌检测的实时辅助，帮助经验较少的医生鉴别食管癌。

通过深度学习开发的基于人工智能的诊断系统具有高诊断精度和高灵敏度，能够以惊人的效率检测食管癌。基于人工智能的诊断系统能在日常临床实践中早期发现食管癌，提升全国各地尤其是广大偏远和贫困地区医疗机构的医疗能力。

二、基于手术机器人的智能手术治疗

随着医疗科技的发展和临床对微创外科手术难度和精准度的要求越来越高，医用机器人应运而生，使医生能够以比传统技术更高的精度、灵活度和控制力来执行多种复杂的手术，通常用于微创手术，有时也用于某些传统的开放手术。医用机器人按照应用范围主要分外科手术机器人、外骨骼康复机器人和护理机器人三种。

集数据系统、信号传输系统、传感系统、导航系统等多系统于一身的医用机器人是人工智能技术在医疗领域的探索，能进行智能化的手术治疗，而外科手术机器人是医用机器人中的典范。目前国外手术机器人的研究起步相对较早，技术也相对成熟，例如达芬奇机器人手术系统、脊柱手术机器人、Magellan（麦哲伦）机器人手术系统、Flex Robotic 系统、Verb Surgical、超微型机器人 ViRob 和 TipCAT。国内手术机器人起步相对较晚，技术成熟的产品相对较少，其中天玑骨科手术机器人、思哲睿手术机器人、神经外科导航定位机器人、妙手机器人、消化道胶囊机器人为典型代表。

外科手术机器人的应用对传统手术进行了革新，应用越来越广泛。外科手术机器人的微创和术后较快恢复，能够让患者早日出院，降低患者术后的复发风险。下面阐述几款典型外科手术机器人的临床应用情况。

（一）MAKOplasty 手术机器人

MAKOplasty 是 STRYKER 公司研制的一种实现膝关节单室成形术、全膝关节成形术的膝关节置换手术机器人，已获 FDA 认证，用于缓解膝关节骨性关节炎引起的疼痛。作为传统的全膝关节置换手术的替代，MAKOplasty 技术使用计算机导航和 RIO 机器人臂交互式矫形系统，结合患者膝关节的 CT 扫描以及解剖结构的 3D 建模等方法，使外科医生更容易将部件放置在正确的机械对准处，并提供听觉、视觉和触觉反馈，在移除骨骼前可以随时停用机械臂，从而获得高精度的定制治疗。通过机器人微片定位、替换膝盖的受损部位并帮助外科医生将校准植入物固定到关节上，从而允许外科医生在术中适时调整肌肉和软组织的排列，以正确进行膝关节运动和软组织的平衡。MAKOplasty 机器人动作幅度微小,能够减少对健康组织及骨骼的创伤,具有切口小、瘢痕少、恢复速度快、并发症少等优势。

(二) Flex 手术机器人

Medrobotics 公司的 Flex 机器人系统是一种用于结直肠外科手术的柔性机器人系统,已获 FDA 认证。它采用高度铰接的多连杆支臂,可沿非线性、迂回路径进行操作,操作范围由其众多的机械连杆和同心机构决定,能够让外科医生在最小侵入程度下对传统方法难以或无法到达的解剖位置进行微创手术操作。借助 Flex 机器人系统,外科医生可以通过单一的接触通道进行操作,在解剖部位周围沿近 180° 的路径导航,引导器械至手术目标,外科医生便可以灵活地操作手术器械,该系统包括高清可视化装置,使外科医生能够清楚地看到导航路径和手术部位。采用 Flex 机器人系统进行的手术疼痛小,显著减少失血,并发症少,无明显瘢痕或损伤,无气管切开。

(三) ViRob 机器人

ViRob 是以色列理工学院医学机器人实验室发明的一种微型爬行机器人,直径约为 1 毫米,整体直径约为 14 毫米,微型尺寸使它能够在人体内的不同空间中运动,包括血管、消化道和呼吸系统。它能够在身体狭窄弯曲的空间中移动并转弯,将药物或器械送到困难解剖部位,还能够在人体内长时间停留,利用内置的切刀切割组织,协助医生进行微创手术。ViRob 微型医疗机器人前端有一个摄像头,可以观察机器人的方向和位置,其运动由体外的电磁系统控制,磁场产生的振动使得机器人能够在不同的黏性液体及不同的空间和表面上向前移动。ViRob 配有声音和温度传感器用来感知并记录人体检查部位的信息。ViRob 能够应用于神经外科、放射治疗、靶向给药等介入式微创治疗,根据不同临床需求实现更为精确的诊断及辅助治疗。

(四) 达芬奇手术机器人

达芬奇手术机器人是目前临床应用较多的综合性外科手术机器人系统,相比于传统的手术方法能让医生更好地掌握并实施复杂手术。它集成了三维高清视野、可转腕手术器械和直觉式动作控制三大特性,可应用于泌尿外科和妇科等复杂的外科手术。达芬奇手术机器人系统通过 3D 成像系统立体地呈现手术区域的影像,能够同步转换外科医生的手部动作,扩大手术器械的运动范围,使外科医生通过一个或几个小切口实施手术。达芬奇手术机器人具有创伤小、出血少、并发症少、围手术期疼痛小、住院时间短以及手术无瘢痕化等优势,逐渐成为世界范围应用最广泛的微创外科智能化手术系统之一。人工智能与达芬奇手术机器人的结合在未来存在从辅助手术平台变为自主机器人的可能。

与任何新技术一样,人工智能也有局限性,体现在结果的输出受到输入数据类型和准确性的限制,比如临床数据收集过程的系统偏差会影响人工智能识别的模式类型或预测结果。随着人工智能在医疗领域的普及应用,参与医疗活动出现差错时的责任判定缺乏相应的法律法规和行业标准作为依据,因此相应的数据质量、行业标准、法律法规和伦理等方面都需要及早布局。面对海量的临床数据和复杂的临床决策过程,人工智能还无法提供病征准确的临床意义,预测结果需临床医生进行批判性评估,但人工智能毋庸置疑地推动了医学的进步,合理地利用将极大促进医疗服务能力提升。

(熊　伟　王吉鸣)

第四节　国产人工智能外科医疗器械的应用推广及展望

目前,各国都在积极布局人工智能发展战略,以期在人工智能技术发展中占有一席之地。美国于 2016 年发布了《国家人工智能研究和发展战略计划》,目前已批准多个人工智能医疗器械上市。法国、加拿大、日本、新加坡和中国紧随其后,于 2017 年发布了各自国家的人工智能战略规划。随着《中国制造 2025》《国务院关于积极推进"互联网 +"行动的指导意见》《"互联网 +"人工智能三年行动实施方案》《"十三五"国家科技创新规划》《新一代人工智能发展规划》《促进新一代人工智能产业发展三年行动计划(2018—2020 年)》等人工智能相关政策的陆续出台,人工智能已上升到我国国家战略层面,并取得了喜人的成绩。

《中国新一代人工智能科技产业发展报告(2019)》指出:中国是人工智能专利布局最多的国家,2018 年在全球人工智能领域申请的专利量超过 13 万件;同时,截止到 2019 年底,我国人工智能企业数已达 797 家——仅次于排名第一的美国,目前这些企业主要分布在北京市、广东省、上海市和浙江省。浙江省于 2017 年 12 月发布了《浙江省新一代人工智能发展规划》,定下了"培育 20 家国内有影响力的人工智能领军企业、实现人工智能核心产业规模 500 亿元以上、带动相关产业规模 5 000 亿元以上"的发展目标。同时省内出台了许多医疗器械利好政策,又有之江实验室、阿里巴巴 - 浙江大学前沿技术联合研究中心等研究机构,多家全国知名的医疗机构等优质资源,以及阿里巴巴等人工智能领头企业,共同促使其在国内人工智能方面占据一席之地。

人工智能符合国家科技创新对医疗器械的国产化、高端化、国际化的创新发展要求,已被列入国家战略性发展方向之一。在《"健康中国 2030"规划纲要》《"十三五"医疗器械科技创新专项规划》《关于深化审评审批制度改革鼓励药品医疗器械创新的意见》和《"十三五"国家战略性新兴产业发展规划》等的指导下,国产人工智能外科医疗器械始终处于高速发展态势。人工智能医疗器械具有信息处理速度快、人为偏差小等优势,并可通过不断学习训练辅助医疗专业人员做出更准确、快速的决策,因此在新医改下的中国医疗服务市场,尤其是人才大量缺乏的基层医疗机构中需求呼声高、需求量大。但是,目前人工智能医疗器械产品大多属于第三类医疗器械,均需通过临床试验评价有效性后才能注册上市,耗时较长。美国于 2018 年 4 月初批准了通过首个应用于一线医疗的自主式人工智能视网膜病变诊断设备——该注册过程整整持续了 21 年。大部分通过 FDA 审批的医疗产品走

的是 "Class Ⅱ" 认证,即非生命支持或非显著影响患者安全的中低风险产品。

相对而言,我国将绝大部分人工智能医疗器械定为三类医疗器械,需要临床试验数据支撑,即中国对人工智能医疗器械的分类更为严格,上市审批难度更大。我国首款三类辅助决策独立软件于 2020 年 1 月 15 日正式获准上市。人工智能医疗器械审批需要做前瞻性研究,之前并无审批此类产品的经验和标准数据库,因此通常需要数年才能发现产品瑕疵或确定产品的风险程度。

另外,人工智能医疗软件存在迭代更新快、动态评价难的问题,目前中国食品药品检定研究院提出的方案为"针对重大软件更新,对许可事项变更进行监管;针对轻微软件更新,属于质量体系控制,无需申请注册变更",但更新后的软件的具体使用风险并不能完全保证与之前一致,因此更需要临床应用后的长期密切监测。这就要求人工智能研发机构及相关医疗企业与医疗机构开展紧密合作,研发面向临床需求的外科医疗器械人工智能产品,使其更快、更准、更安全地切入临床应用。同时,通过关键技术提升、产品评价反馈结合应用示范推广等多元化方式,促进产品更好地结合现有技术并在产业链上各环节落地。

全国人工智能医疗器械创新发展要求完成五大重点任务:突破关键核心基础理论和技术、攻克基础软硬件、加快发展智能产品、推动人工智能示范应用、深化人工智能军民融合。2017 年 7 月国务院印发的《新一代人工智能发展规划》重点提出"加快人工智能创新应用",包括"推广应用人工智能治疗新模式新手段,建立快速精准的智能医疗体系。探索智慧医院建设,开发人机协同的手术机器人、智能诊疗助手,研发柔性可穿戴、生物兼容的生理监测系统,研发人机协同临床智能诊疗方案,实现智能影像识别、病理分型和智能多学科会诊"等。

2020 年新冠肺炎疫情防控期间,人工智能技术在病毒分析、疫苗药物研发、医学诊断辅助等方面频频亮相,凸显了人工智能医疗器械应用推广对医疗器械创新发展以及医疗服务提升方面的重要意义。尽管中国在传统医疗器械领域起步晚,还在持续追赶中,但在人工智能医疗器械领域,我国具

有丰富的人工智能创新和应用场景等优势。推动人工智能外科医疗器械的创新发展能够降低医疗成本、提高早筛效率、助力医药卫生体制改革与医疗服务均等化建设。尤其是在当前复杂国际形势下，支持国产医疗器械产业发展，促进全面的技术追赶、实现国产替代进口甚至超越势在必行。在研究机构、国产人工智能医疗器械企业与医疗机构的通力合作下，通过"技术创新—产品开发—应用评价—示范推广"等方式，开展产学研用全要素协同创新，协调好医疗机构、公司和高校及研究所之间的配合工作，提升国产人工智能外科医疗器械的核心竞争力。再通过可复制、可推广的应用示范方式为其中优秀的国产产品打开国内市场，加快各地区外科医疗领域数字化、网络化、智能化进程。这将为国产人工智能外科医疗器械打通一条可持续发展的健康道路，加速推动健康中国建设，最终推动全民健康战略目标的实现。

（张　倩　冯靖祎）

第十八章
人工智能赋能外科医师培训

目前,人工智能正开始对人类健康的各个方面产生影响,包括医学的实践和教学方式。2016年,麦肯锡全球研究所估计,全球在人工智能技术方面的投资就达260亿至390亿美元,其中大部分资金由谷歌等科技巨头提供。其中高达90亿美元的资金来自初创企业和个体私营公司。医疗保健行业在这个生态系统中占少数,其中大部分用于诊断和治疗。在外科实践方面,人工智能的重要愿景是增强和补充外科医师,尤其是在外科决策和外科手术的特定组成部分方面,需求促进发展。相应地,人工智能在医学教育和外科培训等方面的研究也日益增多。

人工智能技术是指基于机器和算法开发所体现的智能,而不是由生物进化体所拥有的自然智能,其早期应用主要是基于图像或视觉的技术,像手术等基于程序化的模块可能需要更长的时间才能实现AI操作技术。目前人工智能研究中公认的基本子领域范围涵盖:机器学习(包括人工神经网络)、自然语言处理和计算机感知与视觉。我们认为,归根结底AI在外科培训中所扮演的角色应当是一个教练或导师,可以智能化地通过虚拟或增强现实及其他技术平台与用户进行交互体验。

第一节　利用 AI 评估外科操作培训

一、深度学习应用于机器人辅助外科客观技能评估

出于对手术质量和安全性的极高要求,外科医生学员在对患者进行手术前必须达到所需的熟练水平。缺乏足够的培训会严重影响临床结果,这在许多研究中都有体现。因此,有效的培训和评估手术技能的可靠方法对于支持受训人员获得技术及技能至关重要。同时,随着微创机器人辅助手术的迅速普及,当前的外科训练正在经历重大变化。

然而,尽管外科技术不断进步,大多数学员技能评估仍通过基于结果的分析、结构化检查表和评分量表进行。这种评估需要大量的专家监控和手动评级,并且可能由于人类解释的偏差而导致结果不一致。考虑到医学领域越来越多地关注评估和目标反馈的效率和有效性,传统的方法在高级手术设置中的局限性越来越突出。现代机器人辅助外科系统能够从外科机器人或模拟器中收集大量的感官数据,从而揭示操作学员技能和熟练程度相关的宝贵信息。然而,分析如此复杂的外科数据可能具有一定的挑战性。

从本质上讲,外科手术的动作模式是一种非线性、非平稳的随机过程,在整个手术过程中,以及在同一类型手术任务的重复(例如缝合过程)中都具有很大的变异性。此外,数据的高维性为技能评估的准确性和可靠性带来了额外的挑战。尽管已经

开发了几种外科评估方法，但缺乏自主指导受训者的方法。为了实现这一目标，迫切需要开发新型技术，以便更快、更有效地指导受训者。因此，我们期待拥有此类在线技能评估方法，可以为自主手术指导铺平道路。

目前，以手术动作为重点的方法可分为两大类，分别是描述性统计分析和基于预测建模的方法。描述性统计分析是从运动观测中计算特征，定量描述技能水平。例如，运动时间、路径长度、运动急促和弯曲被广泛使用，并显示出与手术技能具有高度相关性。其他新的运动测量方法，如能量消耗、语义标签、工具方向和力度测量，也可以在测量技能中提供识别信息。然而，这种方法涉及手动特性工程，需要特定任务的知识和大量的工作来设计最佳的技能度量。事实上，定义最佳指标以获取足够的信息，并广泛地应用于不同类型的手术或手术组，仍然是一个悬而未决的问题。与描述性分析相比，基于预测模型的方法旨在根据运动数据预测手术技能。这种方法可以进一步分为描述性建模和生成性建模。在描述性建模中，通过将原始运动数据转换为中间解释和总结特征来学习模型。再加上高级特性选择，这些预定义的表示随后被输入到学习模型中，作为技能评估的输入。机器学习算法通常被用于建模，这种算法所产生的技能预测精度介于 61.1%~95.2% 之间。考虑到手术运动轮廓的复杂性，关键信息有可能在特征提取和选择过程中被丢弃。或者在生成建模中，时间运动数据通常被分割成一系列预定的基本手势，用于特定的手术任务。

将基于递归神经网络的深度学习已经应用于手势和高级任务识别，然而对于探索外科技能评估的深层次学习方法的研究相对较少。因此对于未来的工作，我们需要结合精细的标记方法和外科医生专业知识来进一步提高整体技能评估。此外，我们将搜索深层结构、参数设置和增强策略的详细优化，以更好地处理运动时间序列数据并进一步提高在线性能。总的来说，能够自动从原始感官数据中学习抽象表示，具有较高的预测精度和快速的处理速度，使其方法非常适合在线客观技能评估。提出的深部模型可以很容易地集成到机器人辅助手术系统的管道中，并且可以在个性化手术训练中实现即时反馈。

二、基于虚拟现实模拟系统的机器学习评估的应用

目前，腹腔镜技术已成为世界各地手术室一种常见的外科技术。大多数医院都有腹腔镜手术的基础设施。与传统的开放式手术不同，外科医生必须掌握器械的操作，并根据二维图像的视觉反馈协调双手的动作。医生必须不断练习，以提高腹腔镜手术技能，但在活体受试者中进行训练时会存在着很多风险。因此，在手术室进行实践之前，需要对这种微创技术进行必要的培训和客观的鉴定。腹腔镜模拟训练可在不造成人身伤害的情况下进行，是实践和训练腹腔镜技能的一种公认的替代品。虚拟现实模拟器可以追踪所有器械的移动和力矩大小，从而生成巨大的数据库，根据机器学习算法的理念可以对该数据库进行分析。因此，结合深度学习的虚拟现实模拟器有望被用于理解、评估和训练这些技能。我们认为，仿真平台允许在安全环境中量化手术性能的多个方面，能将虚拟现实模拟器与机器深度学习相结合，是能显著增强当前外科训练的方法。

一般来说，在计算机科学中，机器学习是人工智能的一个子集，它利用算法（如分类器），使计算机在提供数据时能够进入"学习"模式。分类器使用研究者先验确定的数据生成预测模型来识别新的未标记数据。简单来说，在外科培训教育的大背景下，能够利用分类器识别"专家"和"非专家"参与者的数据，从而生成能够将个人表现分类为这些区别的模型。在数据不断扩大的同时，该分类器的评估标准也在不断更新，并生成更多的子集分类，从而更好的定义和评估参与者表现。应用人工智能技术评估虚拟现实模拟器的性能越来越受到重视。

虚拟现实模拟器是训练和评估手术技能的合适工具。在虚拟现实模拟器中训练后，实际基本手术技能得到了提高。由于各种原因，很难确切地证明虚拟现实训练能够有效提高术者的手术技能，容易得出的指标——如手术时间，会受患者和程序复杂性变化的干扰而产生变化。Culligan 等人就曾将虚拟现实训练与实际的机器人手术案例中的表现

联系起来,这种联系是至关重要的,因为虚拟现实训练的最终目标是提高术者的手术操作技能。

研究虚拟现实训练在技能评估和训练中的效用的各种研究中,使用的课程和任务在不同的研究中有很大的差异。因此,我们需要一个标准化的工具,可以在不同的平台上普遍应用,从而在任何时间点使用虚拟现实评估认证外科医生技能。进一步结合虚拟现实模拟,可能足以确保一个实践中的外科医生维持他/她的基本手术技能,特别是对于机器人外科医生而言,机器人手术量在一段时间内可能会低于一个阈值。

许多文献已经证明,在虚拟现实模拟器上的训练可以提高实际操作达芬奇手术机器人时的表现。许多机器人手术团队甚至试图开发自己的基于熟练程度的虚拟现实培训课程。Connolly 等人和 Culligan 等两个团队都证明,完成了他们的具体培训课程后,虚拟现实模拟受训者的水平与机器人专家达到了相似的水平。虚拟现实模拟器的使用

正从基本技能的发展演变为更高级的使用。与运动员为比赛热身相似,有人建议在手术前需要有一个短暂的虚拟现实预热期,作为减少手术时间和减少术中错误的一种潜在手段。在虚拟环境中模拟外科医生即将执行的手术,可以降低术中出错率,减少手术时间。在获得机器人手术技能方面,虚拟现实训练器有几个明显的优势,包括安全性、便利性、效率以及成本效益。

16 世纪以来,尸体被引入外科训练,由于尸体的成本高,采购困难,新鲜尸体的使用时间有限,全国只有少数几个中心有尸体处理设施。仿真在外科领域特别有吸引力,因为它避免了使用患者进行技能练习,并确保受训人员在治疗人类之前进行过一些练习。此外,模拟避免了对尸体或动物的需要,这是目前最接近现实的训练方法。最新的教育期望、先进的仿真技术和对患者安全的高度重视正推动外科技能培训向着人工智能领域快速变革。

第二节　人工智能在外科非手术技能培训的应用

一、外科诊断推理能力的培训

诊断推理是一个认知过程,医学生对疾病诊断能力的培养,从以疾病为导向的方式开始。通过学习不同疾病的临床表现、实验室检查特点,对应患者的病史、体格检查、特殊检查结果,对可能的诊断进行筛选和优先级排序,从而得出最可能的诊断结果。期间,学生的实践诊断推理过程若在专家的指导下进行,被称为"床边教学"。学生收集患者信息,将他们的诊断推理呈现给专家,专家确定正误、缺陷、不足,进行适当的反馈,帮助学生建立更加完善的知识体系。床边教学由于其个性化反馈流程,是学习与教学过程中提高诊断推理能力的重要元素。但是,床边教学由于一系列客观因素其质量有所下降,包括学生人数的增加、专家数量有限,以及患者隐私的暴露等。

利用人工智能计算机辅助培训系统建立诊断推理认知模型可以帮助解决其中的挑战。然而,要

使电子学习系统的反馈既有效又适合学生个人的需要,就需要做到量体裁衣。有效的反馈应该帮助学生确定他们已经知道或掌握了什么,潜在的知识差距或误解在哪里,提供他们学习进展的迹象,并支持他们实现他们的学习目标。首先需要收集临床数据,也就是疾病的特征。这里我们以外科急腹症为例,包括腹痛部位、性质、程度、持续时间、有无放射痛等,建立疾病的各种候选特征,进而从这些原始特征中发展出综合特征。通过特征评价,建立疾病的最适合的分类特征。例如,转移性右下腹痛以及右下腹固定点压痛是急性阑尾炎的最典型特征。使用一定量的病例数据作为测试数据集,一定量的数据作为培训和验证数据集。利用机器学习算法,反复使用训练数据集构建学习模型,并使用验证数据集对其进行评估。模型中给定特征的相关度排序用于指导学生进行特征选择。当学生根据临床观察提出可能的诊断时,使用一个或多个机器学习模型来预测疾病,以表示基于现有结果的诊

断可能性。

DxR-Clinician 模拟教学就是一个典型的例子。DxR-Clinician 是由美国南伊利诺伊大学医学院 Hurley Myers 博士所领导的软件发展团队研发而成,它是一套功能齐全的计算机虚拟病例软件,包括完整的病例、管理工具以及编写工具。利用管理工具,我们可以设定评估标准,分析学生记录,添加学习资源和相关内容提问,使软件内容更加丰富;利用编写工具可以添加收集的新病例。与简单的电脑考试系统不同,虚拟病例软件为交互式系统,侧重于临床思维的培养和评估,是以学生为中心的学习。同时,虚拟病例教学也更能够引导学生的批判性思维。医学生在接触真实患者之前,通过使用虚拟病例教学系统,可以进行问诊、查体、检查、检验、诊断及治疗等方面的学习,应用所学课本知识,培养临床思维。

医学教育包括基础理论学习、模拟训练、指导下的临床实习、独立进行临床实践等环节。临床思维是指医生在对病人进行诊断和治疗过程中的全部思维活动。思维活动的正确与否关系到病人诊疗的成败,而目前的教学方法中很难真实全面地记录临床思维的过程。DxR-Clinician 系统能够监测学生遇到"患者"时所做的每个操作,并对学生展现的临床推理能力提供反馈信息。每一个临床问题都会带出一系列学习主题,这些会唤起学生学习基础知识的愿望,且该软件具有链接功能,可以使学生在病例界面中就能链接到学习资源,以便在完成问题、解决任务的同时回顾相关的学习主题。DxR-Clinician 软件也包含管理工具,它可以让教师在已有病例中添加和内容相关的提问,从而也在学生完成问题、解决任务的同时检验基础知识。另外,DxR-Clinician 病例所含有的数据均是在真实病人资料的基础上汇编而成的,学生虽然不是面对真实的病人实施诊疗,但可直接进行"人机对话",从问诊、听诊、触诊以及各种检查检验等病例资料的收集,到拟诊、处置、预后评估等一应俱全。这种完全依据真实诊疗情形互动的学习模式,既可以避免临床实习过程中病人的抵触情绪从而避免产生医患矛盾,又能够锻炼学生的临床思维能力。

面对当前我国逐年扩招的医学生队伍和日渐尖锐的医患矛盾,计算机虚拟病例系统可能能够很好地解决这个问题。如何将现有的教学模式,向信息产品辅助教学模式进行转变将是我们面临的新课题。计算机虚拟病例系统在医学教育上的应用或许能为基于病例的教学模式的改革带来新的契机。

二、应用人工智能引擎进行医患沟通交互

基于上述计算机虚拟病例系统能较好地实现人机交互学习,但这种模式终究是一个已经设定好的软件系统,是比较基础的人工智能概念。通常,人工智能有助于分析日常世界中所谓的物理特性,包括医学图像、风险评估,甚至技术或手术能力。然而,人工智能还有一个额外的方面,社会或情感智能,有人提出是否可以将这种技术转化为教学工作流程,即利用社会或情感智能。聊天机器人是在人类生活、聆听、分析和最终与人类互动以完成任务的背景下徘徊的智能代理。因此光是创造具有这种能力的智能代理学习社交和情感智力是不够的,这样的代理需要改进的用户界面来接收输入并与人类交互以生成输出,通过与学习者进行的数百万次独特的交互将提供学习足迹,机器学习算法很容易检测到标准模式。例如,我们可以通过机器学习临床医患沟通的大样本数据,在此基础上不断学习,甚至形成智能化属性的标准化病人。从而实现外科受训者可以基于人工智能标准化病人进行问诊、查体、术前谈话、预后随访等互动交流,从而跟踪他们的学习、参与和进步。目前,机器算法和用户之间的用户界面仍然笨重,不能让外科学习者与人工智能引擎进行有意义的交互。我们相信,在不久的未来,人工智能可以在操作技术以外,在社会情感及沟通方面有所应用,可以实现医患沟通模拟中的各种情景,从而对于医生群体能更好地面对患者本身提供极大帮助,而不是面对疾病本身。

以百度医疗大脑为例,依据大量的医疗数据、专业文献的采集与分析,模拟医生问诊流程,与用户交流,依据用户症状提出可能出现的问题,并通过验证给出最终建议。在问诊过程中,利用人工智能收集、汇总、分类、整理病人的症状描述,依据患者的症状,提醒医学生更多的诊断可能性和问诊的遗漏不足,辅助医学生完成问诊。这样对医学生问诊的条理性、层次性、全面性等方面的训练有极大

地提高。通过智能化机器人模拟病人的方式，有望取代标准化病人或实际病人来实现对医学生临床问诊能力的培养和考核。随着人工智能的进一步发展，基于计算机视觉、人机交互技术、自然语言处理的深度学习算法的智能机器人将能很好地模拟病人的症状、表情、动作和语言；提供更为标准、规范、准确的病情模拟演示和交互对话。同时可以通过摄像实时记录和呈现、回放问诊整个过程，通过其人工神经网络的学习，对问诊的各个环节、问诊内容、问诊技巧等具体项目进行评分等数据采集，继而通过大数据挖掘和云计算等技术发现和分析学生在问诊过程中的不足和缺陷，给出准确的评价和指导意见，从而实现对医学生的精准指导和培养。

第三节　AI 在外科培训中的特殊应用

一、在达芬奇机器人人体工程学及 3D 打印手术模拟上的应用（力度测量）

外科机器人，如达芬奇外科系统的引入，使外科医生具有更高的灵活性、可拓展的运动和良好的人体工程学应用。对于达芬奇机器人系统，仍有一些应用在不断添加并且更新，例如跟踪机器人末端执行器位置的能力。尽管技术在不断改进，但这些手术机器人仍缺少了一个关键方面，那就是对于末端执行器的握力进行可靠估计的能力。由于外科医生缺乏对于力度的反馈，因出现种种问题，如缺乏了通过触觉对于疾病的诊断信息的能力，组织挤压损伤的可能性增大，以及对缝合等任务缺乏足够的力度估计。

通过可靠的握力估计，对于目前自动化手术机器人任务、自动组织识别、手术模拟，可以培训和制作更多逼真的组织模型提供更好的基础。而收集更多的人体组织样本对于不同力度的形变测量数据将成为构建组织机械反应性代表性数据库的关键步骤。根据达芬奇机器人准确的握力测量和位置测量可提供捕捉和利用这些宝贵数据的机会。这一技术可以通过将传感器放置在远端抓取端、轴和近端执行端等地方得以实现。将传感器放置在远端抓取端将提供最佳情况测量，其直接测量避免了力度估计的需要。因此，在目前的研究中仍需要解决传感器尺寸、成本和灭菌的问题。而对于轴及近端的力度属于间接测量，因此对于力度测量的精度可能较低。利用机器学习算法，如逻辑回归、决策树、随机森林和神经网络的技术，最终建立机械

臂抓取力度与组织形变之间的关系数据库。这项工作阐明了利用数据驱动估计技术的潜在优势。对于这些数据驱动技术中的每一种，模型参数都是使用系统的大量输入输出数据进行实现的。如前所述，这些模型参数可能不一定与系统的物理特性（如摩擦）有关，而是与模型内的任意参数（如神经网络互联节点的权重）有关。一旦学习完成，然后在新获取的输入数据上使用派生的模型来预测系统的输出。这为外科模拟和培训创建更逼真地组织模型打下良好基础，这种对足够逼真的模拟的需求是非常迫切的。虽然健康组织和患病组织、不同患者、甚至同一患者的不同区域之间的人体组织行为存在机械差异。然而，组织行为有足够的相似性，可以根据组织行为做出适当的决定。

比如我们可以通过 3D 打印技术建立实体模型，利用微型压力测量仪器，针对吻合时张力控制难度大的情景下（如胰肠吻合、胆肠吻合等）测量打结及捆绑时线结的力度和局部的压力，在模型上建立力度与组织形变的关系，并且利用组织形变、力度、组织撕扯等指标评估手术模拟操作训练，从而为手术训练和评估提供客观指导。可通过在上述模型中进行力度与形变控制的训练，从而在手术中通过形变判断达到预定的合适力度（图 18-3-1）。

上述 3D 打印胰肠吻合模型理念的产生源于胰十二指肠术中所涉及的器官重建，如胰肠吻合、胆肠吻合、胃肠吻合术等步骤的缺陷会导致胰瘘、胆瘘、肠瘘等高风险并发症的产生，因此对于机器人下行力度与组织形变之间关系的研究至关重要。我们期望通过人工智能深度学习并建立基于真实

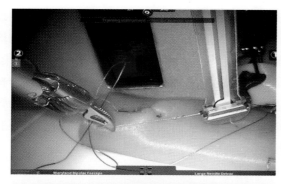

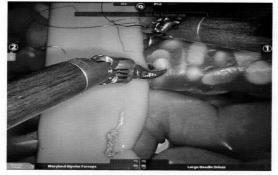

图 18-3-1　在达芬奇机器人下进行 3D 打印模型手术训练及力度测量试图研究组织形变和力度之间的关系

器官及模型器官的力度形变数据库，从而对达芬奇手术触觉的缺失加以弥补，从而最终在手术模型培训和手术指导上加以应用。

二、基于腹腔镜仪器跟踪技术在技能评估中的应用

微创手术（如腹腔镜）技术近年来备受关注。微创手术的主要动机是为患者提供更安全、创伤更小的手术。这些优点对于新手的培训和评估十分受用，外科医生可以借此充分的准备来满足社会对外科医生的要求。传统的培训模式逐渐被结构化培训计划所取代，以优化住院医师学习曲线、学习时间和效率。新的学习模式表明，住院医师只有在获得必要的认知和心理运动技能后，才能直接参与真正的手术。

在这种情况下，基本的心理运动技能训练的第一阶段是在受控的实验室环境中通过盒子训练器和虚拟现实模拟器进行的。实验室环境中的培训部分和评估过程依赖于效率指标的获取和分析，其效率指标基于受训人员执行任务的动力学指标。为此，基于主动跟踪的系统被用来精确测量手/仪器的运动和相互作用。这些跟踪系统是基于光学、机械、超声波或电磁传感来实现的。然而，他们的

使用可能会改变人体工程学和限制手术器械的运动，从而改变受训者的经验和表现。此外，将这些技术转移到手术室可能会使手术受到影响，因为它们往往体积庞大，不容易消毒，可能需要清晰的视线（光学设备）等，因此会导致跟踪错误。主动跟踪的另一种方法是分析腹腔镜图像以确定手术器械的空间位置。基于计算机视觉技术的跟踪系统具有无创性和无干扰性，因此它适用于培训目的和图像引导手术导航。这种方法的另一个潜在好处是可以在手术结束后线下分析外科手术。

CAE Promis 模拟器就曾通过两个摄像头对仪器位置进行三角测量，然而这一研究领域的主要挑战是基于内镜的单镜图像来跟踪仪器的运动，这可能会失去深度信息。一般来说，要实现基于视频的跟踪，需要解决两个主要的技术挑战。第一个挑战包括自动识别和分割图像中的仪器，以对视频图像执行二维（2D）跟踪。第二个挑战要求根据分段标记的几何特征、仪器或根据插入点的估计计算三维（3D）坐标。有人提示可采用三种不同的方法来获得三维坐标：①基于仪器边界的消失点；②基于仪器的表观直径；③基于仪器的横截面。一般来说，将仪器跟踪纳入运动技能评估需要定义一系列评估指标，以便根据受训者的表现来识别他们的专业技能。在这种特殊情况下，视频提供的信息将与从仪器运动中提取的运动参数相关。

物理模拟器在腔镜视频跟踪训练和评估中也有相关文献报道。Sánchez Margallo 等人曾报道采用模式识别技术，在二维图像中跟踪不同腹腔镜器械的尖端。Allen 等人曾用消失点发来应用于腹腔镜手术模拟器评估。Ignacio Oropesa 等人则利用光学传感器对腹腔镜视频进行 2D 及 3D 轨迹追踪。从认知技能培训到图像引导手术，人们正在寻求一个全新的应用范围。外科规范化培训课程尝试利用器械末端描记来评估手术训练中轨迹及流畅性，并用于外科规范化培训中学员的考核（图 18-3-2）。

随着时代的发展，技术的不断进步，人工智能技术与医学教育行业的融合，极大地推动着医学教育事业新的变革。人工智能在医学教育方面的应用越来越多，技术也越来越成熟，推动着医学教学的不断进步。随着深度学习与神经网络的进一步

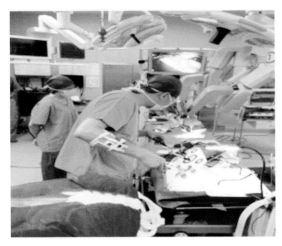

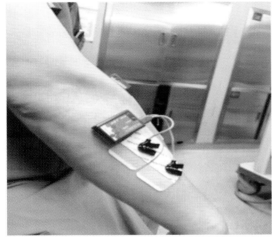

图 18-3-2　腹腔镜下进行手术模拟训练的末端描记

完善与成熟，伴随医疗大数据库的构建和完善，人工智能技术在医疗教学中的作用将会越来越突出，必将引领医学教育信息化技术变革的浪潮，从而为医学教育的发展提供广阔的机遇和发展空间。

如何真正将上述概念融入到可行的教学方案中，Ahmad Y.Sheikh 等人曾经描绘了对外科住院医师一天生活的畅想。在其构想中，一位虚拟导师（一个深度神经网络、图像/视频识别数据库和学习进度引擎的组合，即智能穿戴设备），为其安排了电子手术及临床活动排班表，并整合学员之前培训的表现，与学员交互，为其制定一天的培训要点。在遇到真实临床场景时，智能穿戴设备能回顾学习者过去在手术室、模拟实验室和其他教育环境中的表现与学员交互，通过智能眼镜，学员可以回顾既往手术过程，甚至能在操作时为外科学员提供操作经验指导；在一天结束之际，人工智能学习引擎会提供一个任务报告，包括对学习者询问的任何材料进行回顾，并且对第二天上午的会议要点进行回顾。

从技术层面而言，AI 在外科培训中的应用涉及外科手术学、人工智能方法学、教育学等三大领域，学科交叉对于 AI 在医学上的应用既是机遇也是挑战。无论未来如何，缩小计算机科学、医学和教育之间的知识鸿沟，将有助于促进人工智能辅助外科教育这一新兴领域的发展。但从根本而言，如果要推动外科教育中人工智能的发展，我们仍需要验证在这类人工智能培训的教育背景下，外科培训学员的素质能得到全方位提升，患者安全性能够得到保证，患者临床评价结果得到改善。相信随着科学技术的发展，人工智能在外科培训领域定能掀起一片奔腾的浪潮，相信这股浪潮能引领我们激流勇进。

（刘军伟　陈烨奇　章纪叶　王知非）

第十九章
人工智能赋能药物研发和临床药物使用

第一节 人工智能赋能临床药物研发

一、人工智能赋能临床药物研发的原始动力

新药研发的成本是极高的。创新药的研发从认知疾病发生原因、确定针对疾病的药物靶点、实验室发现新的分子或化合物开始；通过体外及动物体内实验了解其安全性、毒性反应，以及在动物体内的代谢过程、作用部位和作用效果；再经过首次人体试验，经历Ⅰ期、Ⅱ期、Ⅲ期临床试验，证实安全有效及质量可控制之后，才可以获批上市。每一款新药研发的周期大约是20年，平均每款新药的研发费用高达26亿美元。新药研发中很多钱和很多时间其实都白白浪费掉了，在从初步筛选的百万个化合物和随后的千百个逐级候选药物优化中，最后可能只有一个能被选出来做成药物。任何一步失败都会导致最终失败。从进入第一阶段试验到获得监管部门批准，有九成的候选药物会在这个过程中的某个节点遭到否决，花在这九成候选药物上的钱就等于打了水漂。

药物研发领域里的人都想解决这一问题。古代"神农尝百草"其实就是人工筛选药物的过程。而人工智能时代，情况有了很大的变化，人工智能可以对新药研发有很大的帮助，能够有效避免药价过高的情况。人工智能技术能够有效提升医药公司的药物研发速度，有助于拓展新的研发方向，提高创造力、效率和成功率，缩短研发周期，为生物制药行业省下数亿美元的研发成本和大量的试错时间，从源头上控制住药品成本。据麦肯锡估计，大数据和机器学习技能够优化决策、优化创新以及提高医学研究、临床试验和新工具创建的效率，每年可以在制药和医疗领域创造高达100亿美元的收入。

人工智能技术可以通过对现有化合物数据库信息的整合和数据提取、机器学习，提取大量关于化合物不同属性的关键信息。避免了盲人摸象般的试错路径，还能大幅提高化合物筛选的成功率，最终降低研发成本和工作量。人工智能技术尤其是强人工智能的发展，有望解决药物设计中挑战性的难题。例如，随着自然语言处理技术和人工智能文献信息提取技术发展，未来人工智能自动处理海量非结构化的专利、文献数据，从中提取关键信息构建知识图谱和认知图谱，自动发现药物靶点和药物分子。

二、人工智能对药物研发过程的渗透改变

药物研发的第〇阶段是文献综述。不知疲倦、精准可靠的机器可以代替昂贵却低效易疲劳、出错的人工读取，所有可用的文献、专利和文档，并将数据汇集在可从文献中提取的实例数据库中。这构成了寻找疾病治疗切入点假设的基础。

药物研发的第一阶段是确定干预目标。机器学习算法可以代替人工了解疾病的生物学起源及其抗性机制确定合适的目标，通过高通量技术筛选和深度测序，整合大量多样化数据源，然后找到相关模式。机器算法能够高速有效处理所有可用数据，自动预测合适的目标蛋白，分析确定治疗靶点蛋白质。

药物研发的第二阶段是发现候选药物。确定目标蛋白质后，研究人员需要寻找一种化合物，它能以理想的方式与所确定的目标分子相互作用。此过程包括筛选成千上万种潜在的天然、合成或生物工程化合物，以了解它们对目标的影响及其副作用。机器学习算法可以根据结构指纹和分子描述符来预测分子的适宜性，快速分析数百万个潜在分子，并以最小的副作用将这些分子过滤出最佳选择。

药物研发的第三阶段是更快速的临床试验。成功试验的关键是准确选择合适的候选人，因为选择错误会延长试验，浪费时间和资源。机器学习可以通过自动识别合适的候选人，并确保试验参与者被正确分配到各组，从而加快临床试验的设计。机器学习算法可以识别能够预测良好候选者的模式。此外，如果临床试验没有产生确凿的结果，机器学习可以提醒研究人员，以便研究人员能尽早干预。

药物研发的第四阶段是寻找诊断疾病的生物标志物。只有在确定诊断结果后才能对患者进行治疗。生物标志物是在体液中发现的分子，它为患者是否患有疾病提供绝对确定性的依据。生物标志物使诊断疾病的过程安全且廉价。它们还可用于精准定位疾病的进展，以便医生更容易选择正确的治疗方法，并监测药物是否有效。然而，生物标志物的探索要筛选数以万计的潜在分子候选物。人工智能可以自动工作并加速该过程。算法会将分子分类为合适的候选分子与不合适的候选分子，研究人员可专注于分析最佳前景。

三、人工智能在药物研发中的应用场景

目前人工智能技术在药物研发中的应用主要表现为七个场景，分别是：靶点药物研发、候选药物挖掘、化合物筛选、预测 ADMET（药代动力学和毒性）、药物晶型预测、辅助病理生物学研究和发掘药物新适应证。人工智能和机器学习已经证明了其在预测化学性质和小分子合成设计中的潜在作用。数据驱动的合成路线设计是由机器学习药物发现和合成联盟（Machine Learning for Pharmaceutical Discovery and Synthesis，MLPDS）联盟开发和评估的一部分，该联盟包括麻省理工学院和 13 个化学和制药公司成员，撰写了《人工智能在药物化学综合中的现在和未来作用》(Current and Future Roles of Artificial Intelligence in Medical Chemistry Synthesis)，分享了如何将预测模型整合到药物合成工作流程中，如何在 MLPDS 成员公司中使用预测模型以及该领域的前景。一批药物研发初创公司和研发机构正在将人工智能技术的应用变为现实：很多国内外药物研发公司将人工智能技术与资深药物研发专家的经验融合，开发出了药物设计人工智能研发平台"智药大脑"；全球健康药物研发中心打造了高通量、高精度人工智能药物筛选计算平台"人工智能药物研发平台"。制药巨头默克公司正在开展一个项目，旨在利用深度学习技术发现新型小分子。辉瑞公司已开始与 IBM Watson 合作研发免疫肿瘤药物。总部位于马萨诸塞州的生物技术公司 Berg 的研究人员开发了一种模型，通过对 1 000 多种癌细胞和健康人类细胞样本的测试，来识别以前未知的癌症机制。赛诺菲（Sanofi）利用英国创业公司 Exscientia 的人工智能平台来研究代谢疾病药物。罗氏（Roche）子公司基因泰克（Genentech）利用美国 GNS Healthcare 公司的人工智能系统来开发癌症药物。大部分的生物制药巨头都有类似的对外合作或内部项目。制药行业和临床药师已经意识到机器学习的优势，正在积极地利用机器学习的好处来识别和筛选药物，更准确地预测候选药物，并最终降低研发成本和工作量。在人工智能深度参与和高性能计算能力支撑下，未来机器学习和物理模型的有机结合将可能成为新的科研模式，引发药物研发领域颠覆性的创新浪潮。

（陈新梅　许丹霞）

第二节　人工智能赋能临床药学

一、人工智能赋能临床药师

人工智能可以赋能临床药师,建立人工智能药物警戒平台,通过机器学习来检测、收集、评估、监测和预防药物不良反应,提高制药公司的效率。借助生成、策划和利用大量医疗数据,可以采用多种方法来部署人工智能以改善大数据集中的不良反应检测,从而在开发过程中和审批后临床用药阶段进行更全面的患者安全监测工作。人工智能在药物警戒中可以产生重大而直接的影响。关于药物和治疗的文献很多,这可能是超过人类阅读极限的——临床药师无法完全完成阅读,而人工智能使搜索过程更加方便。在识别提到特定事件、产品或条件的关键区域时,人工智能提高了内容扫描速度和准确性。算法比临床药师更容易找到晦涩难懂的参考文献,人工智能使临床药师可以腾出时间来从事面对患者的交流任务。人工智能可以全天候以任何语言监视多个社交媒体平台和在线论坛。可以训练这些算法以识别术语或条件的任何组合,甚至可以在对话中搜索晦涩的参考。

人工智能还具有将症状或事件、所使用的药物以及患者的情绪状态联系起来的能力,这是当前其他工具无法实现的。人工智能可以帮助筛选来自呼叫中心的大量音频文件,这可以帮助识别在不相关的情况下可能提到的不良事件。例如,如果客户由于某种产品使他们感到恶心而要求退款,而服务代表可能不知道将其报告为不良事件,但是算法可以将其标记并提供给临床药师进行审查。

人工智能可以处理来自音频和文本文件的语言转录。临床药师的最大挑战是找到既具有语言能力又具有临床专业知识的人员来准确地双向翻译复杂的原始文档并剔除无关信息以发送响应。今天的人工智能工具可以自动翻译文件并提取相关安全详细信息以用于高速、高精度地处理案件。人工智能可以基于上下文、因果关系和相似报告的频率提供有关信号是否相关的实时反馈。例如,如

果算法发现特定药物的使用者发生了心脏病,则它可以扫描可用数据集中的所有其他病例以寻找类似事件,并根据先前的情况(例如住院)来预测可能的结果,即使没有提到这个问题。大多数不良事件案例文件都需要进行一定程度的跟进,以捕获丢失的数据或验证信息。这涉及一系列强制性的电子邮件或电话,这些电子邮件或电话既耗时又经常被忽略。人工智能工具可自动执行后续流程,并可根据提供的信息进行培训,以在报告生成时主动请求缺少的信息,从而完全减少了后续需求。

二、人工智能提升优化临床用药工作模式

人工智能赋能的临床药师可以把时间精力先聚焦于患者身上,关注患者的临床用药,给出合理用药方案,再通过积累数据和算法,将功能延伸到辅助临床诊断上。可以开发出针对患者的个体化用药系统、合理用药系统、药物综合评价系统、药物治疗管理系统、慢性病辅助诊断等功能。人工智能超越人类药师的优势是构建了基于医学知识图谱和真实临床数据相融合的多模态学习算法,建立临床用药和疾病诊断预测模型,推出人工智能个体化用药系统;可以主动开展多层级挖掘慢性病与药物使用的数据特征及其重要变量,更符合临床复杂场景的要求;可以不费人力、自动追溯建立完整的来自医院信息系统真实临床数据的质控体系。

三、人工智能赋能中药发展

中医药在养生、预防疾病上有着天然优势,人工智能可以助力中药质量保障。例如,中药药房前端可以通过互联网与中药材基地进行信息连接,追溯源头;中药工厂的人工智能和物联网可以显示检测、加工和运输;后端连接零售终端信息,通过大数据和数据云端实时收集中药种植、采摘、加工等各个环节的信息。有了这些信息和数据支撑,才可能对中药材领域进行有效改造,让中药材的质量

更高,从而实现中医药的更好疗效。通过人工智能调整中药材质量评价体系、完善中药安全性评价技术、建立覆盖中药全过程的质量追溯系统,为中药在临床安全方面的有效应用起到保驾护航的作用。建设中药性状信息库有助于药品性状检测实现智能化。人工智能时代发展趋势迫使中药拥抱数字化、智能化和互联网,并通过智能制造把溯源体系做好,进一步升级中药产业的安全性、有效性、有序性、品牌化、互联网化、集中化。

四、人工智能挑战临床药物研发

人工智能在药物领域的发展形势虽然前景很好,但是距离成熟还有相当长的一段路要走。一方面人工智能技术还有待进一步加强和完善;另一方面人工智能药品研发的标准化建设及相关法规还处于探索阶段。需要长期随访观察回答人工智能设计的药物与人类单独开发的药物有何不同。厘清法律流程和责任主体,制定新药研究中使用人工智能的法律法规。

人工智能可以完成大规模筛选任务和数据收集或录入,但无法取代药物学家的判断力、创造力和同理心。药物学家在人工智能筛选药物过程中的角色依然占据主导。药物学家要发挥监管人作用,设置化合物、症状、疾病或其他因素进行特定治疗问题,让算法或机器人解决它。药物学家要发挥仲裁者作用,根据机器无法理解的相关结论与背景,通过不同阶段的测试和探索,对进一步的选择进行审批。

临床药师与机器的合作是未来趋势。面对科技进步,临床药师需要适应、学习和成长。未来的临床药师需要同时精通医学药学和计算机。药物发现的工作和所需的技能不可能一成不变,需要与时俱进,做好继续教育和职业拓展培训,需要对药学院本科教学和研究生课程做出巨大调整。

(陈新梅　吴葆华)

第三节　人工智能重塑药物研发模式

一、传统药物研发模式

传统药物研发模式受价格成本和时间的瓶颈制约,新药研发周期长、成本高已成为医药行业的共同痛点。AI 主要应用于药物研发的临床前研究阶段,主要集中于药物靶点的确认、活性化合物的筛选、药物安全性的评估、药物有效性的测试。传统药物研发主要包括药物发现、临床前研究、临床研究以及审批与上市四个阶段。传统上,都需要采用"先假设再验证"的药物试验模式,环节多、时间长、风险高。药物发现阶段主要涉及疾病选择、靶点发现和化合物合成;临床前研究阶段则以化合物筛选、晶型预测、化合物验证为主,包括药物的构效关系分析、稳定性分析、安全性评价和 ADMET 分析等;临床研究阶段以患者招募、临床试验和药物重定向为主,涉及用药方案、药效试验、患者观察记录、优化改进等;审批与上市阶段主要是政府药品主管机构对药企研发的新药进行审批,是新药流入市场的最后关口。新药研发的平均成本约为 26 亿美元,大约耗费 10 年时间,这是一个耗时、耗资且失败率高的巨大工程,能够通过重重考验并成功上市的药物,仅有不到 1/10,产生这种情况的最大原因是起初确定的药物靶点不对。

二、人工智能重塑药物研发模式

人类可编码蛋白的基因数量有限,其中 10%~15% 与疾病相关,而可作为小分子药物靶点的只有几百种,容易开发的靶点已被攻克,剩下的都是难以成药的困难靶点,需要投入更多的时间和经济成本才可能成功。AI 的深度学习彻底颠覆药物研发的范式,舍弃传统的"先假设再验证"的反复试错法,通过使用真实患者数据,先找到最有可能成立的假设,再进行验证。AI 的深度学习能够通过大数据库找到药物候选靶点,运用算法精准预测,快速筛选活性化合物,虚拟构建药物分子。AI 让药物研发模式发生了本质上的逆转,通过真实数据获取并找到最有可能成立的假设,只需几个月就能研制出一款药物。

目前人工智能在新药研发领域应用于靶点发现、化合物合成、化合物筛选、性质预测、晶型预测、患者招募、优化临床试验设计等场景。现在已经涌现出多家 AI 技术主导的药物研发企业。这些公司利用强大的计算能力,通过计算机模拟,可以对药物活性、安全性和副作用进行预测,评估出上万种候选化合物,而研发成本仅为数千美元,研究周期仅需要几天时间,能够有效缩短新药研发周期、降低失败风险。药企借助深度学习,在心血管药、抗肿瘤药、罕用药和常见传染病治疗药等多领域取得了新突破。

三、人工智能发展需要生态和数据作为前提条件

基于药物研发流程的复杂性,人工智能在药物研发中的大规模应用依赖于整个生态圈同时发力建设,产业链上下游各个环节合作共赢。这是一个信息科技赋能传统行业的交叉领域,既需要 AI 人才,也需要懂药物研发的人才,同时双方必须要能够理解对方的专业语言和思路,才能很好地配合。底层的计算机技术要为药物研发人员提供最先进的软硬件工具,帮助他们更好更快地完成设计筛选任务。药物分析专家专注特定的配体 / 受体和生物现象研究,软件工程师专注于计算机虚拟筛选,临床试验团队专心撰写临床方案组织临床试验,而临床医生则关注疾病领域。人工智能赋能的团队分工明确、效率提升、良好合作,使药物研发团队有独特的专业性。

在制药和生命科学中,数据是人工智能的关键。若是数据质量不高,数据不明晰,含有错误信息,即使使用非常可靠的算法,也不会取得好结果,反而会浪费大量的资源和时间。"坏数据输入,坏结果产出(bad data in,bad data out)",可见努力改进算法和 AI 基础设施还不够,高质量数据才是取得

成功的关键。通过知识共享开展合作以及提高已有数据的质量应该比积累数据更为重要。

此外,人工智能药物研发需要解决的瓶颈问题还有很多,例如:商业模式尚不明确,目前多数企业发展依赖融资,真正实现利润产出较少;高端复合型人才缺失;数据制约,公开的数据比较有限,研发数据标准体系缺乏。

四、我国药物研发必须尽早拥抱人工智能

人工智能对重塑药物研发模式的优势越来越明显。人工智能可以减少新药开发的时间和成本,可以识别现有药物的新应用。人工智能可以在研究人员复杂的大数据集中找到规律,有助于将药物和疾病之间联系起来,并发现已经上市的药物可能存在的新用途;人工智能可以提高试验成功率,使临床试验过程更快、更可靠和更安全。支持人工智能的软件更善于发现编码错误并调整计算,使得研究人员可以把注意力集中在试验的更关键的方面。此外,人工智能可以帮助提高试验成功率,从一开始就确定最有潜力的治疗方法。将药物研发过程中的一些繁重的早期试验和错误工作从人类研究人员转移到机器上,可以更快确定治疗方案,减少浪费在不可行方案上的时间。人工智能可以管理患者数据,确定临床试验所需多样性。

人工智能为精准医疗打开了大门,推动临床诊治从千人一面的一刀切模式向千人千面高度个性化诊疗模式转变。使用人工智能引擎能够发现基因组如何与环境相互作用,并作出有效预测,可根据患者的基因特征定制药物。以人工智能大数据筛选方式改变剂量和配方会更有效,避免副作用。美国在研药物数量大幅领先,人工智能对药物研发产生巨大变革,药企巨头选择与 AI 企业联姻,创新药上市数量全球最高,而我国处于严重落后状态。我国药物研发团队必须拥抱人工智能,依靠人工智能 + 药物研发平台提高研发速度、缓解成本压力。

(陈新梅 宋玉军)

本书致谢

感谢以下基金项目支持本书调研访谈

1. 中国工程院咨询项目"人工智能临床治疗中的应用战略研究"（2019-ZD-6-01）
2. 国家科技重大专项项目（2018ZX10301201）
3. 国家重点研发计划项目（2017YFC0114100）
4. 浙江大学医学院教育改革项目（jgzd20201006）
5. 国家自然科学基金项目（82027803）

感谢以下专家对本书进行的校读

肖越勇　中国人民解放军总医院

范卫君　中山大学附属肿瘤医院

李家平　中山大学附属第一医院

居　斌　杭州华卓信息科技有限公司

李　劲　依瞳科技（深圳）有限公司／深圳清华大学研究院

陈永刚　杭州睿笛生物科技有限公司／浙江省脉冲电场技术医学转化重点实验室